Christiane Finnan

Spirituelle Kinesiologie

Christiane Finnan

Spirituelle Kinesiologie

Leben im Gleichgewicht von Körper, Geist und Seele

SILBERSCHNUR VERLAG

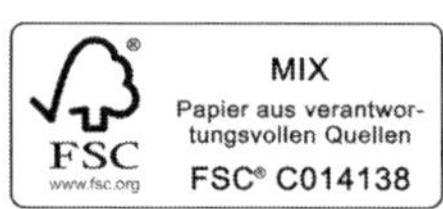

ISBN: 978-3-89845-538-1

1. Auflage 2017

Gestaltung & Satz: XPresentation, Güllesheim
Umschlaggestaltung: XPresentation, Güllesheim; unter Verwendung verschiedener Motive von © Veleri und © AlexTanya, www.shutterstock.com
Druck: Finidr, s.r.o. Cesky Tesin

Verlag »Die Silberschnur« GmbH · Steinstraße 1 · D-56593 Güllesheim
www.silberschnur.de · E-Mail: info@silberschnur.de

Inhaltsverzeichnis

Danksagung

Ich möchte mich hiermit bei einigen mir wirklich wichtigen Menschen und Energien von Herzen bedanken. Ohne sie wäre ich nie in der glücklichen Lage gewesen, mein Wissen und meine Erfahrung in diesem Buch zum Ausdruck zu bringen.

Zuallererst geht einmal ein großes, von ganzem Herzen kommendes Dankeschön an meinen Ehemann Barry, der mich immer so hat sein lassen können, wie ich bin. Ohne dieses Selbstverständnis hätte ich nie die Kraft gefunden, diese Zeilen zu schreiben.

Auch geht ein großes, von Herzen kommendes Dankeschön an meine beiden Kinder Michael und Laura, die mich oft herausgefordert haben, mir gezeigt haben, wo meine Themen sind, und mich trotz steter Veränderung ohne Bedingung lieben. Vielen Dank, ihr beiden.

Meine jüngere Schwester Ellen hat immer an mich geglaubt. Sie hat mir immer gesagt: "Schreibe deine Geschichte auf und veröffentliche endlich deine Texte." Ohne ihre Hartnäckigkeit und ihren Enthusiasmus hätte ich mich wahrscheinlich nie getraut, dieses Buch zu schreiben.

So soll auch ein Dankeschön an alle Menschen und Situationen gehen, die mich immer wieder herausgefordert haben und so dafür gesorgt haben, dass ich immer weiter an mir arbeite, dass ich nicht aufgebe.

Und einen ganz großes, von Herzen kommendes Dankeschön geht an die geistige Welt. Ich liebe euch und alles, was ihr repräsentiert. Danke, dass es euch gibt. Und vielen Dank für dieses tolle spirituell-kinesiologische System für die neue Zeit auf unserer Erde.

Vorwort

Zusammen mit einer lieben Freundin und Vertrauten Erzengel Ariel beschreibe ich in diesem Buch eine Methode, um in der neuen Erdenzeit **bewusst** das zu leben, was wir uns von Herzen wünschen. Seit Anfang November 2012 nehme ich eine stark erhöhte Erdschwingung wahr. Ein großes energetisches Tor hat sich geöffnet. Durch das Tor ist vier Wochen lang unaufhörlich göttliche Liebesenergie auf die Erde eingeströmt. Nun hat sich eine Energie manifestiert, die höher schwingt als alles, was wir kennen. Sie bewirkt, dass viele Dinge in unserem Leben leichter werden, so auch Bewusstseinsprozesse.

Ich bin Kinesiologin und Englischtrainerin in der Industrie. Ich habe viel mit Menschen zu tun, höre und sehe viel von ihren Problemen, von ihrem alltäglichen Stress. Als Kinesiologin bin ich darin ausgebildet, Stress aufzuzeigen, ihn erkennbar zu machen, ihn anzunehmen und schließlich ihm vorzubeugen. Als Englischtrainerin nutze ich ganzheitliche Systeme im Unterricht und natürlich auch für mich selbst. Wenn ich in Stress gerate, zögere ich nicht lange, sondern ich schaue, was mein äußeres Erleben für mich so anstrengend macht, und bringe mich wieder in ein Gleichgewicht. Das ist gesundheitsfördernd und wirkt auch gesundheitspräventiv. Ich bin zur Kinesiologie gekommen durch eine Krankheit, die mich wahrlich an meine inneren und an meine äußeren Grenzen geführt hat. Ich war handlungsunfähig, verharrte vollkommen in Angst.

Die Systeme der Kinesiologie haben mir geholfen, wieder handlungsfähig zu sein, wieder die Verantwortung für mein eigenes Wachstum, für meine Gesundheit und auch für meine spirituelle Entwicklung zu übernehmen. Ich war so fasziniert von großen Veränderungen nach nur wenigen Sitzungen, dass ich mich entschied, selbst Kinesiologin zu werden. Ich habe eine dreijährige berufsbegleitende Ausbildung in einem anerkannten Institut gemacht und nutze seither mein Wissen in meiner Praxis für spirituelle Lebensbegleitung und auch im Unterricht.

Es gibt jedoch zwei Aspekte in meinem Leben, die mich schon immer vollkommen fasziniert haben. Das ist der Aspekt der Heilung, der Aspekt des Heilseins. Für mich war immer schon klar, dass wir alles, was wir brauchen, um heil zu sein, bei uns tragen oder durch uns selbst bekommen können. Das war auch der Grund, warum ich mich damals mit meiner Krankheit gegen eine Operation entschieden habe. Ich wollte es schaffen, Gesundheit zu erlangen, aus mir heraus. Was für ein Unterfangen ... Von dem Moment an begann eine Entwicklung mit mir selbst, die sagenhaft ist.

Ich habe schon als kleines Kind von meiner Mutter erfahren, dass Gott nicht außerhalb von uns Menschen wohnt. Sie hat mir damals gesagt, dass sie Gott in unserem Herzen sieht, dass er bei jedem Menschen immer dabei ist. Lange hatte ich diese Worte vergessen, bis vor wenigen Jahren. Bis zu dem Moment in meinem Leben, in dem ich mich fragte: "Wo ist dieser Gott und warum ist er nicht hier bei mir? Warum tröstet er mich nicht und hilft mir nicht, meine Träume und meine Ziele zu verwirklichen?"

In meiner kinesiologischen Ausbildung bemerkte ich sehr schnell, dass sich bei mir Hellsichtigkeit einstellte. Was ist eigentlich darunter zu verstehen? Ich sehe mehr als nur den physischen Körper. Ich sehe, warum ein Symptom bei einem Menschen ist. Mein Wissen aus der chinesischen Elementelehre und mein ganzheitliches Wissen ergänzen meine hellsichtigen Fähigkeiten wunderbar. Ich war wohl schon immer hellsichtig, habe diese Fähigkeit nur nicht nutzen können. Da war immer ganz viel Angst vor den Dingen, die man eigentlich nicht sehen und nicht wissen kann. Meine Mutter hat immer gesagt, dass paranormale Dinge gefährlich sind, dass sie die dunkle Seite darstellen, derer man sich nicht erwehren kann. Und wenn man sich erst einmal darauf eingelassen hat, wird man krank und von der Gesellschaft ausgestoßen. Ich habe das von klein auf gehört, und es hat mir Angst gemacht – und so habe ich alles, was mit Paranormalität zu tun hat, verdrängt. Ich habe diese Seite in mir verschlossen. In meiner kinesiologischen Ausbildung jedoch habe ich viel an meinen Ängsten gearbeitet und im Zuge ihrer zunehmenden Integration öffnete sich das Feld meiner Wahrnehmung wieder. Es fällt mir ganz leicht, hinter den Vorhang zu schauen, es ist, als sei ich genau dafür gemacht, genau dafür hier.

Im Alter von ungefähr zwölf Jahren hatte ich ein beängstigendes Erlebnis. Ich weiß es noch wie heute, ich stand vor dem Spiegel in unserem Badezimmer und schaute mir eine Weile intensiv in die eigenen Augen. Mein Fokus vergrößerte sich allmählich und weitete sich auf mein ganzes Gesicht aus, und plötzlich hatte ich das Gefühl, ich schaue irgendwie hinter mein Gesicht. Dabei erlebte ich einen Moment, der mich so sehr erschreckte, dass ich wochenlang nicht mehr in den Spiegel schaute. Ich sah plötzlich jemand ganz anderen in dem Spiegel. Mein Abbild war weg, und ich schaute jemandem, den ich nicht kannte, in die Augen und ins Gesicht. Ich habe damals wirklich gedacht, ich bin an Schizophrenie erkrankt oder so etwas. Heute jedoch weiß ich, dass ich nichts anderes gesehen habe als einen Geist, jemanden, der damals nicht mehr gelebt hat, der mir einfach nur etwas mitteilen wollte. Heute ist dieser andere Blick auf die Dinge, die auch noch da sind, für mich alltäglich geworden. So habe ich auch die Entwicklung hin zur neuen Erdenzeit mit meinen anderen Augen ständig beobachtet. Ich habe wahrgenommen, wie sich immer wieder energetische Tore geöffnet haben, ich habe mich beobachtet, immer wieder beobachtet: Was macht das mit mir als Mensch? So bin ich heute in der wunderbaren Lage, mich über die neue Energie zu freuen. Ich weiß, wir werden sie uns zunutze machen, wir werden sie zu unserem Wohl und somit auch zum Wohl der Erde nutzbar machen. Die neue Energie ist eine hohe Schwingung der Liebe. Wir werden erkennen, dass es voller göttlicher Liebe und Sinn ist, unser polares Erleben anzunehmen. Wir werden die göttliche Liebe in diesem System erkennen. Mit dieser Erkenntnis kreieren wir automatisch ein neues Außen. Ein Außen voller Liebe und Verbindung.

Der zweite Aspekt, der mich schon immer fasziniert hat, ist die Energie, die zwischen Himmel und Erde zu finden ist. Was ist dort noch, das ich nicht sehen kann? Das war oft meine innere Frage. Meine Hellsicht macht es mir möglich, so viel mehr zu sehen, einen Teil des Himmels zu sehen. Und ich kann Ihnen sagen, es gibt alles Mögliche zwischen Himmel und Erde. Ich beschränke mich bei den Menschen, die zu mir kommen, darauf, in die Aura zu schauen, um ihnen zu helfen, in ihrem Inneren ein Gleichgewicht herzustellen, und um ihnen zu helfen, sich bewusst zu werden, was in ihrem Leben der Erkenntnis bedarf.

Es war am Anfang nicht leicht, meinen Fokus nur darauf zu halten. Es ist eine Entwicklung damit einhergegangen. Am Anfang war da viel Angst von meiner Seite, dass ich nicht richtig bin, wie ich bin, dass die Menschen mich nicht mögen, so wie ich bin, dass die Menschen glauben könnten, ich wäre verrückt. Aber nach und nach haben sich die schönen Ereignisse gehäuft. Ich habe in der Natur die Naturwesen gesehen. Ich spreche mit ihnen, hier bei mir ganz in der Nähe gibt es eine Gruppe von Zwergen, die sehr liebenswert sind. Ich genieße Bäume und ihre sehr kraftvolle Schwingung, und das wohl Schönste für mich ist, dass ich auch in den Menschen ihren Ursprung sehen kann. So gibt es Menschen, die aus dem Feenvolk kommen, es gibt solche, die nicht von dieser Erde sind, oder solche, die aus dem Himmelreich der Engel herabgestiegen sind, um hier im Körper ihren Beitrag zu leisten.

Ich habe schnell erkannt, dass ich mit dieser Hellsicht ein großes Geschenk bekommen habe. Meine Welt ist viel weiter und viel bunter geworden. Ich bemerkte sehr schnell, dass meine Mutter nicht recht hatte mit ihrer Angst und ihrer ständigen Warnung. Ich habe das auch noch zu ihren Lebzeiten mit ihr besprochen - und Sie werden es nicht glauben, sie war eine Frau, die Geschichten meiner Hellsicht liebte. Ich glaube auch, dass sie mich dafür bewundert hat, wie leicht ich mit diesen Energien umgehen kann.

Ich hatte ein Schlüsselerlebnis, das mich damals noch einmal richtig an meine Grenzen geführt hat. In meiner Ahnenreihe ist Heilarbeit nichts Ungewöhnliches, und es ist auch nicht ungewöhnlich, Dinge zu sehen, die nicht da sind, oder Dinge vorauszusehen. So bin ich eines Tages mit unserem Hund im Feld spazieren gegangen. Ich bin meine ganz normale Runde gegangen, habe mich an den Zwergen erfreut, eine Nymphe gesehen, die schon lange in unserer Gegend wohnt, als ich plötzlich das Gefühl hatte, alles um mich herum verdunkele sich. Ich wusste erst gar nicht, was los war, bis ich meine Augen auf einen weicheren Fokus umgestellt habe. Ich habe dann tausende von Menschen gesehen, die gestorben sind. Sie waren gespenstig ruhig und gingen alle in eine Richtung. Da waren keine großen Emotionen auf ihren Gesichtern zu sehen, alles verlief in Ruhe. Jede dieser Personen wusste genau, wo sie hingeht. Ich war so geschockt von diesem Erlebnis, dass ich meine Wahrnehmung infrage gestellt habe. Ich habe mich nach "oben" gewandt und habe gefragt, warum ich so etwas wahrnehmen muss. Warum soll ich vorher sehen, wenn so viele Menschen versterben, wenn ich ihnen nicht helfen kann, ihren Tod zu vermeiden? Ich war damals sehr unglücklich und habe mir beigebracht, "meine Tore" herunterzufahren, wenn ich nicht wünsche, sie zu gebrauchen. Das war sicherlich eine wichtige Lernerfahrung, und mir ist es gelungen, eine für mich funktionierende Technik zu entwickeln, mit ganz normalen Augen in die Welt zu schauen.

Dennoch hat mich dieses Erlebnis sehr lange noch beschäftigt, bis ich es knapp drei Wochen später einer Freundin erzählte. Sie hat mir eine Sicht auf mein Erleben geschenkt, die ich vorher gar nicht bedacht hatte. Sie meinte, da alle Verstorbenen in großem Frieden und in Ruhe gewesen seien und genau gewusst hätten, was sie zu tun haben und wo es hingeht, sei mir einfach nur gezeigt worden, dass man vor dem Tod keine Angst zu haben braucht. Mit ihren Worten ist bei mir ein Groschen gefallen, ich habe damals etwas verstanden und dieses Verstehen hat mich enorm weitergebracht, es hat mich von einer großen Last und von einer großen Angst befreit. Da meine beiden Eltern zu Kriegszeiten gelebt haben und selbst schlimme Erfahrungen gemacht haben, war bei mir das Thema Sterben immer sehr angstbesetzt, immer schmerzvoll für den Körper und für die Seele und auch für die Hinterbliebenen. Das änderte sich mit meinem Verstehen. Tatsächlich starben etwa sechs Wochen, nachdem ich diese Menschenmassen gesehen hatte, ganz viele Menschen in einem Tsunami in der Karibik. Seither habe ich solche Bilder nicht mehr gesehen.

Durch meine neugewonnene Erkenntnis, dass Sterben, dass tot sein, nicht angstbesetzt sein muss, war ich in der Lage, mich genauer mit dem Phänomen Tod auseinanderzusetzen. Schließlich gehört er auch in die Kategorie Himmel, die mich so fasziniert.

Und ich hatte schon ganz oft Tote bei meinen Klienten herumschwirren sehen. Das Thema Himmel und all das, was dort noch ist, ist für mich heilig. So ist es auch gekommen, dass ich mich immer an die geistige Welt wende, wenn ich ein Problem habe. Ich bedanke mich bei den Engeln, den Aufgestiegenen Meistern, bei allen göttlichen Helfern dafür, dass sie mir immer helfen, mir zur Seite stehen und fortwährend meine Entwicklung beschleunigen und Probleme für mich auf wundersame Weise lösen.

So kam es auch, dass ich immer weiter geforscht habe, wenn es um das Thema Gesundheit ging. Mir ist es sehr wichtig, mich selbst zu heilen bzw. Selbstheilungskräfte bei mir selbst oder bei anderen anzuregen. Die herkömmlichen kinesiologischen Systeme haben mich nicht vollständig zur Heilung meines Körpers geführt. Ich habe seit Jahren ein Gallenthema, dass mich immer wieder antreibt, in erster Linie bei mir selbst weiterzuforschen, wie ich mich von meinem chronischen Leiden befreien kann. Nun werden Sie sagen: "Warum es als Leiden bezeichnen? Es ist nur ein Symptom." Ich weiß das, ein Gallenschmerz ist ein Symptom eines ins Ungleichgewicht geratenen Körper-Geist-Seele-Systems. Ich habe auch schon überlegt, dass der Schmerz da ist, damit ich weiterforsche. Vielleicht war das eine Abmachung, die ich mit mir getroffen habe, als ich mich entschloss, hier auf die Erde zu kommen. Vielleicht ist es aber auch ein Verhalten, ein Gefühl oder ein Glaubensmuster, das mich immer wieder in beschränkende Verhaltensweisen zwängt. Ich bin auch darin ausgebildet, Sabotageprogramme zu finden, und ich weiß eine Menge über körperliche Probleme. Ich bin also nicht vollständig hilflos, aber zuweilen ratlos.

Dann wende ich mich, wie schon erwähnt, an die geistige Welt. Ich liebe die Geistwesen. Sie sind immer liebevoll und wertschätzend und wollen nur das Beste für ihre Schützlinge. Sie haben mir wunderbar geholfen, Zusammenhänge zu verstehen, mich besser zu verstehen, haben mir zerstörerische Programme bei mir aufgezeigt und mir letztendlich geholfen, dieses System, welches ich in diesem Buch veröffentliche, zu entwickeln. Eine geistige Schwingung war und ist maßgeblich an dieser Arbeit beteiligt. Es ist die von Erzengel Ariel. Sie ist die Hüterin der Erde und unterstützt uns in großem Maße dabei, uns auf der neuen Erde einzurichten. Sie arbeitet sehr engagiert am Heilungsprozess der Menschen und somit auch am Heilungsprozess der Erde selbst.

Mit ihrer Hilfe habe ich ein System entwickelt, das es Ihnen und mir ermöglicht, Seins-Zustände zu aktivieren. Ein Seinszustand ist ein Zustand, der einen Seelenaspekt ausdrückt. "Ich bin ..." ist die stärkste Form von Manifestation, die wir Menschen zum Ausdruck bringen können. Tagtäglich entscheiden wir viele, viele Mal unbewusst, wie oder was wir sind. So haben wir auch oft das Gefühl, dass unser Erleben im Außen nicht von uns gesteuert ist, sondern dass es fremdbestimmt ist, dass wir Opfer der Situation sind oder dass wir ein Spielball im Außen sind. Mein Wissen als Kinesiologin und auch das Wissen, das Erzengel Ariel mir vermittelt hat, besagen jedoch genau das Gegenteil. Wir selbst bestimmen unser Erleben immer wieder durch unsere Art zu **sein**. Wir selbst erschaffen unsere Welt, unser Erleben, wir sind niemals und waren niemals die Opfer auf dieser Erde.

Es gibt so viele Menschen mit so vielen verschiedenen beschränkenden Themen und Mustern, die auch nach Lösungen, nach Antworten, nach Verständnis und nach Erkennen suchen. Ich konnte eine lange Zeit viel lernen über mich, über Verhaltensweisen, über Glaubenssätze - solche, die beschränkend sind, oder auch solche, die aufbauend und wachstumsfördernd sind. Ich habe gelernt, mich selbst zu balancieren. So nennen wir Kinesiologen den Vorgang der Wiederherstellung eines Gleichgewichts. Ich habe auch gelernt, andere Menschen zu balancieren, ich habe gelernt, auf meinen Körper zu hören, mich zu beobachten, meine

Gedanken zu beobachten. Ich habe gelernt, präsent zu sein, habe gelernt, dass alte Konditionierungen aus der Vergangenheit mich daran hindern, im Hier und im Jetzt **bewusst** eine wachstumsfördernde Entscheidung zu treffen. All das habe ich gelernt, und ich bin so dankbar dafür.

Ich habe nette Menschen kennengelernt, die auf einem ähnlichen Weg sind wie ich. Ich habe viel Wissen erworben, eine gute Technik erlernt, um mir selbst und anderen zu helfen. Oft konnte ich anderen Menschen gut helfen, nur leider ist es mir bis dato noch nicht gelungen, mich selbst von meinem Gallenschmerz zu befreien. Und dann frage ich mich, wozu ich all das gelernt habe, wenn ich mir nicht selbst helfen kann, auf jeden Fall nicht nachhaltig und so wirkungsvoll, dass ich mich körperlich vollständig gesund fühle. Sie werden wahrscheinlich und bestimmt auch zu Recht sagen, dass es auch noch andere Menschen gibt, die mir helfen können. Natürlich habe ich die Hilfe von anderen in Anspruch genommen. Es hat mich bis jetzt aber noch nicht vollständig in die Genesung geführt. Ich hatte Erleichterung, ich hatte auch einmal gar keine Symptome, aber nachhaltig ist noch keine Genesung in Sicht. Ich habe Rüdiger Dahlke gelesen, und seiner Meinung nach ist Krankheit ein Weg. Das sehe ich genauso, Krankheit birgt die große Chance, Ungleichgewichte aufzudecken, ihre Ursache zu erkennen und sich zu entscheiden, anders zu sein, anders zu handeln und anders zu leben. Aber bei mir besteht die Krankheit schon so lange, dass es mittlerweile chronisch geworden ist. Sie werden sich sicherlich auch schon gefragt haben, warum ich mir die Galle noch nicht einfach habe entfernen lassen. Das ist eine berechtigte Frage, aber irgendetwas hält mich immer noch davon ab. Ich denke, es ist die Hoffnung, doch noch herauszufinden, was meinen Körper immer wieder dieses Symptom erschaffen lässt. Es ist die Hoffnung, es erkennen und schließlich mein Leben dahingehend verändern zu können, dass auch meine

Galle Fette weiterverarbeiten kann. Auf jeden Fall habe ich mich aufgrund meiner Symptomatik oft mit der geistigen Welt auseinandergesetzt, ich habe oft mit ihr gesprochen, habe mich von ihr "tragen" lassen und habe mich von ihr wieder ausrichten lassen. Sie haben mir super dabei geholfen, beruflich voranzukommen. Ohne ihre Hilfe wäre ich heute nicht da, wo ich bin. Es fehlt nur noch dieses kleine Quäntchen. Aber das bekomme ich auch noch heraus!

An irgendeiner Stelle treffe ich immer wieder **unbewusst** eine mich beschränkende Entscheidung. Manche Muster, die wir Menschen haben, sind einfach unglaublich stark verankert im Gehirn, im Körperzellgedächtnis und in unserem Nervensystem. In der Kinesiologie haben wir dafür einen Fachausdruck, wir nennen das: Ein Muster ist *hard wired.* Das bedeutet, dass es sehr gut verdrahtet ist im Gehirn. Das sind keine guten Vorraussetzungen, es jemals wirklich ganz wandeln zu können. Sicherlich habe ich auch so ein beschränkendes Muster, eines das so gut verdrahtet ist, dass ich immer wieder unbewusst darauf zurückgreife in verschiedenen Lebenssituationen. Die Erfahrungen der Kinesiologen zu dieser Problematik sehen wie folgt aus: Oft können solche hartnäckigen Muster im Laufe der Zeit durch regelmäßiges Bearbeiten an Stärke und Auswirkung verlieren, aber zur Gänze verschwinden, das ist eher ein Ausnahmefall.

Mich hat das lange Zeit traurig gemacht, und es hat mich auch entmutigt. Eine kleine Stimme in mir hat mich jedoch immer wieder darauf aufmerksam gemacht, dass alles da ist, um gesund zu sein, dass alles immer bei uns ist. Dann bin ich immer wieder in mich gegangen, habe "oben" angerufen und gefragt, wo es weitergeht, wo die Lösung ist, ob es überhaupt eine geben muss - oder ob alles so seine Richtigkeit hat, wie es ist.

Eines Tages kam mir die gute Idee, das Wissen der Menschen aus der Kinesiologie zu verbinden mit dem Wissen aus der geistigen Welt. Ich bin in mich gegangen und habe um Hilfe gebeten. Wenn ich dort oben um Hilfe bitte, bin ich immer so dankbar, ich spüre so sehr die Gegenwart der Engel, der Erzengel und auch die der Aufgestiegenen Meister. Dann fühle ich mich so verbunden mit ihnen, dass es wunderbar ist. Nun denn, schon bald kamen Antworten auf meine Fragen. Schon bald habe ich verstehen können und neue Systeme logisch zusammensetzen können. Ich habe innere Vorstellungen von der neuen Zeit, und ich habe auch genug Erfahrung mit Menschen, um klar erkennen zu können, dass sich viele von uns auf einem Irrweg befinden. Genauso wie ich im Hinblick auf meine Fettverdauung ... Die neue Zeit eignet sich wunderbar dazu, unsere Irrweg zu verlassen und sich wieder auf das zu besinnen, was wir wirklich sind: ein Funken göttlichen Bewusstseins auf der Erde! Lassen Sie uns zusammen bewusst unseren Funken göttlichen Bewusstseins ins Leben bringen! In diesem Buch finden Sie eine Anleitung dazu.

Anmerkung:

Die im Text verwendeten Wörter "Gott" und auch "Amen" beziehen sich nicht auf eine Religion. Das Wort "Gott" oder auch "göttlich" drückt hier "alles, was ist" aus. Das Wort "Amen" drückt eine Gesetzmäßigkeit aus.

Einleitung

In diesem Buch vermittele ich eine Methode, die Ihren Körper, Ihren Geist und Ihre Seele auf wundersame Weise in ein Gleichgewicht bringt in Bezug auf ein von Ihnen festgelegtes Thema. Sie lernen, einen Seinszustand zu aktivieren, Ihren Geist darauf auszurichten und gemäß Ihrem neu gewählten Seinszustand zu handeln. In jedem Moment Ihres Daseins treffen Sie Entscheidungen, die meist unbewusst sind. Sie basieren auf alten Erfahrungen, die Sie gemacht haben, und damit auf Konditionierungen und sind selten frei, aus Ihrer Mitte heraus oder direkt aus Ihrem göttlichen Sein. Mit diesem System jedoch sind Sie in der Lage, bewusste Entscheidungen zu treffen, Sie können sich bewusst entscheiden, wie Sie zu einem Thema in Ihrem Leben sein möchten.

Die neue Zeit auf der Erde fördert genau diese Energie. Wir haben lange Zeit in einer polaren Welt gelebt. Es gab von jedem Aspekt immer zwei Seiten - und auch noch viele Schattierungen dazwischen. Wir haben eine sehr lange Zeit die beiden Seiten unserer Welt bewertet. Wir haben angenommen, das Leid, Trauer, Verzweiflung, Dunkelheit, Zorn, Rage, Gewalt zur nichtgewollten Seite gehört. Wir haben uns verzweifelt danach gesehnt, Licht, Liebe, Freiheit, Gelassenheit, Freude und Glück zu leben. Unser Streben war es immer, die Seite anzustreben, die wir als positiv erachteten. Hier geht es ganz stark um unser

Wertesystem als Gemeinschaft, aber auch um das Wertesystem eines jeden Einzelnen. Was ist Ihnen wertvoll? Ist es das teure Auto, ist es finanzielle Freiheit, ist es Gesundheit, ist es ein großer Urlaub im Jahr oder sind es andere Dinge, die Ihnen wichtig sind? Vielleicht Wachstum, Entwicklung, Frieden und Harmonie? Sicherlich finden Sie sich darin irgendwo wieder. Uns Menschen ist es zur Gewohnheit geworden, alles, was wir erleben, was wir fühlen und manchmal sogar was wir denken, an unserem Wertesystem zu messen. Das bedeutet, wir bewerten ständig uns selbst, andere und unser Außen. Wir setzen es fortwährend in Beziehung zu der polaren Skala von z. B. Gut und Böse oder Freude und Traurigkeit. Wir orientieren uns ständig am Außen. Das ist ein Vorgang, den wir als menschliche Spezies vervollkommnet haben.

Doch wir kommen am Ende des Maja-Kalenders in eine andere Energie auf der Erde. Das polare System läuft aus. Ein neues System ist am Entstehen. Es ist ein System, in dem wir uns nicht mehr am Außen orientieren, nicht mehr reagieren auf das Außen, sondern wir lernen, aus unserem Inneren zu agieren. Am 21. Dezember 2012 waren wir und unsere Erde an einem Punkt angekommen, der sich am weitesten entfernt von dem befindet, was wir wirklich sind. Wir sind am äußersten Ende des Seins angekommen. Es gibt keine Erfahrungen mehr, die wir noch machen könnten. Es ist alles erfahren, die kosmischen Speicher sind gefüllt. Wir haben alles an Polarität erfahren, was es zu erfahren gibt. Die Wende in die neue Zeit hinein hat schon vor langem begonnen, und es wird nun jeden Tag leichter, sich dafür zu entscheiden, bewusst mit dem eigenen Leben umzugehen. Oft sind wir jedoch so sehr verstrickt in beschränkende Emotionen und ständig wiederkehrende Situationen, dass es uns schwerfällt, die Vorstellung anzunehmen, selbst verantwortlich für unser äußeres Erleben zu sein. Wir haben als Menschheit viele Jahrtausende in der Opfer-Täter-Rolle verharrt. Diese Energie ist so stark eingebrannt in unsere Energiekörper, in unser Denken, in unser Sein und in unser Handeln, dass es uns zu bestimmten Themen sehr schwerfällt, eine andere Haltung anzunehmen. Manche Themen scheinen auch in den Familienstrukturen fest verankert zu sein, ich möchte da nur an Allergien oder auch an Erbkrankheiten erinnern.

Diese Schwere ist zu Ende für diejenigen unter uns, die sich dafür entscheiden. Diejenigen unter uns, die bereit sind zu erkennen, was wir wirklich sind, die bereit sind zu verzeihen, sich selbst und anderen, diejenigen, die bereit sind, in Liebe das anzunehmen, was ist. Denn ob Sie es jetzt glauben wollen oder nicht: Sie selbst und wir alle zusammen als Kollektiv haben kreiert, was wir im Moment leben. Mit jeder Entscheidung, die wir treffen, ob bewusst oder unbewusst, manifestieren wir unser Außen. Aus welcher Motivation heraus haben Sie entschieden? War es Angst, Liebe, Fürsorge, Wut, Zorn? Genau das werden Sie in die Welt tragen und im Außen zu Materie werden lassen. So haben wir eine wunderbare Erfahrungswelt der Polaritäten erschaffen. Und das war genau richtig, wir haben als Gemeinschaft und als Individuen genau das gelebt, was kosmisch an der Reihe war.

Nun hat sich aber die Energie der Erde stetig erhöht. Das Zeitalter der Polarität geht zu Ende. Die erhöhte Erdschwingung erfordert ein erhöhtes Sein unseres Selbst, ein neues Verständnis von uns selbst. Als hellsichtiges Medium kann ich Ihnen sagen, dass die neue Energie gerade dabei ist, Raum einzunehmen, sie ist schon auf unserem Planeten, wir entscheiden uns dafür, sie zu nutzen. Alles ist in Aufruhr, die alten Werte haben nicht mehr länger Bestand. Das geht auch gar nicht, da die Energie dafür ausläuft. Das ist auch der Grund für die vielen Turbulenzen in politischen Systemen, in sozialen Strukturen und bei unserem Wetter. Viele von uns handeln, denken und fühlen noch der alten Zeit entsprechend. Deswegen haben wir die großen Turbulenzen. Das wird sich aber geben, es wird immer sanfter werden im Außen, immer mehr Menschen werden die neue Energie annehmen und für sich nutzen können. Ich freue mich, gerade jetzt auf der Erde einen Platz ergattert zu haben. Ich spüre diese neue Kraft, die von innen nach außen kommt, sie dehnt sich immer weiter aus und nimmt immer mehr Raum ein.

Stellen Sie sich einmal einen riesigen Ozeandampfer vor, er ist voll ausgebucht und sein Volumen ist komplett ausgeschöpft. Auf der Brücke dieses Dampfers sind der Kapitän und seine Crew. An Deck und auf dem Schiff verteilt sind viele Passagiere mit den unterschiedlichsten Interessen, Wünschen und Vorstellungen. Es ist ein großes Treiben und viel Lebendigkeit an Bord. Viele Mitarbeiter kümmern sich fortwährend um das Wohl der Passagiere. Diese haben keinerlei Ambitionen, sich um den Ablauf an Bord zu kümmern, sie wollen einfach nur ihr Leben genießen nach ihren Vorstellungen, basierend auf den von ihnen gewählten Werten. Nun passiert Folgendes: Der Kapitän bemerkt, dass sein Schiff in unruhiges Fahrwasser gerät. Das ist nichts Ungewöhnliches, und er misst dem kaum Beachtung bei. Aber so allmählich fällt ihm auf, dass das unruhige Fahrwasser eine noch nie dagewesene Strömung hat, die immer stärker wird. Dieser riesige Dampfer mit den vielen Menschen an Bord wird manövrierunfähig. Der Kapitän kann der geplanten Route nicht folgen. Die neue Strömung ist so stark, dass er keine Chance hat, das große Schiff zu wenden und es so wieder in gewohntes Fahrwasser zu bringen. Zuerst bemerkt es auch nur die Crew auf der Brücke. Alle versuchen, Ruhe zu bewahren. Nach einer Zeit jedoch, als auch den anderen Crewmitgliedern klar wird, dass einiges nicht nach Plan verläuft, kommt Unruhe auf auf dem großen Schiff.

Passagiere bemerken, dass der Landgang nicht stattfindet und wundern sich oder ärgern sich zunächst nur. Dann, nach einer ganzen Weile, muss der Kapitän der gesamten Crew und auch den Passagieren die Lage mitteilen. Das Schiff ist nicht auf Kurs, es ist in eine noch nie dagewesene Strömung geraten, die so stark ist, dass es sich nicht aus eigener Kraft wieder in gewohntes Fahrwasser begeben kann. Dieses Schiff und alle Menschen an Bord sind der Strömung ausgeliefert. Es entsteht Unruhe auf dem Schiff, Menschen reagieren ängstlich, andere reagieren ärgerlich, andere bleiben ruhig. Aus der Lebendigkeit ist eine abwartende, sehr gespannte Energie geworden. Der Kapitän bleibt ruhig, er weiß, sein Schiff kann nicht gezogen werden von anderen Schiffen, es ist einfach zu groß. Die Passagiere und seine Crew könnten nur über Hubschrauber gerettet werden, wenn es ganz schlimm kommt und das Schiff auf ein Riff läuft oder sie in Seenot geraten sollten. Der Kapitän des Schiffes macht das einzig Richtige, er bleibt ruhig und vertraut darauf, dass alles in der Ordnung ist, wie es ist. Er reagiert nicht auf die Stimmung der Passagiere oder auf die Stimmung seiner Crew, sondern er agiert aus seinem Inneren heraus, indem er sein lässt, was ist, in diesem Moment. Er gibt dem Moment Raum zu sein.

Genau darum geht es auch im Moment hier auf der Erde. Wir haben als Individuen durch unser Verhalten, durch unser Denken und durch unsere Wahl all das erschaffen, was wir im Moment erleben in allen Lebensbereichen. Es geht nicht mehr darum, zu werten und zu bewerten, es geht viel eher darum, alles in Liebe anzunehmen, was ist. All das, was wir erschaffen haben, ist göttlichen Ursprungs. Auf dieser Welt entspringt nichts aus einem nichtgöttlichen Ursprung. Beide Seiten, die Polaritäten sind von Gott gewollt. Gerade dieses Erleben der polaren Welt hat es uns allen ermöglicht, eine bunte Vielfalt an Erfahrungen in der dritten Dimension zu machen. Und ich habe es eben schon erwähnt: Wir haben alles erfahren in dieser Dimension, was erfahrenswert war. Die neue Kraft, die sich auf der Erde manifestiert, beendet dieses Zeitalter. Wir als Menschheit und auch als Individuen sind dabei, uns auf die nächste Bewusstseinsstufe hin zu bewegen. An dieser Stelle bitte ich Erzengel Ariel, meine liebe Freundin, etwas zum Verständnis beizutragen. Ariel, du hast das Wort:

Erzengel Ariel grüßt euch und dankt für das Wort.

Ich bin die Hüterin der Erde und all ihrer Aktivitäten und somit auch all der Wesen und Energien, die in den irdenen Kreislauf eingebunden sind. Das ist meine Aufgabe. Ich verrichte sie mit viel Liebe und Hingabe in jedem Moment des ewigen Seins. Es gibt keinen Moment, in dem ich nicht da bin. Seid euch dessen immer gewiss. Ich war immer da, bin immer da und werde immer da sein, auch gerade in dieser Zeit der großen Wandlung. Fühlt euch von mir getröstet in dieser Zeit. Ich bin an meinem Platz und habe alle Fäden der Neuordnung in meinen Händen. Ein liebevolles Netz ist entstanden, das sich zu einer neuen Bewusstseinsform ausdehnt. Das vollständige Ausdehnen nimmt noch einige Erdenzeit in Anspruch. Jedoch ist das, was schon ist, sehr stabil und fest.

Das neue liebevolle, göttliche Netz pulsiert schon im Rhythmus der Erde. Ich habe es hier in meinen Händen, und die Zeit ist fast reif, es der Erde überzustreifen. Gegenwärtig erlebt ihr noch viel Unruhe auf dem Planeten. Das wird noch eine Weile so bleiben. Es hängt auch von euch selbst ab, wie lange ihr diese Unruhe noch lebt. Jeder und jede Einzelne von euch kann dazu beitragen, den Prozess des Aufstiegs zu beschleunigen. Sucht nicht mehr im Außen nach Lösungen für euer Ungemach. Ich will euch an dieser Stelle sagen: Es gibt keine Lösung im Außen. So könnt ihr auch nie finden, wonach ihr sucht, wenn ihr außerhalb von euch sucht. Das war auch nie der Plan, der Plan ist, dass ihr aufhört, im Außen zu suchen, und anfangt, im Innen zu suchen. Im Innen suchen bedeutet, ihr fangt jetzt an, bei euch selbst zu suchen, bei euch selbst zu suchen, jawohl! Das ist der Weg aus der Misere, aus dem Leid der Erde und seiner Bewohner. Sucht in euch selbst das göttliche Licht! Es ist in diesem Moment niemand auf der Erde, der es nicht in sich trägt. Es ist immer bei euch, ihr tragt es in eurem Herzen und in jeder Körperzelle. Wir haben es euch mitgegeben, so dass jede Seele den Heimweg findet.

Durch das liebevolle, göttliche Netz, das ich in meinen Händen halte, habe ich Kontakt aufgenommen zu eurem göttlichen Aspekt, dem Aspekt der vollkommenen Liebe, einer Liebe, die ohne jede Bedingung ist. Dadurch fühlt ihr euch angezogen vom Licht, mehr denn je. Die Sehnsucht nach Licht, nach Liebe, nach Annahme war noch nie stärker ausgeprägt als jetzt. Mein Rufen ist erhört worden, einige von euch haben sich zurückgemeldet und somit mein Netz schon wunderbar verstärkt. Aber ich brauche noch viele mehr, die sich nun – auch durch diese Zeilen – aufgerufen fühlen, sich mehr und mehr der Liebe zu verschreiben. Denn mit eurer Liebe wird das Netz, dass ich in meinen Händen halte, immer stärker und kann dann vollständig in euren Herzen, in euren Körpern und auf eurem Planeten wirken. Ihr wartet schon so lange darauf, viele von euch haben uns immer wieder angerufen, ihnen zu helfen. Nun denn, die Hilfe ist hier. Nun nehmt meine Hand und lasst euch auch helfen. Erinnert euch, wer ihr wirklich seid! Erinnert euch, dass ihr abgestiegen seid in die Welt der dritten Dimension. Erinnert euch, dass nun die Zeit des Erwachens gekommen ist. Die Zeit zurückzukommen zu dem, was ihr wirklich seid. Hier eine kleine Geschichte, die euch helfen wird, euch zu erinnern:

Im großen Himmelreich sind alle Lichter angegangen. Alles leuchtet in wunderbarer Pracht. Farben, die nicht schöner sein könnten, strahlen in all ihren Facetten. Es herrscht eine Stimmung von großer Freude und Erwartung im Reich des Himmels, im

Reich des ewigen Seins. Alle Seelen sind erschienen. Die Seelen haben sich freiwillig von der großen strahlenden Energie des Seins abgespalten, um dem großen Sein zu dienen, es ihm zu ermöglichen zu erfahren, was es alles erschaffen kann und wie viele Aspekte es sein kann. Die Seelen stehen erwartungsvoll vor einer großen Tribüne. Noch nie war diese Tribüne so wunderbar geschmückt wie zu dieser Himmelszeit. Alle Seelen verneigen sich tief vor dem göttlichen Sein und nehmen in einer fließenden Bewegung Platz. Ihr Energiefeld macht dabei eine wunderschöne Melodie, es ist die Melodie, die Tonfolge des göttlichen Seins. Jede einzelne Seele hat sich für diesen besonderen Moment bereit gemacht und sich vollständig geöffnet.

Ganz allmählich manifestiert sich auf der Tribüne die göttliche Schwingung des ewigen Seins. Sie zeigt sich als wunderschöne Erdenfrau. Sie verneigt sich tief vor ihren Anteilen und bleibt einen ewigen Moment in dieser Verneigung. Sie bringt dadurch ihre tiefe Liebe zum Ausdruck. Mit liebevoller und fester Stimme beginnt sie ihre Ansprache: "Meine ewig geliebten Aspekte des göttlichen Seins, meine Kinder, meine Anteile, ich grüße euch. Es ist eine besondere Zeit gekommen auf der Erde, auf dem Erfahrungsplaneten der dritten Dimension." Sie dreht sich leicht zur Seite und lässt mit einer Handbewegung ein Bild der Erde hinter sich entstehen. "Schaut hier, ihr Lieben, all meine Kinder in Körper und Form sind hier zu sehen. Seht hier die verschiedenen Aspekte meines Seins, schaut hier die verschiedenen Formen des Seins. Ich bin überglücklich über all das Erleben. Ihr habt alle dazu beigetragen, dass das göttliche Sein sich in seiner Vielfalt in der dritten Dimension erfahren hat." Sie wischt mit einer Handbewegung das Bild der Erde von einem großen Monitor und zeigt nun ein Bild vom Energiekörper der Erde. Voller Liebe schaut sie auf das große Bild und erklärt: "Hier, meine göttlichen Funken, seht ihr den Energiekörper der dritten Dimension. Seht ihr, wie schön die Feldlinien leuchten? Seht ihr die Energiefunken sprühen? Seht ihr, das das Sprühen der Funken stark zunimmt? Und seht ihr, dass die Grundfarbe der Erde dunkel ist? Ja, das ist das Zeichen dafür, dass Gaia angefüllt ist, dass das Erleben der dritten Dimension fast vollständig geschehen ist. Ich schaue immer wieder voller Liebe auf meine göttlichen Funken in der dritten Dimension, und sie schauen auch immer wieder erwartungsvoll zu mir. So soll es auch sein. Wir sind richtig in den Äonen der Zeitrechnung. Seht nun hier." Sie zeigt auf ein neues Energiebild, es hat sich neben dem alten manifestiert. "Hier seht ihr die nächste Erfahrungswelt auf der Erde. Sie ist schon manifest. Schaut nur, wie schön golden sie leuchtet. Langsam und allmählich nimmt ihre Gestalt immer mehr Form an. Seht, wie schön sich die Feldlinien herausbilden, und seht, wie stark das Energiefeld Liebe auf dieser Erfahrungsebene zum Vorschein kommt. Seht ihr, wie sich die energetischen Verbindungen ausbilden? Und seht was noch geschieht. Seht genau hin ... Seht ihr, dass der neue Energiekörper sich ganz langsam und allmählich fortbewegt? Ja, genau, ihr habt es richtig erkannt, er bewegt sich auf den alten Energiekörper zu. Der neue Körper wird bald beim alten angekommen sein, und er wird sich langsam und allmählich über den alten Körper schieben.

Ihr lieben göttlichen Kinder – ein Zeitalter geht zu Ende. Ihr habt viel erfahren in der Polarität des Planeten Erde. Ich bin so stolz auf euch und so voller Liebe. Die neue Zeit wird die Dunkelheit auf eurem Planeten und die Dunkelheit in euch drinnen ablösen. Das Licht schiebt sich über das Dunkel. Es ist die Zeit gekommen, euer Sein zu feiern als das, was es ist: sich erfahrende und sich ausdrückende Göttlichkeit! Dieses besondere Erleben ist lange vorbereitet worden und wäre nicht möglich gewesen, wenn ihr Funken nicht auch bereit gewesen wäret, die vollkommene Dunkelheit und die Trennung von mir auf euch zu nehmen. Ihr steigt auf mit eurem Bewusstsein. Die Schleier der Trennung heben sich. Euer Erfahrungsspektrum wird sich stark erweitern."

In diesem ewigen göttlichen Moment passiert etwas Unglaubliches mit den Seelen. Die versammelten Seelen verschmelzen zu einem einzigen großen Energiekörper. Er ist ausgebreitet auf dem Boden und strahlt in Gold. Ein neuer Ton ist zu hören, es ist der Ton der Einheit. Er hämmert gleichmäßig, und ein neues Schwingungsfeld ermöglicht es den Seelen nun, einen anderen Energiekörper anzunehmen. Langsam entstehen wunderschöne, leuchtende Energiekörper, die alle miteinander auf wundersame Weise verbunden sind. Alle Seelen sind als individueller Körper angelegt, und es verbindet sie ein Band von göttlicher Liebesenergie. Dieses Band ist von Herz zu Herz der Seelen gewoben. Es erzeugt einen wunderschönen neuen Klang unter den Seelen. Alle Seelen schauen sich voller Freude und mit dem Gefühl von tiefer Verbundenheit an. Sie fühlen sich gegenseitig und freuen sich auf ihre neuen Erfahrungen auf der Erde.

Das göttliche Sein auf der Tribüne schaut mit liebevollen Augen auf die Szene. Es spricht mit klarer Stimme: "So, nun seid ihr verbunden. Diese Verbundenheit nehmt ihr nun mit durch die Dimensionen - bis hinunter zur Erde. So entsteht ein neues Schwingungsfeld, welches allmählich stabil und fest sein wird. Eure in Harmonie, in Liebe und in Verbundenheit gemachten Erfahrungen werden in diesem Speicher", sie weist auf ein Bild auf dem großen Monitor hinter sich, "aufgezeichnet. Es wird eine Zeit des Friedens und der Freiheit sein, eine Zeit, in der ihr ins Leben bringt, was euer Sein ist. Über diesen Speicher seid ihr von nun an bewusster mit mir verbunden als jemals zuvor." Der Speicher sieht aus wie ein goldenes energetisches Feld. Auf der Tribüne hebt das göttliche Sein in Form der Erdenfrau seine Hände hoch in die Luft und segnet alle seine Anteile. Es implantiert alle göttlichen Aspekte in jeden Anteil des Seins. Das göttliche Sein spricht die Worte: "ALLE ASPEKTE MEINES SEINS SIND GÖTTLICH, GEWOLLT UND ZUTIEFST GELIEBT. GÖTTLICHE LIEBE IST!"

Das göttliche Sein löst sich auf, und die Seelen spüren seine Energie nun ganz klar in ihren Energiekörpern. Es ist immer in ihnen, es ist alles, was ist. Sie wenden sich voller Freude ihrem Schaffen zu. Viele finden sich wieder in ihren physischen Körpern und in den verschiedensten Formen auf der Erde. Andere jedoch bereiten sich vor, auf die Erde hinabzusteigen, und noch andere ruhen aus nach ihrer langen Erdenphase. Doch ausnahmslos alle Aspekte Gottes sind auf die neue Zeit eingeschwungen. Der Samen des göttlichen Seins geht in ihren Herzen auf.

So ist es. Nutzt das vorgeschlagene Material, euch die neue Zeit zu eigen zu machen. Alle Aspekte des göttlichen Seins segnen euch.

Vielen Dank, Erzengel Ariel.

In diesem Buch betrachten wir die Dreifaltigkeit unseres Menschseins: unsere Seele, unseren Geist und unseren Körper. Sie erfahren, wie Sie alle drei Teile in ein harmonisches Gleichgewicht bringen können.

Erzengel Ariel

Ich bin froh, dass du mich endlich hören willst, froh, dass du mich endlich klar und deutlich empfängst. Ich weiß, dass du mich ganz nah bei dir fühlst und dass ich fast mit auf deinem Schreibtisch sitze. Ich weiß auch, dass du mich in deinem rechten Sehfeld wahrnimmst, und ich weiß, dass du in deinem linken Sehfeld einen Delphin und einen Wal wahrnimmst. Ja, ja, du Liebe. Nun bist du endlich da. Wir haben uns so auf dich gefreut. Wir lieben dich unendlich. Der Delphin und der Wal nicken zustimmend. Der Delphin ist weiblich und der Wal ist männlich.

Die Person - oder besser gesagt: das Wesen -, das die ganze Zeit mit mir spricht, ist Erzengel Ariel. Ich sitze hier und rede mit einem der Erzengel. Ich kann es selbst kaum fassen, aber vor ein paar Tagen kam die ganz klare Botschaft, dass es sich um Erzengel Ariel handelt bei meinen Durchsagen. Ich weiß noch gar nicht, was ich eigentlich genau aufschreiben soll, dennoch bin ich neugierig und auch gewillt zu schreiben. Meine Finger fliegen über die Tastatur, einfach unglaublich! Also Erzengel Ariel, was kann ich für dich tun?

Du für mich? Wir zusammen für viele Menschen, Christiane, das ist jetzt dran. Und wir machen es nicht alleine, wir nehmen deine Schutzbefohlenen hinzu, deinen Delphin und deinen Wal.

Ja, aber was schreiben wir denn auf? Worum soll es denn gehen? Was kann so wichtig sein, dass ich es aufschreiben und die ganze Welt es auch noch lesen soll? Weißt du denn gar nicht, dass ganz viele Medien im Moment wie verrückt schreiben? Weißt du denn gar nicht, dass viele dieser Niederschriften gar nicht veröffentlicht werden?

Was meinst du, dass ich weiß, Christiane? Du kannst mir glauben, es gibt nichts, absolut gar nichts, was ich nicht weiß.

Und dennoch willst du mit mir etwas aufschreiben? Obwohl du weißt, dass es viele solcher Schriften gibt, die niemandem dienen?

Oh, oh, jede einzelne der Schriften dient jemandem oder mehreren Menschen. All das, was im Moment durchgesagt wird durch die verschiedensten Kanäle, ist von großer Bedeutung für die Menschen und den Umbruch, in dem sie sich befinden, meine Liebe. Ich bin nicht zufällig genau jetzt stark präsent in deinen Gedanken, in deinen Bildern und hier an deinem Schreibtisch. Wir haben eine Verabredung. Du bist sogar etwas spät in der Zeit. Ich habe schon auf dich gewartet. So lass mich zu deiner Frage zurückkommen. Du hast mich gefragt, worüber wir schreiben wollen, wir vier! Wir schreiben zusammen ein Buch, das Buch der neuen Zeit, das Buch, das vielen Menschen und der Erde hilft, den Zeitenwandel voller Freude und Leichtigkeit zu vollziehen. Im Moment ist noch eine große Schwere unter euch, das soll sich nun mit folgenden Materialien und Erfindungen geben. Ich schlage dir eine Gliederung vor, und ich wünsche mir, dass du sie befolgst.

Ist das wirklich ein Vorschlag oder mehr ein Befehl?

Es ist zu deinem höchsten Wohle. Du brauchst zuerst ein paar Zeilen direkt von mir für die Menschen.

Hier spricht Erzengel Ariel, der Hüter des Lichtes der irdenen Ebenen. Ich bin schon solange Menschen denken können der Hüter des Lichtes der irdenen Ebenen. Ich kenne die gesamte Menschheitsgeschichte und habe über euch gewacht, solange ihr hier inkarniert. Wir sind uns sehr verbunden. Ihr liegt mir sehr am Herzen, und es ist die Zeit gekommen, da gewähre ich euch bewusste Unterstützung. Ja, ihr lest genau richtig. Lange, lange Zeit habe ich immer im Hintergrund gewirkt. Aber jetzt trete ich mehr in den Vordergrund, das ist nur möglich, weil die Erde eine neue Schwingungsebene erreicht hat. Ihr seid jetzt offen für meine Schwingung und für meine Hilfe und Unterstützung. Wir fangen an, die dichteren Schwingungen der Erde mit den höheren Schwingungen der geistigen Ebenen zu verweben. Das ist schon geschehen auf vielen Ebenen, so nun auch auf der Ebene, auf der ich wirke. So sei es!

Erzengel Ariel ist ein wunderschönes, lichtvolles Wesen. Es zeigt sich mir gerne als Engel der Erde, im Gewand der Erde, mit einer prachtvollen Artenvielfalt. Dazu gehören wir Menschen, alle Tiere, die Pflanzen und das Mineralreich. Dazwischen sind die Naturwesen zu erkennen. Manchmal, wenn sie mich etwas lehren will, zeigt sie sich gerne als Frau, bekleidet mit einem braunen schicken Kleid.

Sie ist ein wunderbares Wesen, das mir so manches Wunder beschert hat. Sie sind herzlich eingeladen, sich auch so manches Wunder bescheren zu lassen. Lassen Sie sich darauf ein, es lohnt sich!

Die Liebe zum Sein, Unterstützung zur Bewusstwerdung

Von Christiane Finnan und Erzengel Ariel

"Denn Weisheit wird in dein Herz eingehen,
und Erkenntnis wird deiner Seele lieblich sein."
Die Sprüche Salomos, Altes Testament

Das gequälte Außen!

"Ich kann nicht mehr, ich halte das nicht mehr aus!!! Was ist nur mit mir los? Was habe ich noch nicht verstanden, was kann ich nicht verändern in meinem Leben, damit ich etwas anderes erlebe? Was ist es nur?"

Das, was hier spricht, ist die Stimme des Außen, es ist die Stimme des äußeren Erlebens und die der Emotionen. Die Antwort ist jedoch die Kraft und die Macht im Inneren in der Stimme des inneren Erlebens, der einen Emotion, *der* Emotion, der bedingungslosen göttlichen Liebe!

Ein tibetischer Mönch sitzt meditierend in einem leeren Raum. Er hat seine Beine in die Lotosstellung gebracht, und seine Hände liegen nach oben geöffnet leicht auf seinen Knien. Er atmet regelmäßig ganz sanft ein und wieder aus. Sein Atem fließt sanft und geschmeidig. Sein Atem nimmt die Energie des äußeren Erlebens voller Liebe in sich auf und inhaliert sie ganz tief bis in sein Herzzentrum. Dort in der Tiefe des Herzzentrums öffnet sich eine große, wunderschöne Tür. Symbole und Intarsien des täglichen Lebens sind in sie geschnitzt, eine wahrlich meisterhafte Leistung eines Künstlers. Diese schöne Tür öffnet sich nun ganz langsam. Langsam schreitet der Mönch in seinen Gedanken durch die Tür zu seinem Herzzentrum. Es ist der Sitz seiner Seele, seiner göttlichen Heimat. Er durchschreitet die Tür vollständig, und langsam schwingt sie wie von selbst hinter ihm wieder zu.

Er befindet sich nun in seinem Seelenraum. Sein Atem ist weiterhin sanft und geschmeidig, er fließt stetig ein und aus. Im Seelenraum ist es wunderbar warm. Der Mönch spürt die Seelenenergie, er spürt die Kraft und die Macht, die hier tief in ihm wohnen. Er inhaliert diese Kraft und die Macht nun tief in sein Zentrum. Sie fließt frei und sanft. Er spürt hier in seinem Zentrum seine eigene Göttlichkeit. Er fühlt die Liebe, die bedingungslose Liebe, die seine Seele für ihn, den Mönch, empfindet. Er fühlt sich so aufgehoben, getragen und geliebt wie noch nie zuvor in seinem Leben. Eine große, wunderschöne Blume entfaltet sich in seinem Inneren. Ihre Blütenblätter nehmen die Farbe von reinem Gold an und glitzern in der Energie der göttlichen Liebe.

Das Gefühl von bedingungsloser Liebe strömt nun aus dem Seelenzentrum des Mönchs in all seine Energieräder am Körper. Die Energie von bedingungsloser Liebe seiner eigenen Seele fließt nun frei und sanft in seinen physischen Körper. Die Kraft und die Macht der Liebe seiner Seele stärken seinen physischen

Körper. Der Mönch merkt, wie sich sein Körper aufrichtet, wie seine Muskeln lebendig werden und Kraft annehmen.

Die bedingungslose Liebe der Seele des Mönchs fließt nun weiter ganz sanft und unaufhaltsam in seinen Ätherkörper. Seine energetischen Leitbahnen werden in diesem Moment mit der Liebe seiner Seele gespeist. Zuerst fließt die Kraft und die Macht der Seelenenergie in seine beiden Konzeptionsgefäße. Von dort fließt sie weiter in alle Leitbahnen des Meridiansystems. Der Mönch spürt eine kraft- und machtvolle Energie in seinem Inneren, die von bedingungsloser Liebe für sein Sein ist!

Die wunderbare Energie der Seele des Mönchs fließt weiter sanft und unaufhaltsam ein in seinen Emotionskörper. Alle Emotionen werden in diesem Moment mit göttlicher, bedingungsloser Liebe und Annahme gespeist. Sie frohlocken und fühlen sich tief geliebt und angenommen von der einen Kraft des Seins! So harmonisieren sie sich und spiegeln das göttliche Licht bis weit in die Aura des Mönchs. Der Mönch atmet weiterhin sanft und geschmeidig ein und aus. Er fühlt die Kraft seiner göttlichen Seele, und seine Gefühle sind von großer Reinheit.

Die göttliche Seelenenergie fließt unaufhaltsam weiter und weiter bis in die tiefen Ebenen des Mentalkörpers des Mönchs. Hier beruhigen die Kraft und die Macht der bedingungslosen Liebe alle gedanklichen Verwirrungen und Verirrungen. Der Mönch spürt die große Liebe, die seinem Sein entspringt. Sie strahlt in seinem Denken Ruhe aus. Sein Geist wird ruhig und immer ruhiger. Der Mönch fühlt große Kraft und große Macht in sich. Er nimmt sich ganz wahr.

Der energetische Strom der göttlichen, bedingungslosen Liebe seiner Seele jedoch fließt immer weiter und weiter. Er fließt bis tief hinein in die Ebene des hohen Selbst, der Heimat der Seele. Zu Hause angekommen fühlt der Mönch nun tiefen Frieden. Er nimmt die Reinheit und die Schönheit der göttlichen Schöpfung wahr. Er erkennt, dass er Teil dieser Reinheit und Schönheit ist. Dies ist seine wahre Heimat, das hier ist die Kraft, die seinem wahren Naturell entspricht.

Der Mönch atmet weiterhin sanft und geschmeidig ein und aus, immer im gleichen Rhythmus. Er fühlt sich wohl in seinem Inneren, da wo seine Gottheit ihren Sitz hat. Er spürt hier die sanften Fäden, die ihn mit dem großen Ganzen verbinden. In steter Harmonie, in Einklang und Gleichklang schwingt das Fadennetz mit allem, was ist. Er spürt die Anbindung an alles.

In diesem Moment entscheidet er sich, die göttliche, bedingungslose Liebe, die sein Eigen ist, bewusst in das Fadennetz des großen Ganzen einzugeben. Die bedingungslose Liebe seines hohen Selbst fließt in diesem Moment ein in das Gitternetz des großen Ganzen. Sie bringt das Gitternetz zum Schwingen und zum Leuchten in den schönsten Farben des Seins. Alle Farben dürfen sein, alle Erfahrungen dürfen sein, alles Leben darf sein, alle Gefühle dürfen sein. Und so schwingt und schwingt das Netz des großen Ganzen voller Liebe für die göttliche Schöpfung.

Eine liebliche Stimme, die wohl lieblichste Stimme, die unser Mönch je gehört hat, spricht die folgenden Worte: “Alles darf sein im großen Feld der Schöpfung, auch du darfst sein in meinem großen Feld. Sei herzlich willkommen und genieße dein Sein, nutze alle Erfahrungen, die du brauchst, nimm dir alles, was du begehrst. Alles ist für dich! Bediene dich und tue es in meinem Namen, im Namen der bedingungslosen Liebe. Erinnere dich immer wieder an mich, an diesen Ort, und besuche ihn, sooft du kannst.” Der Mönch fühlt sich in diesem Moment frei und glückselig. Er ist dankbar für die Erfahrung in seinem Inneren. Er weiß, er wird wiederkommen und wiederkommen und wiederkommen, so lange bis er die göttliche Liebe vollständig in sein Leben integriert hat.

Langsam fängt der Mönch an sich zu recken, sich zu strecken, seine Beine und seine Arme zu bewegen. Er beginnt, sich aufzurichten, und macht sich auf den Weg, seine Schützlinge zu unterweisen.

Wir alle tragen etwas von diesem Mönch in uns. Wir sind alle spirituelle Wesen und machen uns irgendwann in unserem Leben auf den Weg zu dem, was wir wirklich sind. Wir erkennen dann, dass wir so viel mehr sind als nur Körper. Trotz allem, was uns das Außen vorgaukelt, wissen wir tief in unserem Inneren, dass wir unendliche Kräfte besitzen, unendlich machtvoll, einzigartig und immer gewollt sind. Diese Kräfte zu mobilisieren, ist für viele Menschen in der neuen Zeit der Weg der Heilung, des Heilwerdens, und gleichzeitig ist es der Weg der Bewusstwerdung - wir werden uns bewusst, was wir wirklich sind.

Erfahrungsebene Polarität

Bislang leben wir als Menschen in einer Welt der Polaritäten. Wir erfahren immer wieder Gegensätze in unserem Leben. So erleben wir z. B. Gegensätze wie heiß und kalt, oben und unten, vorne und hinten, von Emotionen wie Wut und Sanftmut und auch alle Abstufungen, die dazwischenliegen. Jeder Mensch empfindet die Gegensätze unterschiedlich stark und mit unterschiedlichen Bedeutungen. Die Bedeutung oder auch die Bewertung des Erlebens hängen maßgeblich von individuell gemachten Lebenserfahrungen ab. Was für den einen Menschen wichtig und bedeutungsvoll ist, kann für einen anderen Menschen überhaupt keine Bedeutung haben.

Alle Erfahrungen, die wir machen, werden über unsere Sinne aufgenommen, gefiltert und bewertet. Was als wichtig und interessant eingestuft wird, behalten wir in unserem Gedächtnis. Auf jeden Fall für eine Weile. Wir erleben die Gegensätze der Polarität durch unseren Körper, unseren Berührungspunkt zum Außen, er ist sozusagen das Werkzeug, mit dem wir erleben und erfahren können. Er ist darüber hinaus auch das Mittel zur Bewusstwerdung unserer Glaubenssätze, unserer Gefühle und Lebensmuster. Er ist die Sichtbarmachung unseres inneren Seins. Mithilfe unseres Körpers riechen wir, wir schmecken, fühlen, wir sehen und wir erfahren uns in der Beziehung mit unserer

Umwelt, mit Menschen, mit sozialen Strukturen, mit politischen Strukturen, in der Interaktion mit Medien und so weiter. Die logische Schlussfolgerung, die wir daraus ziehen, ist die, dass wir dazu neigen, uns mit unserem Körper zu identifizieren. Wir glauben, wir seien der Körper. Viele Menschen weltweit denken so. Doch das ist ein Irrglaube. Wir sind nicht der Körper. Wir *haben* einen Körper! Spätestens wenn wir versterben, werden wir bemerken, dass wir immer noch *sind*. Wir sind dann das göttliche Licht in seiner reinen Form.

Erzengel Ariel hilft uns, die Brücke zu bauen, die wir brauchen, um von der niedrigen Erdenschwingung höher zu steigen mit unserem Bewusstsein. Darum wird sie immer wieder zu Wort kommen. Erzengel Ariel, was willst du uns sagen zum Thema Polarität und Erleben im Körper?

Danke für das Wort. Ich begrüße euch mit meinem strahlendem Licht und mit der Liebe des Seins. An dieser Stelle möchte ich etwas zu euren Körpern sagen. Wir haben in einem ewigen Moment des Seins ein Gefährt für unser Erleben gesucht. Ja, so ist es. Und wir haben ein Wunderwerk geschaffen, eure Körper. Sie sind ein energetisches Werkzeug von fein aufeinander abgestimmten Funktionsweisen, darauf ausgelegt, dem Geist bedingungslos zu folgen. Und so geschieht es in jedem ewigen Moment eures Erlebens. Bitte erinnert euch: Wir erschufen einen Raum der Dunkelheit zusammen. Dann haben wir uns als kollektives Licht in diesen Raum begeben. Erinnert ihr euch, was geschehen ist? Ja genau, der Raum war sofort hell erleuchtet. Egal, wie oft wir einen Raum der Dunkelheit erschaffen haben - sobald wir als Licht eingetreten sind, haben wir ihn durch unsere Art zu SEIN erleuchtet.

Wir konnten uns nicht erfahren. Wir konnten nicht erfahren, was Erleuchtung, was Licht genau ist. Jedoch hatten wir den großen Wunsch, unsere Erleuchtung, unser Licht und viele Aspekte unseres Seins erfahrbar zu machen. Nachdem klar war, dass wir auf jeden Fall einen Raum brauchten, der anders war als wir, also viel dunkler, war auch klar, dass wir unser Licht stark dimmen mussten, sonst würden wir uns nicht erfahren können. Sonst würden wir nicht erfahren können, was "Licht sein" wirklich bedeutet. Erinnert ihr euch, was dann geschah? Ja genau! Wir haben unser Licht ganz stark gedimmt, bis es nur noch ganz schwach geleuchtet hat. Es gab nur einen kleinen Lichtschein in der geschaffenen Dunkelheit. Das hat uns gut gefallen.

Aber wie sollte unser Erleben funktionieren? Wie sollte es uns möglich sein, zu erleben und zu erfahren, was Licht ist? Wisst ihr noch, was wir im ewigen Moment des Seins bemerkt haben: dass wir auch als gedimmtes Licht nicht in die Vielfalt von Erfahrungswelten eintauchen konnten! So beschlossen wir, uns ein Gefährt zu nehmen, welches es uns ermöglichte, unser Licht in eine Erfahrungswelt zu tragen. Wir hatten die gute Idee, unser Licht in Schwingung zu versetzen. Durch die Schwingung entstanden verschiedene Farben und Klänge. Farben und Klänge waren nun im Raum der Dunkelheit in Bewegung. Sie leuchteten wunderschön. Dann installierten wir uns ein Hilfsmittel. Erinnert ihr euch? Es steht in unserem Raum der Dunkelheit, und jede Seele, jeder Aspekt unseres Lichtes, der sich ein Gefährt nehmen möchte, nutzt dieses Hilfsmittel: einen Daten- und Programmspeicher. Wir fingen an, sofort alle Daten zu speichern, die wir in der Bewegung machten. Im Laufe der Äonen haben sich durch die Bewegung unseres gedimmten Lichtes immer mehr Aspekte des Seins ausgebildet. All das, was wir erfahren haben, haben wir in eine große Chronik gegeben, und so konnten wir immer mehr wachsen und uns ausdehnen, so konnten wir immer mehr Aspekte des Seins erfahrbar machen. Die Aspekte des Lichtes wählen aus diesem Erfahrungsschatz und ordnen so ihr Licht, ihre Lichtkörper entsprechend der Erfahrung, die sie machen wollen im Raum der Dunkelheit.

Erinnert euch ... Ihr seid in diesem Raum der Dunkelheit, und ihr entsendet ein Hologramm an Energie, das Hologramm, welches ihr gewählt habt zu leben, auf den Energiekörper der Erde. Dieses Hologramm wird auf der Erde in der dritten Dimension bei großer Dichte zu eurem Körper. Und dort, ihr Lieben, macht ihr eure Erfahrungen im Körper und entsendet automatisch jede Sekunde des ewigen Momentes eure Daten an unseren Datenspeicher. Euer Körper ist ein ausführendes Mittel. Er führt das aus, was ihr wählt zu erfahren - was ihr wählt, ins Leben zu bringen.

Vielen Dank, Erzengel Ariel. Das ganze Verfahren ist mir etwas klarer geworden. Während der Körper seine Erfahrungen durch die Sinne macht, gibt er die Daten weiter an den Geist. Der Geist bewertet und gleicht alles fortlaufend ab mit schon gemachten Erfahrungen, seien es die eigenen, gehörte, gesehene oder auch Erfahrungen aus dem Kollektiv der Menschheit. Das ist ein fortwährender Prozess, der oft unbewusst abläuft aufgrund von riesigen, bei uns im Gehirn und im Zellgedächtnis abgespeicherten Datenmengen.

Da wir in unserer Zeit unendlich viel erleben und unendlich viele Informationen immer wieder unseren Weg kreuzen, hat sich ein gigantischer energetischer Geistkörper gebildet. Einige Menschen nennen diesen Geistkörper Ego. Sie sagen, es sei das Ego, das sich im Laufe unseres Lebens oder sogar im Laufe vieler Leben gebildet hat. Es wird vom Verstand aus bestimmt. Viele spirituelle Lehrer lehren immer wieder, das Ego beiseitezulassen, nicht mehr auf es zu hören. Sie lehren, sich wieder mit dem reinen Licht zu verbinden. Das ist nicht für jeden Menschen leicht. Viele Gelehrte, Heiler und Weise sagen auch, dass wir nichts tun müssen, um zu sein. Das stimmt sicherlich. Jedoch ist es schwierig, im Leben zu erkennen, wann wir nicht reines Licht sind. Es ist schwierig für uns, uns immer bewusst zu sein, dass wir reines Licht sind. Wir neigen dazu, uns immer wieder mit unserem Erleben zu identifizieren und nicht mit unserer Göttlichkeit. Auch wissen wir nicht, wie wir unser Licht oder unsere Göttlichkeit zum Ausdruck bringen sollen in Bezug auf die verschiedenen Herausforderungen, die wir immer wieder erleben.

Im Laufe der Menschheitsgeschichte in der Erfahrungswelt der Polaritäten hat sich ein immens großer Emotionskörper bei uns Menschen gebildet. Er wird ständig genährt durch die individuelle Bewertung unserer Erlebnisse. Unserem Erleben im Außen geben wir ganz viel Aufmerksamkeit. So sind wir mit unserem Fokus oft bei den Ereignissen, die uns interessieren und die uns widerfahren. Wir geben sehr viel Energie in unseren Geist, wir füttern ihn mit Informationen, er gleicht ständig ab mit schon gemachten Erlebnissen und Situationen. Der Geist nährt unser Gehirn, und das Gehirn bekommt die Impulse, stetig bereits vorhandene Muster abzugleichen und gemäß ihrer Speicherung Botenstoffe auszusenden, Verhaltensweisen zu initiieren, aber auch neue Erlebnisse alten Daten zuzuordnen und mit abzuspeichern. Das Gehirn ist neben dem menschlichen Herz eine unserer maßgeblichen Schaltstellen. Das, was der Geist ständig bewertet und abgleicht, wird auch fortlaufend mithilfe des Gehirns im Körper in Handlung und Bewegung umgesetzt.

An dieser Stelle möchte ich Erzengel Ariel gerne das Wort geben.

Danke für das Wort. Ich grüße euch aus dem Himmelreich des Seins. Ich will euch eine kleine Geschichte erzählen.

Im Himmel sind Helfer des göttlichen Seins positioniert. Sie machen ihre Arbeit von einer hohen Sphäre aus. Sie überschauen das Reich des Seins in jedem ewigen Moment. Sie sind Teile, Aspekte vom göttlichen Sein und können überall zugleich sein. Sie sind jedoch mit ihrem Hauptfokus immer im Himmelreich des göttlichen Seins. Nur Hologramme von ihnen schwärmen aus, um anderen Aspekten des Seins, zumeist Seelenaspekten, hilfreich und unterstützend zur Seite zu stehen.

Eines schönen Tages ist Folgendes geschehen: Ein kleines Erdenmädchen mit dem Namen Marie erschien mitten im Himmelreich bei den Helfern. Sie war nicht auf ihrer Ebene geblieben, sondern sie hatte sich auf den Weg gemacht, die Helfer direkt zu suchen. In sich trug sie einen unerschütterlichen Glauben und grenzenloses Vertrauen in die Kraft der Helfer. Ihr Erleben im Körper war schwer und wenig erquickend. Und sie hat die Helfer auch gefunden. Sie waren so erstaunt, die kleine Marie in Fleisch und Blut vor sich zu sehen, dass sie zuerst gar nichts sagen konnten. So dachten sie, hier läge ein Irrtum auf der Ebene der Erschaffung vor, und sie blieben ganz stumm und bewegten sich kein bisschen. Sie kamen in dem ewigen Moment auch nicht ihrer Arbeit nach. Sie verhielten sich so, als wären sie einfach gar nicht da.

Die kleine Marie jedoch ließ sich davon nicht abschrecken. Sie berührte die Helfer, sie zwickte und zwackte sie, um zu sehen, wie sie sich verhalten würden. Sie gaben jedoch nichts von ihrem Sein preis, sie blieben stumm und bewegungslos. So umkreiste Marie die Helfer, sie sah sich ihre wunderschön leuchtenden Energiekörper ganz genau an. Sie liebte die Energie der Helfer und nahm alles auf, was sie sah und fühlte: strahlendes Licht und Geborgenheit.

Marie hatte ihre Puppe dabei, und da die Helfer nicht ein Mal zu erkennen gaben, dass sie wirklich da waren, redete Marie ohne Unterbrechung stetig auf ihre Puppe ein. Sie erklärte ihr alles, was sie sah und wie sie sich fühlte. Nach einer ganzen Weile jedoch wurde sie müde. Sie steckte ihren Daumen in den Mund und fing an, kräftig daran zu saugen, wie sie es immer tat, wenn ihre Mama sie ins Bett steckte oder wenn sie so müde war, dass sie sich bereit machte für ihren Schlaf. So nahm sie ihre Puppe ganz fest in die Arme und legte sich genau zu Füßen der göttlichen Helfer nieder. Schon nach wenigen Augenblicken schlief Marie tief und fest. Die göttlichen Helfer waren so gerührt von diesem kleinen Wesen, dass sie es in ihre Mitte nahmen und liebevoll in den Schlaf wiegten. Das erste Mal hatten sie erlebt, dass es ein menschliches Wesen geschafft hatte, durch seinen Glauben auf ihre Seinsstufe zu gelangen. Und wie die kleine Marie nun so in den Armen der Helfer lag und friedlich schlief, passierte etwas völlig Unerwartetes. Das kleine Mädchen fing an zu leuchten. Ja, es leuchtete in den Farben des Regenbogens. Alle Farben, alle Schattierungen umgaben dieses kleine Wesen und strömten aus ihm heraus. Ein wunderschönes Klang- und Farbkonzert ertönte und zeigte sich den Helfern. Eine lichtvolle Leichtigkeit umgab dieses Wesen nun.

Die göttlichen Helfer waren so angetan von diesem Anblick, dass ihr Licht noch intensiver zu strahlen begann. Sie erkannten, dass es voller Sinn ist, den Menschen etwas Göttliches auf der Erde zu hinterlassen. Das erste Mal in der Geschichte der Helfer taten sie etwas noch nie Dagewesenes: Sie nahmen das kleine Wesen, kuschelten es in ihre Energie und sie stiegen alle zusammen gemeinsam hinab auf die Erde mit all ihrem Sein, mit all ihren göttlichen Aspekten. Sie brachten die kleine Marie sicher wieder zurück zu ihren Eltern. Sie segneten das kostbare Leben des Mädchens und ihr strahlendes Sein. Und weil sie so entzückt und berührt waren, verteilten sie auf der Erde alle Aspekte des göttlichen Seins. Sie gaben ihre tiefe göttliche Liebe in sie hinein. Danach verließen sie die Erdebene und sind fortan auch nicht wieder mit allen Aspekten auf die Erde gekommen.

Die göttlichen Aspekte jedoch verhielten sich wie Samenkörner. Im Laufe der Menschheitsgeschichte wuchsen und gediehen sie zu wunderbaren Fragmenten des Lichtes. Das kleine Mädchen Marie hatte die Engel nie vergessen und berichtete ihr Leben lang von ihrem Abenteuer oben im Himmel. Andere Menschen waren so angetan von ihren Beschreibungen der Engel, dass sie sie aufschrieben und nach Maries Erzählungen auf Leinwand malten. So geschah es, dass das göttliche Licht auf der Erde immer gegenwärtig war im Bewusstsein der Menschen.

Ihr lieben Seelenaspekte des göttlichen Seins, ich bin so voller Dankbarkeit für euer Sein. Ich bin so voller Liebe für jeden Einzelnen von euch. Ich bin so voller Wertschätzung für all die Erfahrungen, die ihr auf euch genommen habt. Und ich bin so dankbar für euren großen Geistkörper. Das, was ihr als Ego bezeichnet, ist wunderbares Material, das wir hier in der großen Chronik des erlebten und erfahrenen Seins abgespeichert haben. Dieser große Geistkörper, meine lieben Freunde, wird im Zuge der neuen Zeit immer mehr an Bedeutung verlieren. Er ist entstanden aus den polaren Zuständen. Die Polarität hebt sich jedoch mehr und mehr auf. So verurteilt euren Geistkörper nicht, sondern nehmt ihn an voller Liebe und Dankbarkeit. So sei es!

Vielen Dank, Erzengel Ariel. So ist es. Wir Menschen legen den Fokus auf unseren Geist und unseren Verstand. Das entspricht der Zeit in der Polarität. Der Körper wird bei vielen Menschen erst mit berücksichtigt, wenn er krankt, wenn er nicht so funktioniert, wie wir Menschen es gerne hätten. Viele von uns haben den Zusammenhang von Gefühlen, von Geist, Verstand, von Glaubenssätzen und Lebenssätzen mit unserem Erleben, mit unserer Umwelt und mit unserem Körper noch nicht realisiert. Sie haben noch nicht verstanden, dass ihre Bewertungen von Erlebnissen eine direkte Auswirkung auf ihr Erfahren haben. All die Bewertungen und das Abgleichen mit schon gemachten Erfahrungen werden im Körper und durch den Körper zum Ausdruck gebracht. Da auch unsere Körper eine energetische Schwingung aufweisen, wie alles auf dieser Welt, senden sie die von uns initiierte Schwingung fortlaufend in die Welt. Unsere Schwingung geht auch fortlaufend in Resonanz mit anderen Schwingungen und manifestiert so beständig unser Außen. Wir können also überhaupt nicht davon sprechen, dass wir keinen Einfluss hätten auf das, was wir erleben. Alles, was uns ausmacht, nimmt Einfluss auf unser Außen. Je nachdem, wohin wir unseren Fokus richten, dorthin fließt auch die Energie unseres Seins.

Wir haben nun schon festgestellt, wie das mit unserem Körper funktioniert hier auf der Erde und in der Polarität. Wir wissen nun, dass wir nicht dieser Körper sind, sondern dass wir ihn haben. Er drückt in der Polarität unseren Geist aus. Der Geist ist das, was sich entwickelt durch ständiges Abgleichen und Bewerten von dem, was wir im Außen erleben. Er ist in der Polarität oft übermächtig.

Der dritte Aspekt unserer Dreifaltigkeit in der Polarität ist unsere Seele. Es gibt viele Schriften und Ausführungen über das, was Seele eigentlich ist oder sein könnte. Ich habe eine ganz klare Vorstellung von Seele. Ich sehe es vor meinen geistigen Augen und will meine Vorstellung nun beschreiben. Unsere Seele ist ein göttlicher Aspekt des Seins, der großen lichtvollen Schwingung, die alles ist. Sie erwirkt Seinszustände. Sie ist, was sie ist, das sie ist. Die Seele kennt kein Yin und Yang, sie kennt keine Polarität. Sie ist die direkte Verbindung zu Gott. Und sie wirkt und gibt den Seinsaspekt ins Leben, den wir ihr eingeben, ohne ihn zu bewerten. Für sie ist alles Erleben göttlich.

In unserer polaren Welt wird die Seele oft sehr unbewusst in unser Leben mit einbezogen. Jedoch jedes Mal, wenn wir Menschen sagen, denken oder fühlen "Ich bin ...", wirkt die Seele durch ihren Seinsaspekt. So sind wir Menschen viele Seinszustände am Tag, die sich auch manifestieren. In der Polarität ist es so, dass die meisten Menschen hauptsächlich auf das Außen reagieren. Sie definieren sich mit dem, was sie erleben und sagen, sie denken oder fühlen dann solche Seinszustände wie "Ich bin wütend, ich bin traurig, ich bin empört, ich bin glücklich, ich bin clever ..." In diesem Zusammenhang bringt die Seele ihren Seinszustand in Bezug auf Erlebtes zum Ausdruck. Dieser Vorgang ist uns oft nicht bewusst. Doch fortwährend entscheiden wir, wie wir zu einem Thema stehen. Das passiert oft unbewusst durch abgespeicherte Daten, die wir unwillkürlich und reflexartig ständig abgleichen mit dem, was wir erfahren.

Wir wissen jedoch, dass Körper, Geist und Seele im Einklang miteinander sein sollten, um ein glückliches, erfülltes Leben zu leben. Das bedeutet, dass alle drei Teile Beachtung finden und berücksichtigt werden. Ich habe lange überlegt, ob einer der drei Teile der Chef ist, ob es sozusagen eine einzuhaltende Hierarchie gibt. Ich bin zu dem Resultat gekommen, dass dem nicht so ist, sondern dass alle drei Teile in uns harmonisch in liebevoller Beziehung schwingen, immer, zu jeder Zeit. In der Welt der Polaritäten ist das jedoch ein Unterfangen, das nur zufällig und unbewusst geschieht. Die meiste Zeit unseres Daseins sind wir uns nicht bewusst, wie wir sind und dass wir jeden Seinszustand immer ausdrücken. Darum sind Momente von Glück, von vollkommener Harmonie, von tiefem innerem Frieden auch gezählt. Nur manche Menschen hatten das Glück, dass ihnen solche Momente bewusst zuteilwurden.

Erfahrungsebene neue Zeit der Erde

Wie schon erwähnt leben wir zu einer ganz besonderen Zeit auf der Erde. Viele Menschen sprechen von einer Zeitenwende. Die Aufzeichnungen des Maja-Kalenders endeten am 21. Dezember 2012, und ziemlich gleichzeitig verzeichneten wir andere Sonnenaktivitäten als üblicherweise. Die Erde und die Sonne kamen sich zu diesem Zeitpunkt am nächsten. Das passiert nur ungefähr alle 27.000 Jahre. Auch wir Menschen fühlen eine Veränderung im Erleben unserer Zeit. Wir haben das Gefühl, dass unsere Zeit schneller verläuft als je zuvor. Für viele von uns ist der Tag nicht lang genug, um all das zu schaffen, was wir uns vorgenommen haben oder was von uns in irgendeiner Form erwartet wird. Viele Menschen empfinden großen Druck.

Durch die ständig zunehmende Nähe zur Sonne haben die Erde und somit auch wir eine Schwingungshöhe erreicht, die das polare Erfahren außer Kraft setzt. Das bedeutet für uns Menschen, dass es leichter denn je sein wird, alles zu heilen, was bei uns im Ungleichgewicht ist aufgrund von Erfahrungen in der Polarität. Wir kommen der "Ganzheit" und somit dem "Heilsein" immer näher.

Aufgrund meiner Vorgeschichte habe ich mich immer wieder mit dem Thema Heilung auseinandergesetzt. Ich habe erkannt und verstanden, dass Heilung, dass "heil sein" an Körper, Geist und Seele, ein Nebenprodukt unserer spirituellen Entwicklung ist; es ist der Weg hin zum bewussten Erkennen von Ganzheit. Spirituelle Entwicklung bedeutet, sich wieder an das zu erinnern, was wir wirklich sind: ein göttlicher Funke mit Bewusstsein auf der Erde, und dieser göttliche Funke ist ganz, immer, zu jeder Zeit! Er ist jedoch bei manchen Themen in unserem Leben verborgen und in Vergessenheit geraten.

"Heil sein" oder "Heilung" hat für mich auch mit unserem Fokus zu tun. Sehe ich mich als krank oder als heil? Das ist die entscheidende Frage. Bin ich in der Lage, ohne Zweifel und voller Liebe anzunehmen, was ist, kann ich nur heil sein, da jeder Zustand Heil bedeutet. Und wenn ich voller Liebe annehme, was ist, bin ich auch automatisch ganz. Alles auf dieser Erde und zwischen Himmel und Erde ist göttlich, es entspringt dem Gottesbewusstsein, ausnahmslos. In dieser Aussage scheint ein großer Widerspruch zu liegen. Dem ist jedoch nicht so. Aus den Forschungen der Quantenphysik wissen wir, dass die göttliche Energie, unser Ich-bin-Bewusstsein, unserer Aufmerksamkeit folgt. Wenn wir nun immer wieder denken, dass wir z. B. krank sind, dann ist dem auch so. Wenn uns jedoch vollkommen klar ist, dass der Zustand, in dem wir uns befinden, heil ist, folgt die Energie unserer Aufmerksamkeit – und Heilung sowie die Wiederherstellung von Ganzheit sind dann ein natürlicher Vorgang.

Erzengel Ariel, du hast bestimmt noch einige gute Impulse zu diesem Thema. Du hast das Wort.

Vielen Dank. Seid gegrüßt in der Neuzeit der Erde. Die polaren Schwingungen haben sich fast vollständig aufgelöst. Vieles auf eu-

rem Planeten ist in Aufruhr und bewegt sich auf einen Umbruch zu. Das ist gut so und richtig!

Nun ist die Zeit des Vertrauens und des Glaubens gekommen. Das strahlende Licht des Seins hat nie heller geleuchtet. Die Saat, die wir Erzengel gesät haben, ist nun fast vollständig aufgegangen. Es beginnt die Zeit des Wachstums und der Pflege. Ihr habt viel erlebt in der polaren Welt, meine lieben Freunde. Die polare Zeitachse ist nicht mehr richtig in Schwingung. Das bedeutet für euch und euer Erleben, dass eine Bewertung dessen, was ihr im Außen erlebt, nicht mehr auf fruchtbaren Boden fällt. Eure Bewertungen von Gut und Böse oder von Angst und Liebe haben keine Bedeutung mehr. Die Ebene der bedingungslosen Annahme und des Ich-bin-Bewusstseins werden Bedeutung haben.

In der neuen Zeit werdet ihr bewusst das manifestieren, was ihr ins Leben bringen wollt. Ihr habt durch die Polarität in der Dreidimensionalität gelebt und diese erfahren. Diese Erfahrungswelt wird sich auflösen. Es ist ein neues großes energetisches Feld am Entstehen, dass es euch möglich macht, das zu manifestieren, was ihr leben wollt. Die Strukturen von Raum und Zeit werden nicht mehr diese Starre aufweisen, wie ihr sie bislang gekannt habt. Sie sind dehnbar und formen sich entsprechend der Motivation, aus der ihr entscheidet. Ihr habt nur noch die göttliche Liebe, aus der ihr entscheiden könnt. Nichts anderes ist mehr von Bedeutung, und nichts anderes führt mehr zu Manifestation.

In der Phase des Wachstums und der Pflege habt ihr viel Anleitung von euren spirituellen Helfern. Sie wissen, was zu tun ist, und sie haben mit unserer Hilfe Systeme zum Freilegen des göttlichen Kerns in euch entwickelt. Diese Systeme wirken sehr gut und sind daher empfehlenswert.

An dieser Stelle gebe ich euch eine Einweihung in Vertrauen und in Glauben: Ein großes Erdenvolk hat den gesamten Planeten Erde für sich eingenommen. Jeder Teil ist gut bevölkert, und die

Erde hat fast all ihre Ressourcen an das Volk verschenkt. Sie ist schwer beladen und belastet. Die Kraft und die Stabilität, die sie einst hatte, sind immer mehr geschwunden. Die Last, die sie trägt, ist kaum mehr auszuhalten. Das große Erdenvolk hat im Laufe seiner Geschichte verlernt, der Stimme der Erde zu lauschen. Es hat verlernt, die Stimme der Elemente zu vernehmen. Die Stimme der Erde verhallt ungehört im Außen. Die Mutter Erde, die alles trägt, ist am Ende ihrer Kräfte angekommen. Sie fühlt sich alt und verbraucht. Sie hat alles für ihre Kinder getan, was eine Mutter aus Liebe tut. Sie hat ihnen alles gegeben, was sie zu geben hatte. Nun ist sie alt und müde von der langen Zeit, die sie gedient hat. Ihre Zeit, nach Hause zurückzukehren, ist gekommen. Sie wünscht sich nichts sehnlicher, als endlich zu ruhen, Frieden zu genießen, Leichtigkeit und Glück.

Ihre Kinder, das große Erdenvolk hat den Ernst der Lage noch nicht erkannt. Sie sind sich nicht bewusst, dass ihre Mutter, die Erde, in der momentanen Form nicht mehr lange Bestand hat. Die Erde ist voller Trauer, dass sie kaum Aufmerksamkeit erregt bei ihren Kindern. Ihr Leidenskörper und ihr Schmerzkörper sind voller denn je. Ihr ist das Herz schwer. So kommt es, dass sie eines schönen Tages beschließt, aus Liebe zu ihren Kindern ihren Standort zu verlassen. Ihre Seele sehnt sich nach der guten lichten Heimat, und sie macht sich auf den Weg dorthin. Bevor sie geht, stabilisiert sie ihre Energiekörper auf der Erde, so gut es geht. Und sie veranlasst in der hohen Schwingung der Cherubim des lichten Seins eine Vertretung.

Sie verlässt ihren Erdenkörper und spürt sogleich die freie, lichte Schwingung, nach der sie sich so gesehnt hat. Sie kommt in die hohen Sphären des ewigen Seins und klopft sogleich direkt an Gottes Tür an. Noch bevor ihre Hand den Türknauf berührt hat, ist große Aufregung im Himmelreich. Die Kunde davon, dass die Seele der Erde ihren Körper verlassen hat, spricht sich herum wie ein Lauffeuer. Große Freude macht sich breit unter den göttlichen Helfern und all den Seelenaspekten, die auf den hohen Ebenen im ewigen Moment verweilen. So ist doch die Heimkehr der Seele der Erde ein großer Moment in der Entwicklung der Menschheit. Alle Helfer und Aspekte des Seins bereiten ein großes Willkommensfest vor für die Seele der Erde. Sie versammeln sich alle im Raum des Hohen Rates und warten.

Währenddessen geht für die Seele der Erde Gottes Tür auf, und sie tritt ein in sein Arbeitszimmer. Gott begrüßt die Erdenseele voller Freude wie einen alten Freund, der lange nicht zu Besuch war. "Sei gegrüßt, liebe Erdenseele. Ich habe mit deiner Ankunft gerechnet. Es ist die Zeit gekommen, nicht wahr?" Die Erde lässt sich von Gott fest drücken, und mit Tränen in den Augen sagt sie: "Es ist so gut, wieder hier bei dir zu sein, es ist so leicht. Es ist schön, dich von Angesicht zu Angesicht zu sehen." Beide verharren einen ewigen Moment in ihrer innigen Umarmung. Dann berichtet die Erdenseele dem lieben Gott von all ihren Erlebnissen. Sie erklärt und zeigt ihm auf dem großen Monitor des ewigen Seins, dass ihre Datenspeicher bis zum Rand gefüllt sind. Sie sagt ihm, dass sie sich müde fühlt und dass sie alles getan hat für ihre Kinder. Gott-Vater-Mutter nickt verständnisvoll und bestätigt ihren Bericht. "Du hast wirklich all unsere Erwartungen erfüllt. Du hast deinen göttlichen Aspekt vollkommen zum Ausdruck gebracht. Wir sind so stolz auf dich und entbinden dich deines Dienstes, wenn du möchtest." Die Erdenseele schaut Gott-Vater-Mutter voller Liebe in die Augen und nickt bedächtig. "Ja, ich denke, es ist Zeit, unseren Menschenkindern ein anderes Erleben zu gewähren. Sie haben bis zum Rand alles ausgeschöpft, was ich zu bieten hatte. Nun soll meine Nachfolgerin übernehmen. Sie ist doch schon fertig mit ihren Programmierungen, oder? Sonst hätte ich doch gar nicht den Impuls bekommen, mich auf die Reise zu dir zu begeben." Gott-Vater-Mutter nickt mit einem breiten Lächeln. "Alles ist bereitet, die neue Erdenseele freut sich auf ihre Aufgabe und steht bereit für das Ritual der Übergabe. Mit deinem Eintreffen haben die göttlichen Helfer und alle Aspekte des Seins ein großes Fest der Übergabe vorbereitet. Lass uns zusammen in den Raum des Hohen Rates gehen. Dort finden wir alles vor, was jetzt zu tun ist." Die Erdenseele sagt: "Ich bin bereit."

Und so kommt es, dass Gott-Vater-Mutter und die Erdenseele sich in den Raum des Hohen Rates begeben. Dort sind alle versammelt, die im Himmelreich zugegen sind. Alle wollen dem großen Moment der Übergabe beiwohnen. Als die Erdenseele und Gott-Vater-Mutter den Raum betreten, sind sie einen Moment geblendet von all dem Licht, dass dort strahlt. Der Chor der Engel stimmt ein Lied an und empfängt so die heilige Delegation Gott-Vater-Mutter und die Erdenseele. Beide treten ein in einen Kreis, den die göttlichen Helfer und die Seelenaspekte extra in ihrer Mitte freigelassen haben. Gott-Vater-Mutter schaut die Erdenseele liebevoll an und begibt sich auf seinen Platz im Hohen Rat. Die Erdenseele ist voller Freude, ob der schönen Klänge des Engelschors. Sie lässt sich tragen und umschmeicheln von dieser wunderbaren Energie. So vergeht eine ganze Weile. Der Chor der Engel verklingt schließlich, und die Erdenseele reckt und streckt sich. Sie fühlt sich wieder vollkommen hergestellt und daheim angekommen.

Genau in dem Moment teilt sich die Menge der Engel, und ein Seelenaspekt schreitet durch die geteilte Menge auf die Mitte zu. Dieser Aspekt der göttlichen Energie ist von klarer Schönheit. Ein klares, wunderschönes, anmutiges Energiebild strahlt hell und leuchtend in der Mitte der Engel. Dieser Aspekt verneigt sich tief vor unserer Erdenseele. Beide schauen sich liebevoll an und fallen sich in die Arme. Es entsteht eine tiefe Ruhe in dem großen Saal. Ein großer Moment des Friedens ist entstanden. Die Erdenseele löst die Umarmung, tritt einen Schritt zurück und verneigt sich tief vor dem Aspekt des göttlichen Seins. "Voller Liebe übergebe ich dir von Herzen das Zepter der Erde. Du bist, was du bist, das du bist - die neue Erdenseele." In diesem heiligen Moment fällt das Energiekleid der Erde von der Seele ab, und sie reiht sich ein in den Chor der Engel.

Die neue Erdenseele empfängt das Energiekleid der Erde und integriert es in ihren Energiekörper. Ein wunderschön silbern leuchtendes Energiekleid ist entstanden, und die neue Erdenseele zieht es nun mit magischer Kraft an ihren Bestimmungsort. Sie verneigt sich vor dem versammelten Himmelreich und spricht mit klarer Stimme: "Ihr geliebten Freunde, meine Zeit ist gekommen. Ich begebe mich nun an meinen mir schon lange vorbestimmten Platz. Ich führe die Menschheit in ihre neue Zeit. Alle meine Programmierungen sind fest geschrieben und entsprechen dem Zeitgeschehen auf der Erde. Ich verneige mich vor meinem göttlichen Auftrag und begebe mich nun direkt hinunter zur Erde." Gott-Vater-Mutter erhebt sich in diesem heiligen Moment und richtet sein Wort an die neue Erdenseele: "Wir lieben dich und die Deinen ganz besonders. Lasse alle wissen, dass ich leuchte, dass ich bin, dass mein Wille geschieht im Himmel auf der Erde. So sei es!" Die neue Erdenseele verneigt sich ein letztes Mal vor Gott-Vater-Mutter und entschwindet auf die Erde.

Im Himmelsreich des Seins ist nun viel Arbeit zu tun. Es geschehen Umstrukturierungen, die es ermöglichen, neue Daten zu speichern. Die neue Erdenseele kommt gut an ihrem Bestimmungsort an und beginnt sofort, mit ihrem hohen Schwingungsmuster ein neues Erleben zu manifestieren. Das große Erdenvolk fühlt sich gerüttelt und geschüttelt ob dieser neuen, lichten Schwingung. Bewusstsein und Unbewusstsein gehen in die letzte Konfrontation. Eine große Bandbreite von Widersprüchen versucht zu manifestieren auf der Erde. Die Erdenseele jedoch nimmt diese Schwingung der Menschen voller Liebe auf und spiegelt sie an ihrem lichtvollen Energiekörper. So kommt es, dass die Menschen das Rütteln und Schütteln voller Liebe annehmen und ein Netzwerk aus bedingungsloser Liebe untereinander aufbauen. Es entsteht eine neue Energie der Verbundenheit und der Ganzheit unter den Menschen und der Erde. Ihr Lichtkörper überstrahlt alles, und allmählich fangen auch die Lichtkörper der Menschen an zu strahlen.

Ihr lieben Freunde, ihr inkarnierten göttlichen Funken des Seins, ihr seid zu jedem Zeitpunkt des Umbruchs in den Armen von Gott-Vater-Mutter, in Liebe gewollt, in Sicherheit und angenommen bis in alle Ewigkeit. Fühlt euch fest verankert im göttlichen Strom. So sei es!

Vielen Dank, Erzengel Ariel. Ich mag deine Geschichten, und ich freue mich, dass du uns zur Verfügung stehst.

Vertrauen und an das Gute zu glauben, sind überaus wichtige Grundvoraussetzungen in der Zeit des Wandels. Es ist wichtig, darauf zu vertrauen, dass alles, was im Moment auf der Erde geschieht, dem Wandel zum Positiven hin dient, und ganz fest daran zu glauben, dass letztendlich das Licht und die Liebe immer mehr Raum einnehmen werden in uns Menschen und auf der gesamten Erde für mehr Frieden, ein liebesvolles Miteinander, Toleranz und Verständnis.

Heilung, heil zu sein, bedeutet, dass alles ganz ist, dass jeder Teil da ist und dass sich alles, was ist, zusammenfügt. Durch das Erleben der Polarität haben wir Menschen immer wieder die Erfahrung gemacht, dass wir viele verschiedene Abstufungen von Polaritäten leben können. Wir glauben fest daran, dass wir in einem nicht heilen Zustand sind, weil wir unser polares Erleben stetig positiv oder negativ bewerten.

Heilung bedeutet, nicht mehr fortlaufend alles aufgrund von Konditionierungen zu bewerten, sondern alles, was wir erleben, in diesem Moment voller Liebe da sein zu lassen. Dann sind wir ganz. Es gibt einen Satz von Eckhart Tolle, der mir immer wieder hilft, den Status quo des Jetzt anzunehmen. Ich aktiviere ihn mir öfter einmal, er heißt: *I allow the present moment to be.* In Deutsch: Ich erlaube es, dem Hier und Jetzt zu sein. Das bedeutet, ich werte nicht mehr, was mir widerfährt. Durch dieses Nicht-mehr-Bewerten gehe ich in eine noch nie dagewesene Freiheit. Ich brauche nicht mehr darüber nachzudenken und habe den Kopf frei für das, was in dem Moment ist. Ich kann dann die Polarität annehmen und lasse sie sein, was sie ist: göttlich! Sie ist nichts anderes als ein Aspekt der göttlichen Liebe! Die Bandbreite der Polaritäten ist nichts weiter als eine Erfahrungswelt in der dritten Dimension. Je bewusster wir mit den Polaritäten umgehen, das heißt, je öfter wir uns klarmachen, dass die Abstufungen in der Polarität göttlich und gewollt sind, desto weniger müssen wir ihnen einen Wert beimessen. Sie dürfen einfach sein, was sie sind. Und somit dürfen auch unsere Gefühle einfach sein, was sie sind: die Reaktionen auf unser Außen, auf unser Erleben in der Polarität.

Ich möchte von einem Beispiel aus meiner Praxis berichten. Eine Frau hatte sich an mich gewandt mit einem Problem. Sie hat zwei Kinder, ist alleinerziehend, geschieden und wohnt zurzeit in einer Mietwohnung. Sie hat sich ein Haus ersteigert und möchte nun auch dort einziehen. Unglücklicherweise verhält es sich so, dass der ehemalige Eigentümer nicht ausziehen will. Er fühlt sich im Recht und kann nicht annehmen, dass er sein Haus verlassen soll. Diese Frau möchte keinen Ärger und eigentlich nur so schnell wie möglich mit ihren Kindern ihr neues Heim beziehen. Denn ihre Wohnung ist im Winter recht kühl, und sie kann sich auch den Hauskredit plus die Mietkosten für die Wohnung nicht leisten. Nachdem gütliche Einigungsversuche gescheitert waren, hat sie sich an einen Anwalt gewandt, der auch noch einmal versucht hat, den Mann von seinem Unrecht zu überzeugen. Der ehemalige Besitzer bleibt jedoch standhaft, und nun wird eine Klage gegen ihn angestrengt werden.

Die Frau fühlt sich zu Recht im Recht. Sie hat das Haus erworben, und sie ist unglaublich wütend und enttäuscht. Als sie bei mir war, hat sie sich auf einer Skala für Wut und Enttäuschung von 0 bis 10 bei 10 eingeschätzt. Für mich ist das polare Erleben von Wut Sanftmut. Ich habe sie gefragt, ob sie sich vorstellen könnte, sanftmütig mit der Situation umzugehen. Sie war total sauer und hat gemeint, sie wäre ja wohl im Recht. Ich habe ihr zugestimmt. Natürlich ist sie im Recht. Jedoch leidet sie unter Bluthochdruck und hat die Angewohnheit, Stress mit Essen zu kompensieren. Um sich selbst und den eigenen Körper in ein Gleichgewicht zu bringen, erklärte ich ihr, dass ihr Gefühl von Wut und ihr Empfinden von Ungerechtigkeit nicht unterstützend seien für ihr körperliches, geistiges und seelisches Wohl. Und wenn sie die andere Seite der Polarität, in diesem Fall die Sanftmut, nicht annehmen kann, ist sie nicht vollständig, ist sie nicht ganz. Das zeigte sich in ihrem Außen durch Krankheit und Unzufriedenheit. Ich erklärte ihr außerdem, dass sie sich aufgrund ihrer Muster, ihrer Glaubensmuster und Lebenssätze, selbst in diese Situation manövriert hat. Jeder Mensch ist maßgeblich mit an seinem äußeren Erleben beteiligt. Es gibt keine Opfer auf dieser Welt. Das ist ein Irrglaube! Ich erklärte der Frau, was Polarität bedeutet: die Bandbreite von Erfahrungen, die wir hier auf der Erde machen können. Und ich erklärte ihr auch, dass wir fortlaufend Entscheidungen für unser Handeln treffen. Oftmals sind diese Entscheidungen unbewusst. Wir reagieren auf die Umwelt aufgrund von schon einmal erlebten Erfahrungen.

Wir haben immer den freien Willen zu entscheiden, jedoch oft nicht die freie Wahl. Ich bot ihr ein Experiment an. Ich wollte ihr dazu verhelfen, wieder frei wählen zu können, wie sie sich mit dem ganzen Thema fühlen wollte. Ich erläuterte ihr, dass sie sich auch bewusst entscheiden könnte, sanftmütig zu sein und die Situation in Liebe so anzunehmen, wie sie ist. Sicherlich bedeutet das noch immer, ein Gerichtsverfahren anzustrengen, aber sie ist dann nicht mehr im Stress. Ihr Druck wird ausgeglichen, und sie hat den Kopf wieder frei sowie kann sich an dem erfreuen, was im Moment ist.

Darum geht es - anzunehmen, was ist, die beiden Seiten und ihre Abstufungen in der Polarität anzunehmen, voller Liebe, denn sie sind nichts anderes als eine Erfahrung. Dieses Annehmen führt zur Heilung und somit zur Ganzheit. In dem Moment, indem wir uns bewusst und mit freier Wahl dazu entscheiden, wie wir zu einem Thema stehen wollen, nehmen wir unseren freien Willen an. Wir nehmen ein Stück weit unsere Göttlichkeit an und gelangen in die Energie des Ich-bin-Bewusstseins.

Ich verhalf dieser Frau zu einem neuen Erleben ihrer Gefühle. Sie war leicht und beschwingt, als sie mich verließ. Ich gebe an späterer Stelle in diesem Buch die Anleitung dazu.

Die neue Zeit auf der Erde, von der so viel gesprochen wird, unterstützt den Vorgang der Heilung, das Erlangen der Ganzheit. Sie ermöglicht es uns, bewusst mit unserem freien Willen zu entscheiden, wie wir sein wollen. Ich habe in Zusammenarbeit mit Erzengel Ariel ein System entwickelt, dass es uns möglich macht, ein neues Sein zu wählen, frei von alten Konditionierungen. Es ist ein Ich-bin-Bewusstsein, und fortlaufend angewendet bestimmt es den individuellen Weg der Bewusstwerdung.

Stellen Sie sich nur einmal vor, was wir lange Zeit als kollektive Gemeinschaft und als Individuum gelebt haben. Wir haben die Polarität und alles, was dazugehört an Gefühlen, an Schmerzkörpern und an Leidenskörpern, gelebt. Unsere Gehirne haben sich auf das ständige Bewerten und Einschätzen von Situationen im Außen spezialisiert. Wir sind darin Meister geworden. Mehr geht nicht! Nun beginnt die Zeit für eine neue Spezialisierung. Wir beginnen, aus der Liebe heraus zu erschaffen, bewusst unseren freien Willen zu nutzen und unsere Göttlichkeit anzunehmen. Was für eine tolle Zeit!

Ich habe lange geforscht, wie das gehen könnte - unseren freien Willen einzusetzen, wieder frei zu wählen, ohne Konditionierung. Ich bin so ein Mensch, ich reagiere gerne auf mein Außen ...! Das passiert oft unbewusst und reflexartig, einfach unglaublich! Obwohl ich weiß, dass es mir nicht guttut, geschieht es immer wieder. Ich habe mich dann immer wieder an die geistige Welt gewandt und um Hilfe und Unterstützung gebeten. Was soll ich sagen - ich bekomme immer Antwort. So auch in dieser Sache, und daraus ist in Zusammenarbeit mit Erzengel Ariel ein wunderbares System entstanden, das es uns möglich macht, unseren freien Willen ohne Konditionierung zu nutzen. Ich erkläre später genau, wie es funktioniert. Ich bin so glücklich und dankbar über dieses System, dass ich es in die Welt geben möchte. Jeder Mensch, der möchte, kann es benutzen und somit bei Themen, die ihn in ein Ungleichgewicht bringen, wieder frei wählen, wie er zu sein wünscht. Das System ist die Verknüpfung von kinesiologischen Systemen und spirituellem Wissen.

Göttliche Liebe und Heilung der Polarität

"Reiche und Arme begegnen einander; der Herr hat sie alle gemacht."
Die Sprüche Salomos, Altes Testament

Es ist in aller Munde, dass der Schlüssel der neuen Zeit bedingungslose Liebe zu sein scheint. Es geht darum, bedingungslos anzunehmen, was ist - und dies auch noch voller Liebe. Dann sind wir in der wunderbaren Lage, die Stränge der Polaritäten mit den verschiedenen Abstufungen zu heilen. Wir identifizieren uns nicht mehr länger mit unserem Erleben im Außen, sondern wir nehmen unsere Göttlichkeit an.

Ein wunderbarer Gedanke, jedoch ist er manchmal sehr schwer in die Tat umzusetzen. Zuweilen sind unsere negativen, beschränkenden Gefühle so stark, dass es uns fast unmöglich erscheint, anderen Menschen zu verzeihen, uns selbst zu verzeihen oder gar Liebe zu empfinden in bestimmten Situationen. Manche Themen scheinen so verhärtet zu sein, dass wir keinen Zugang zu dieser "bedingungslosen Liebesschwingung" haben. Wir können uns auch gar nicht vorstellen, wie wir das erfahren könnten. So hangeln wir uns weiter an den Seilen der Polaritäten entlang und suchen unser Glück.

Unser Glück, unseren Frieden, unsere Freiheit, unsere Klarheit und die bedingungslose göttliche Liebe werden wir aber nicht in den Polaritäten finden. Wir finden sie sozusagen inmitten von allem. Inmitten des Erlebens liegt die göttliche Liebe. Unser gesamtes Erleben ist nichts anderes als die bedingungslose göttliche Liebe. All das, was wir jeden Tag erleben, ist nichts anderes als bedingungslose göttliche Liebe. Alle positiven und alle negativen Aspekte in der Erfahrungsebene der Polaritäten sind die reine, bedingungslose, göttliche Liebe. Meine lieben Freunde, wir befinden uns inmitten dieses Energiefeldes der göttlichen Liebe, zu jeder Zeit, an jedem Tag und zu jeder Stunde unseres Seins. Es gibt nichts anderes auf dieser Welt. Das ist die Wahrheit. Die Frage ist nur: Wo liegt unser Fokus, wo ist unser Bewusstsein? Ist es verstrickt in Emotionen, in Schmerz, hat es sich identifiziert mit unserem Körper - oder sind wir mit unserem Bewusstsein zu jedem Zeitpunkt im göttlichen Feld der Liebe? Erzengel Ariel weiß hierzu etwas mitzuteilen. Ich gebe das Wort an sie weiter.

Geliebte Wesen, ich grüße euch. Ja, Christiane hat es sehr schön gesagt. Es gibt nichts anderes als die göttliche Schwingung von Liebe. Ihr befindet euch in einem Energienetz aus reiner göttlicher Liebe. Nichts anderes können wir und ihr je erzeugen, da wir alle göttlich sind. All euer Erleben ist voller Licht und Transparenz. All euer Erfahren unterliegt keiner Bewertung, alles ist von reinem Licht und Liebe. Dieses lichtvolle Netz an Energie sind wir alle, wir sind alle Götter. Wir zusammen erzeugen dieses Wunderwerk an Sein. Kommt mit mir auf eine Reise in die hohen Sphären ...

Wir nehmen nun die Rolle der Beobachter ein, und ich führe euch durch unsere hohen Sphären. Schließt eure Augen und gebt euch dem Sein für einen Moment hin. Fokussiert euren Atemfluss auf eure Mitte, atmet tief und entspannt ein und aus. Verweilt einen Moment in der Mitte eures Atemflusses und stellt euch nun vor, dass ihr mit einem Boot direkt in die göttliche Matrix gleitet. Nun folgt meinen Bildern mit eurer Vorstellungskraft.

Was ihr hier seht, ist das göttliche Sein im Alles-was-ist. Hier ist eine riesige Wolke an Energie. Sie leuchtet sehr hell und golden. Wir treten nun näher heran und schauen uns alles an. Seht hier, in der Wolke der Energie könnt ihr helle, lichtvolle Pfade erkennen, sie sehen fast so aus wie irdische Blitze, nur sind diese Pfade von ewiger Dauer. Sie vergehen nicht, sie sind ewig. Ihr könnt in der Energiewolke viele solcher Pfade erkennen. Sie sind miteinander vernetzt und bilden ein riesiges Netzwerk. Zwischen diesen Pfaden sind energetische Wolken zu sehen, sie leuchten und sie strahlen. Diese energetischen Wolken beherbergen Ebenen, derer ihr euch als Menschen nicht bewusst seid. Als Seelenaspekte jedoch sind sie euch sehr vertraut. Es sind Welten eurer Traumregionen. Sie sind sehr vielfältig und oft von wechselnder Dichte. In ihnen sind eure möglichen Wege in Bewegung, immer bereit zur Manifestation, wenn sie von euch gewählt und eingeschlagen werden.

Doch lasst uns noch bei den Pfaden verweilen. Wir gehen näher an sie heran, um zu erkennen, aus was sie bestehen. Seht ihr all das strahlende Licht? Das ist das Gott-Bewusstsein. Wir gehen noch näher heran und noch näher, bis wir nun mitten in einem dieser Pfade sind. Hier ist reine elektrische Schwingung. Für eure menschlichen Körper wäre sie tödlich. Aber für euren Geist und eure Vorstellungskraft ist sie von ganz klarer Schönheit. Stellt euch nun vor, dass wir Platz nehmen auf diesem energetischen Pfad. Ja, wir setzen uns. Spürt nun, dass wir in Schwingung versetzt werden. Spürt das Vibrieren von Bewegung. Diese Vibration ist ein Aspekt des Seins. Würden wir ihr den Willen und den Wunsch beifügen, sich auf verschiedenen Erfahrungsebenen selbst zu erfahren und zu erleben, würden wir – je nachdem, auf welcher Ebene wir erfahren wollen – tiefer eintauchen in die Kraft der

Schwingung. Die Schwingung wird immer weiter verdichtet, bis wir - wenn wir wollten - auf der körperlichen Ebene "Erfahrungswelt Erde" ankommen.

All das, was ihr hier seht und wahrnehmt, das sind wir zusammen. Wir erzeugen ein riesiges Werk an Energie und ermöglichen es, uns selbst zu erfahren auf bestimmten Ebenen unseres Seins. Ihr seid, was ihr seid, das ihr seid: ein Aspekt von göttlicher Liebe mit dem Bewusstsein des Erfahrungsplaneten Erde.

Wenn ihr versterbt im menschlichen Körper, entscheidet ihr je nach eurem Seelenbewusstsein, auf welcher Ebene ihr weitere Erfahrungen macht. Manche Aspekte kehren ganz zurück bis in diesen hohen Bereich der Sphäre, manche machen auf niederen Bereichen Erfahrungen. Alle Aspekte wissen jedoch, was sie sind. Sie wissen, dass sie alle göttliche Liebe sind, und sie wissen, dass sie alle zusammen diese riesige Erfahrungswelt erschaffen. Sie sind in steter Bewegung und immer verbunden mit allem, was ist.

Ja, meine lieben Freunde. Bitte kehrt nun mit eurem Bewusstsein zurück in euren Körper. Lasst euren Atem bewusst in die Mitte eures Körpers fließen und lasst ihn bewusst ausströmen in die Welt.

So einfach ist das, ihr seid göttliche Liebe - und nichts anderes. Ihr könnt auch nichts anderes erzeugen als göttliche Liebe, weil alles, was ist, göttliche Liebe ist. Auf der körperlichen Ebene seid ihr der Ausdruck von göttlicher Liebe auf niedriger Schwingungsebene, in großer Dichte. Je nachdem, welchen Ausdruck von göttlicher Liebe ihr zum Ausdruck bringen wollt, habt ihr den freien Willen zu wählen aus den Strängen der Polarität. Ihr könnt mit eurem Bewusstsein und mit eurer Identifikation in einem Gefühlsaspekt des polaren Erlebens verhaftet sein, euch damit identifizieren, oder ihr seid euch bewusst, dass alles, was ihr wählt, der bedingungslosen Liebe unterliegt - und dann wählt und entscheidet ihr aus diesem Sein heraus. So könnt ihr eure Gefühle annehmen als das, was sie sind: ein Ausdruck von Göttlichkeit, der tiefen Liebe entsprungen, sich zu erfahren in der Körperlichkeit. Eure Wertung wird sich verändern, ihr lernt, eure Gefühle wertzuschätzen und sie da sein zu lassen. In Liebe angenommen führen sie euch automatisch in eine noch nie dagewesene Freiheit. Ich weiß um die Schwierigkeiten eurer Leben, es ist zuweilen schwierig, in Liebe anzunehmen, im Herzen die Bereitschaft zu leben, euren freien Willen, euren göttlichen Ursprung aus euch sprechen zu lassen. Aus diesem Grund lade ich euch nun ein, an der Öffnung von "bedingungsloser Liebe" in eurem Herzen teilzunehmen. Seid mit mir!

"Folgt mir, meine lieben Freunde!", ruft Erzengel Ariel in die Herzen einer Gruppe von Menschen.

Sie sitzen auf einer kleinen Anhöhe, und ein Stückchen weiter des Weges beginnt ein wunderschöner Wald. Er ist voller großer Laubbäume, voller Tannengehölze und auch voller Büsche und kleinwüchsiger Pflanzen. In ihm sind auch viele Tiere zu Hause. Die Gruppe von Menschen fühlt sich wie magisch angezogen von diesem Wald, von seiner klaren Energie und von seiner reinen Schönheit. Er strahlt Ruhe aus, Glück, Zufriedenheit und bedingungsloses Angenommensein. Diese Gruppe von Menschen ist schon seit einer langen, langen Erdenzeit unterwegs. Sie haben schon viel erlebt und sind müde von ihren Erlebnissen und ihrer langen Reise. Sie suchen nun Ruhe und Frieden, einen Ort, wo sie sein können, wie sie sind. Einen Ort ohne Widerstand, ohne Sorgen, einen, den sie mit Freiheit gewählt haben und an dem sie in Liebe leben können. Wieder vernehmen die Menschen in dieser Gruppe die Stimme Erzengel Ariels in ihren Köpfen. Sie sagt: "Kommt nur her, folgt dem Pfad der ewigen Liebe Gottes und nehmt Raum ein im Wald der Heimat, des Friedens und der Liebe."

Die Gruppe Menschen setzt sich in Bewegung. Alle richten sich noch ein letztes Mal auf, um die vorerst letzte Etappe ihrer Reise zu beginnen. So machen sie sich auf den Weg und sind doch voller Hoffnung, schon bald wohlbehalten im schönen Wald anzukommen. Mitten unter ihnen ist ein Mitreisender, der eine sehr anziehende Schwingung hat. Die anderen Reisenden fühlen sich immer wieder von ihm angezogen. Sie haben ihn auf ihrer langen Reise viele Male um Rat und Führung gebeten. Er hat immer gern geholfen, und er ist ein fröhlicher Mensch. Die Gruppe von Reisenden hat diesen Menschen immer in der Mitte. Alle anderen gruppieren sich um ihn herum und schreiten so munter auf den Wald zu.

Es ist schon eine ganze Zeit vergangen, und die Menschen wundern sich, dass sie dem Wald scheinbar noch nicht näher gekommen sind. Sie haben doch gemacht, was Erzengel Ariel ihnen gesagt hat. Sie sollten auf dem Pfad zum Wald gehen. Aber wieso kommen sie dann nicht näher an den Wald heran? Sie beraten sich mit ihrem beliebten Mitreisenden, der, besonnen, wie er ist, erst einmal empfiehlt, weiterzugehen auf dem Pfad, um zu schauen, was geschieht. Alle anderen in der Gruppe schließen sich seiner Meinung an. So wandert die Gruppe weiter auf dem Pfad zum Wald.

Allmählich beginnt das Tageslicht zu schwinden, und die Gruppe Menschen sucht sich einen Platz zum Übernachten. Sie beschließen, nahe dem Pfad ihr Lager aufzubauen. Danach beratschlagen alle, was zu tun ist. Man hat erkannt, dass man augenscheinlich noch kein Stückchen näher an den Wald herangekommen ist. Er ist immer noch in der gleichen Entfernung zu sehen wie schon am Morgen. Die Gruppe entscheidet, erst einmal zu schlafen und zu ruhen und am nächsten Morgen weiter zu beratschlagen.

Der nächste Morgen kommt und zieht auf mit strahlendem Sonnenschein. Die Luft ist klar und warm. Der Wald erscheint ganz nah und verlockend. Die Gruppe Menschen steht voller Hoffnung auf und bereitet sich ein bescheidenes Mahl, packt ihr Hab und Gut zusammen und alle setzen sich um den beliebten Mitreisenden. Sobald alle sitzen und Ruhe eingekehrt ist unter den Reisenden, ergreift er das Wort. Er sagt: "Ihr Lieben, wir sollen dem Pfad der ewigen Liebe Gottes folgen, um zum Wald zu kommen. Das ist wohl kaum der Pfad, auf dem wir uns fortbewegt haben. Denn wir sind unserem Ziel nicht näher gekommen. Ich möchte euch einen Vorschlag machen. Lasst uns etwas anderes versuchen. Der Pfad der ewigen Liebe Gottes ist wohl nicht auf diesem Pfad zu finden. Ich denke, wir sollten versuchen, ihn in uns selbst zu finden. Was meint ihr?" Er schaut in die Runde. Die Mitreisenden nicken bedächtig und stimmen seinem Vorschlag zu.

So bittet er die gesamte Gruppe, Meditationshaltung einzunehmen. Das ist für jeden in dieser Gruppe anders. Einige legen sich gemütlich hin, ihre Kinder auf ihren Schoß nehmend, andere sitzen sehr aufrecht mit unterschlagenen Beinen und mit den Händen eine Mudra formend. Alle Stellungen sind erlaubt. Der Reisende mit der schönen Schwingung stimmt einen Gesang an, und alle anderen fallen mit ein. Sie singen das Lied des Lebens, das Lied der Erfahrungen, das Lied der Höhen und der Tiefen, das Lied der Dunkelheit und der Helligkeit, das Lied der Trauer und der Freude, das Lied des Leides und der Freiheit ... Die Worte, die sich in ihnen im Laufe ihres Lebens angesammelt haben, fließen nur so aus ihren Mündern. Es ist eine wunderschöne Melodie des Auf und des Ab entstanden, die beständig widerhallt im Außen und in ihrem Inneren.

Inmitten ihres Gesangs vernehmen sie plötzlich wieder die Stimme von Erzengel Ariel. Sie spricht nicht zu ihnen - nein, sie stimmt auch einen Gesang an. Sie stimmt den Gesang des ewigen Seins an, sie stimmt den Gesang der bedingungslosen Annahme an, sie stimmt den Gesang der bedingungslosen Liebe an, sie stimmt den Gesang der göttlichen Gnade an. Sie singt wunderschön, und die Gruppe Reisender verweilt in ihrem Gesang des Lebens. Beide Lieder finden gemeinsame Töne und vernetzen sich zu einem wunderschönen Kanon. Zwei unterschiedliche Erfahrungswelten singen in Harmonie ein Lied. Ihre Energien sind miteinander verwoben. Die Gruppe der Reisenden und auch Erzengel Ariel singen aus vollem Hals. Sie haben sich ganz der Energie des Gesangs hingegeben. Er erfüllt ihr Sein.

Allmählich werden ihre Stimmen etwas leiser. Beide, die Gruppe der Reisenden als auch Erzengel Ariel, passen sich nach und nach an ihren Gesang an. Zusammen erschaffen sie einen neuen Gesang. Es ist ein Gesang der Freude, ein Gesang des Friedens, ein Gesang der Dankbarkeit für alle Erfahrungen, ein Gesang des Glücks und ein Gesang von noch nie dagewesener Freiheit. Alle Reisenden haben ihre Augen geschlossen und sind ganz versunken in diese neuen Klänge. Ganz allmählich wird der Gesang immer leiser und immer leiser, bis er ganz verstummt.

Die Reisenden schlagen ihre Augen auf und mögen ihnen zuerst gar nicht trauen. Sie sind inmitten dieses wunderschönen Waldes, inmitten der Pracht an Bäumen, der Pracht an Vielfalt und der Pracht an göttlichem Sein. Sie atmen noch einige Male tief ein und aus. Mitten unter ihnen, ganz nah bei dem Miteisenden mit der hohen Schwingung sitzt ein seltsames Wesen. Es strahlt in den wunderschönsten Farben, die die Menschen in der Gruppe je gesehen haben. Es ist ein Astralwesen, es hat keinen so dichten Körper wie die anderen Anwesenden. Es ist von wunderschöner Leuchtkraft, und es strahlt göttliche Präsenz aus. Es stellt sich als Erzengel Ariel vor und begrüßt die Gruppe Menschen im Wald der Heimat, des Friedens und der Liebe. Sie erzählt ihnen, dass sie die erste Gruppe seien, die ihren Weg hierhin gefunden hat. Nun werden viele Gruppen folgen können, der Pfad ist beschritten, und sie lässt alle wissen, dass sie auch weiterhin an der Pforte sein wird, um die folgenden Gruppen von Menschen in diese Energie zu führen. Sie berührt jeden Einzelnen der Gruppe in der Herzgegend, und dabei spricht sie einen Segen: "Sei gegrüßt und gesegnet im Feld der ewigen Liebe unseres Gottes. Amen!"

Die Mitreisenden verneigen sich tief vor dem Erzengel und bedanken sich von Herzen für die Begleitung und den Empfang. Sie machen sich nun auf, den Wald zu erforschen, die Kraft in ihm, die sie sich zueigen machen wollen. Ein neues Zeitalter hat begonnen.

Vielen Dank, Erzengel Ariel.

Seele – Geist – Körper

In meinem System aktivieren wir einen von uns gewünschten Seinszustand. Wir entscheiden gemäß unserem freien Willen, nicht mehr auf die Umwelt zu reagieren, sondern wir entscheiden uns mit unserem Geburtsrecht, dem freien Willen, das zu sein, was wir zu sein wünschen. Wir agieren aus unserem Herzen heraus. Das Herz ist der Ort in unserem Körper, durch den wir direkten Zugang zur göttlichen Matrix haben, dem noch ungeformten Feld des Seins, das durch unsere Seele repräsentiert wird.

Mittlerweile ist Ihnen klar geworden, dass Sie nicht Ihr Körper, Ihre Gedanken oder Ihre Emotionen sind. Doch was sind Sie dann? Ihr wahres Wesen ist die Instanz in Ihnen, die Ihre Gedanken denkt, Ihre Gefühle fühlt und Ihren Körper wahrnimmt.

Wenn ich Ihnen die Frage stelle, was Sie gestern zum Mittagessen hatten, und Sie beim Nachdenken bitte einmal darauf zu achten, wer Ihre Frage in Ihnen eigentlich beantwortet, werden Sie bemerken, dass Sie tatsächlich in der Lage sind zu beobachten, dass Sie über meine Frage nachdenken. Sie werden höchstwahrscheinlich auf meine Frage antworten, dass Sie selbst, also Ihr "Ich" auf meine Frage antwortet. Bitte ich Sie dann weiter, Ihr "Ich" genau zu betrachten, es mir zu beschreiben, wird ein Lächeln Ihr Gesicht erhellen und Sie werden mir von einem wunderschönen Wesen berichten. Es wird oftmals als hell strahlend erkannt, als ganz weit und auch als ganz frei ... Ich bin mir ganz sicher, dass dieses Wesen in uns unsere Seele ist. Sie stirbt niemals, denn sie ist ein ewiges Wesen. Sie wertet auch nicht, sie drückt den Zustand des Seins aus. Aus diesem seienden Zustand heraus werden Sie lernen, verschiedene Aspekte des Seins zu aktivieren.

Die Seele selbst ist zu erreichen über unser Herz. Im Herzensraum, dort wo Ihre bedingungslose Liebe Ihren Sitz hat, gibt es einen verborgenen Zugang zum Raum Ihrer Seele. Aus diesem Seelenraum heraus aktivieren Sie Ihren gewünschten Seinszustand, der über Ihre Chakren in lebende Energie transformiert wird. (Hierzu habe ich Ihnen eine kleine Meditation zusammengestellt, die Sie im Anhang des Buches finden.) Die Chakren sind ein Energiesystem und werden von vielen Hellsichtigen als Energiekreisel an verschiedenen Stellen am Körper wahrgenommen. Sie sind maßgeblich für die Verteilung der Energie in die Meridiane (energetische Körperleitbahnen) zuständig. In diesem System arbeiten wir mit den sieben Hauptchakren, die an der Körpermittellinie liegen, und einigen wenigen Nebenchakren.

Ist der Seinszustand über verschiedene Chakren aktiviert, geben wir ihm unter Zuhilfenahme unseres Geistes Form. Er wird in diesem System durch die Extrameridiane repräsentiert. Sie bestehen aus 16 Eintrittspunkten am Körper und weisen auf große vorkörperliche Energieseen hin. Die Extrameridiane geben dem Seinszustand die Anweisung, welche Form er annehmen soll. Sie greifen beim Menschen in der Schwangerschaft. Sie sind dafür zuständig, dass der Körper Fleisch wird, dass also die Vision der Seele eine "fleischige Form" bekommt.

Die nächste Aktivierungsebene ist die Ebene des Körpers. Hier arbeiten wir mit dem System der chinesischen Elementelehre. Die Elemente weisen auf einen Fluss hin, auf ein Fließen, so z. B. am Tag und auch im Jahresrhythmus. Alles hat seine Zeit und alles findet in ihr Berücksichtigung, wie z. B. das Kommen und Gehen, Yin und Yang, die Geburt und der Tod sowie Frühling, Sommer, Herbst und Winter. Sie sind dafür zuständig, dass wir nicht ins Stocken geraten im täglichen Fluss des Seins. Hierfür werden Elementepunkte aus den einzelnen Elementen aktiviert, die für unser Handeln und unser Voranschreiten maßgeblich verantwortlich sind.

Es ist ein geniales System, das es uns ermöglicht, immer mehr aus unserem Ego auszusteigen und somit immer bewusster zu werden. Wir beginnen, uns darauf zu spezialisieren, bewusst mit dem göttlichen Feld, der göttlichen Matrix, zu erschaffen. Der bewusste Umgang mit der göttlichen Matrix wird von unserem Herzen geführt. Es leitet die göttliche Energie weiter in unser Chakrensystem. Die Chakren versorgen über die Extrameridiane die göttliche Energie mit einer Richtung, und sie leiten die gerichtete Energie über die jeweiligen Elementepunkte in die Elemente, Feuer, Erde, Metall, Wasser, Holz - und von dort wird die Energie weitergeleitet in die Meridiane. So entsteht eine Abfolge, die mit der bewussten Verwendung von göttlicher Energie beginnt. Mithilfe der Chakren wird der Seinszustand der göttlichen Energie geformt. Dieser Abschnitt entspricht unserer Seelenebene.

Die Wahl der Eintrittspunkte der Extrameridiane gibt der göttlichen Energie das Geschenk, Fleisch, Körper entstehen lassen zu können. Dieser Abschnitt entspricht unserer Ebene Geist.

Die Wahl der Elemente durch die Elementepunkte gibt der göttlichen Energie Körperlichkeit. An dieser Stelle wird die göttliche Energie in den Alltag gelenkt, genauer gesagt in das Fließen des Alltags. Das Leiten der Energie in die Meridiane und ihre

Akupunktur- oder auch Akupressurpunkte geben der göttlichen Energie, gemäß ihrer Ausrichtung, die Handlung im täglichen Sein. Es bedeutet, dass wir in bestimmten Situationen nicht mehr auf unsere Umwelt reagieren, sondern wir agieren aus der Kraft und der Liebe unseres Herzens heraus. Wenn wir aus der Kraft und der Liebe unseres Herzens und unserer Seelenebene heraus agieren, bewerten und verurteilen wir nicht mehr. Wir sind in der glücklichen Lage anzunehmen, was ist.

So ist ein bewusstes Lenken von göttlicher Energie entstanden, welches es uns erlaubt, das zu leben, was die göttliche Energie uns möglich macht. Unser Herz mit der Seelenenergie dahinter ist sozusagen der Filter in uns, der dafür sorgt, dass wir genau das leben, was für uns vorgesehen ist - gemäß unseren Talenten und Fähigkeiten, die wir uns in dieses Leben mitgebracht haben.

Erzengel Ariel ist bei dieser Arbeit super. Sie hilft, Energien zu lenken, und das ermöglicht es uns, immer tiefer in das hineinzuwachsen, was wir wirklich sind. Darum möchte ich sie an dieser Stelle noch einmal bitten, zum Thema “Agieren aus dem Herzen” etwas zu sagen. Du hast das Wort, meine Freundin.

Vielen Dank, Christiane. Ich freue mich, dass du meine Hilfe schätzt. So seid gegrüßt, ihr lieben Wesen!

Aus dem Herzen heraus agieren und in allem, was euch begegnet, die göttliche Liebe zu sehen, das scheint euch noch recht ungewöhnlich und nicht immer passend. Ihr Lieben, jede Aktion, jede Reaktion ist immer göttlich, sie ist immer lichtvoll. Es gibt nichts anderes in diesem Universum. Ich will euch an dieser Stelle eine kleine Geschichte erzählen, so versteht und erkennt ihr, was ich meine.

Eines Tages geschah Folgendes: An einem schönen Morgen in der Nähe von Alexandria steht ein Händler schon frühmorgens auf und reckt und streckt sich vor seinem Haus. Und als er so die Straße hinunterblickt, sieht er mit einem Mal ein Gebäude, das am Tag vorher noch nicht da war. Er begibt sich dorthin, und er steht vor einem schönen Gebäude mit großen Flügeltüren, die einladend offen stehen. So begibt er sich durch die Türen in das Gebäude hinein und findet etwas Interessantes vor.

Stellt euch einen riesigen Ballsaal vor. Es scheint ein großes Fest geplant zu sein. Der Ballsaal ist aufwendig geschmückt, es ist ein Platz eingerichtet für die Musiker, es ist ein Platz eingerichtet für das besondere Essen und es ist ein Platz eingerichtet zum Tanzen. Die Tische sind wunderschön mit Blumengestecken und feinem Tafelsilber geschmückt und eingedeckt. Die Tischdecken sind aus weißem Damast mit aufwendigen Stickereien und passenden Servietten. Alles strahlt wunderschön in seiner Pracht. Die Gläser und Karaffen sind aus feinstem Kristallglas, und sie strahlen und glänzen vor Frische und Reinheit. Die Tische für das Buffet sind fein dekoriert. Wohlriechende, dampfende Speisen türmen sich auf den Tischen des Buffets. Das Parkett ist geschrubbt und gewachst zum Tanzen, und das Podium für die Musiker ist gut gewählt für die beste Akustik im Saal. Unter der Decke sind die Kronleuchter an, sie erstrahlen in hellem Licht und geben dem Raum zusätzlich eine festliche Atmosphäre. Fein polierte Wandleuchten geben dem Raum etwas Heimeliges. Ihr gedämpftes Licht erleuchtet die Ecken des Ballsaals nur leicht, und es lädt zum Verweilen ein, zum Beobachten und zum Bekanntschaftenschließen und -vertiefen.

Der Händler wundert sich. Er fragt sich, wer das alles in nur einer Nacht hervorgebracht hat. Am Tag davor war hier noch kein Gebäude, kein Ballsaal. Und der Händler hat auch von keinem großen Fest gehört. Jedoch ist er fasziniert von der aufwendigen Dekoration, vom Glanz dieses Raumes und vom Luxus, den sich nur sehr wenige in dieser Zeit leisten können. So schlendert er durch den Raum und berührt hier und dort die

Köstlichkeiten und die feine Dekoration. 'Jemand ganz Großes und Berühmtes wird hier wohl heute ein großes Fest feiern', denkt der Händler. Und weil er sich nicht erwischen lassen will beim Herumschnüffeln in diesem schönen Ballsaal, streicht er noch ein letztes Mal über die feinen Servietten, er riecht ein letztes Mal an den leckeren Speisen und er stellt sich ein letztes Mal vor, wie es wohl wäre, wenn er hier mit seiner Liebsten tanzen würde, bevor er die Flügeltüren sorgfältig schließt und zurückgeht zu seinem Haus.

Kaum zu Hause angekommen weckt er seine Frau und berichtet ihr von dem schönen Ballsaal und von dem Fest ganz nah in der Nachbarschaft. Er bringt seine Verwunderung darüber zum Ausdruck, dass in der Nacht ein so schönes Gebäude errichtet worden sei und er es, trotz seines leichten Schlafes, nicht gehört hat. Seine Frau ist auch überrascht und kleidet sich schnell an, um das Gebäude zu bestaunen. Auch sie wirft einen Blick hinein, sie bewundert die aufwendige Dekoration und ihr läuft das Wasser im Mund zusammen beim Geruch der leckeren Speisen. Verwundert schließt auch sie wieder die Türen und erzählt sofort alles ihrer besten Freundin. Auch sie wirft einen Blick in den Ballsaal und berührt die schönen Dinge dort drinnen, auch sie träumt einen Moment davon, dort zu feiern, zu essen, zu tanzen, fröhlich zu sein und das Leben zu genießen, bevor sie wieder die Türen verschließt. So machen es noch einige Menschen in jenem Ort, bis sie ihr Tagwerk verrichten müssen. So vergessen sie den Ballsaal erst einmal und sind fleißig.

Am Abend bemerkt der Händler, dass noch immer kein fröhliches Feiern aus dem Ballsaal tönt, und nachdem er seine Frau gefragt hat, ist auch klar, dass den ganzen Tag lang niemand erschienen ist, der zu dem Fest geladen ist. In den ersten Tagen wundern sich die Anwohner noch, aber je mehr Zeit vergeht, desto weniger wundern sich die Menschen. Und irgendwann ha-

ben sie das Gebäude mit dem Ballsaal sogar vollkommen vergessen, Es ist, als ob es gar nicht wirklich existiere. Im Laufe der Jahre verfällt das Gebäude immer mehr, bis es schließlich gar nicht mehr vorhanden ist. Es gibt nur noch Erzählungen über den Ballsaal, der niemals benutzt wurde, über das leckere Essen, das niemals angerührt wurde, über die feine Dekoration und die feinen Materialien, die niemals in ihrer vollen Pracht genutzt wurden. Und schließlich, nach vielen Generationen gibt es nur noch eine Legende, die über diesen Raum spricht. Die Menschen träumen noch immer davon, zu diesem feinen Fest geladen zu sein, wenn sie von dieser Legende erzählen oder hören. Sie träumen noch immer davon, die leckeren Speisen zu kosten und in dem Ballsaal bei guter Musik mit ihren Liebsten zu tanzen und den Alltag einige Stunden zu vergessen.

So geschieht es eines Tages, dass ein Mann in den Ort nahe Alexandria kommt. Er ist ein schöner junger Mann, voller Leben und voller Freude. Er schaut sich in dem kleinen Ort um, und er kommt wie durch Zauberhand genau an die Stelle, an der einmal vor vielen Jahren das Haus mit dem Ballsaal gestanden hat. Mittlerweile sind dort wilde Blumen gewachsen, es gibt viel Gestrüpp dort und nichts erinnert mehr an die einstige Pracht, die dieser Ort beherbergt hat. Der junge Mann jedoch verliebt sich sofort in diesen Ort und lässt sich inmitten der wilden Blumen und des Gestrüpps nieder. Sofort befallen ihn die schönsten Visionen, die er je hatte. Er hat die Vision von großer Freude, von Vorfreude auf ein großes Fest. Er riecht schon die herrlichen Speisen, er sieht vor seinem inneren Auge die festliche Dekoration und er sieht vor seinem inneren Auge den Glanz und die Pracht eines großen Ballsaales. Er spürt förmlich das lebendige, fröhliche Treiben auf einem großen Fest. Und weil es so kommt, wie es kommen musste, beschließt er, genau an dieser Stelle ein wunderschönes Haus zu errichten mit dem wohl größten und schönsten Ballsaal, den er sich nur vorstellen kann. Die Bauarbeiten währen nicht lange, und er kann beginnen, das Haus und den Ballsaal einzurichten.

Und wieder, wie schon viele Jahre zuvor, entsteht an dem gleichen Platz ein Ort des Feierns, der Freude, des Genießens und des fröhlichen Beisammenseins. Und da der junge Mann nicht gerne alleine feiert, lädt er den ganzen Ort zu dem wohl prächtigsten Fest ein, das es je in der Nachbarschaft gegeben hat. Noch Jahre später berichten die Gäste von dem schönen Ereignis. Sie schwärmen vom guten Essen, von erlesenen Weinen, von guter Musik, bester Gesellschaft und wunderschöner Dekoration. Sie berichten von diesem Ereignis, als wäre es das Beste, was ihnen in ihrem Leben widerfahren sei. Noch die Kinder, die Kindeskinder und die darauffolgenden Generationen berichten von dem Fest in der Nähe von Alexandria.

Da der junge Mann keine Nachfahren hat, geschieht es ein zweites Mal, dass das Haus mit dem Ballsaal im Laufe der Jahre zerfällt, bis seine Ruine zur Unkenntlichkeit verwittert ist. Wieder wachsen wilde Blumen, Gestrüpp und allerlei Kraut und Unkraut auf dem Grund und Boden. Die Einwohner des Ortes jedoch wissen nun um die Magie des Ortes, im Ortsgedächtnis währt die Freude über das Erlebte lange.

Nach vielen Jahrhunderten ist der Ort in der Nähe von Alexandria nicht mehr das, was er einst einmal war. Alles ist zugebaut worden von Menschenhand, und die Magie des Ortes hat sich verflüchtigt. Es ist notwendig gewesen, für sehr viele Menschen Wohnorte zu bauen, und so wird auch auf dem magischen Ort des Feierns ein großes Wohnhaus errichtet, das viele Familien beherbergt.

In den Herzen der Menschen jedoch hat sich eine Geschichte eingeprägt. Die Geschichte von dem Ort, an dem viel Freude herrschte, viel Feiern, viel Genuss und Sein, wie man eben ist. So kommt es, dass die Menschen diesen Ort im Laufe der Jahre in sich selbst suchen und auch finden. Dieser Ort, an dem alles ist, was ihr euch wünscht, an dem alles für euer eigenes irdisches Fest bereitet ist, der Ort, an dem für alles gesorgt ist, was ihr Menschen braucht, um Glück zu leben, dieser Ort ist in euren Herzen zu finden. So sei es!

So sage ich euch: Begebt euch zu dem Ort in eurem Inneren, in eurem Herzen, der für euch das Glück bedeutet, der euch verstehen macht, was ihr wirklich seid, der euch die Macht verleiht, euer erhobenes und wahres göttliches Sein in die Welt zu tragen, so dass sich viele an euch spiegeln können und so dass auch sie zu sich finden in der Zeit des Wandels. So sei es!

Vielen Dank, Erzengel Ariel. Ja, der wohl schönste und wohligste Ort in unserem Inneren ist das göttlich geöffnete Herz. Erfahrungen mit der bedingungslosen Liebe, der Herzenskraft zu machen, sind die am meisten bewussten, tiefgründigsten, die wir Menschen machen können. Sie beherbergen unsere direkte Verbindung zur göttlichen Quelle.

Beim Schreiben dieses Buches ist mit mir eine Entwicklung vonstatten gegangen. Ich habe meinen ganz eigenen Weg von außen nach innen gefunden. Genau das Gleiche wünsche ich Ihnen auch. Der Weg zu sich selbst, der Weg zu Ihrer eigenen Göttlichkeit, zum Erkennen von Göttlichkeit ist der wohl aufregendste, den wir Menschen gehen können. Ich habe mich in meiner Kindheit und auch in meiner Jugend oft gefragt, ob ich vielleicht zur falschen Zeit auf die Erde gekommen bin. Ich vermisste so sehr mein ganz eigenes Abenteuer, dass ich schon im ganz jungen Alter Bücher von z. B. Avalon und Merlin verschlungen habe. Ich habe es geliebt, alte Klassiker wie “Die Schatzinsel” zu lesen. Ich konnte mich wunderbar in diese Lektüre vertiefen, ich konnte mitfühlen und mitleben mit den Hauptpersonen in den Büchern.

Ich war dann wie in meinem eigenen aufregenden Leben. Das ist sicherlich beabsichtigt, und das macht gute Bücher auch aus. Beim Schreiben dieses Buches ist mir jedoch aufgefallen, dass all die Geschichten, die ich gelesen habe, von nichts anderem berichten als von unserem inneren Schatz. Alles, was wir Menschen brauchen, ist in uns und mit uns. Unser Schatz, unsere Fähigkeiten, unsere Talente, ja selbst unsere Berufung ist immer in uns. Wir sind immer, zu jedem Zeitpunkt unseres Seins, damit in Verbindung.

Wir schauen bloß nicht hin, wir haben noch nicht die richtigen Instrumente und Werkzeuge gefunden, um nachhaltig in uns nach unseren Schätzen zu graben. Nun ... was sind die richtigen Werkzeuge? Sind es Meditationen oder sind es Systeme, die von Menschen entwickelt wurden und die uns selbst im Alltag die Chance geben, bei unserem inneren Schatz zu verweilen, uns nicht mehr vom Außen aus der Bahn werfen zu lassen? Was ist es? Was ist der Schlüssel zu unserem inneren Schatz? Der Schlüssel, liebe Leser, ist bedingungslose Liebe für sich selbst, das klare Erkennen, dass wir Menschen nicht voneinander getrennt sind, es niemals waren und niemals sein werden. Wir sind selbst von den Geistwesen, von Engeln, von den Naturwesen, von der Natur niemals getrennt. Wahr ist, dass wir immer verbunden sind mit allem, was ist. Unser ärgster Feind ist unser bester Freund, spiegelt er uns doch unsere Themen, damit wir sehen können, wo wir noch nicht erkannt haben, dass wir eins sind.

Viele Heiler und andere Menschen haben Systeme entwickelt, die helfen zu erkennen, was Sie noch nicht integriert haben. Viele Menschen haben sich seit Jahrtausenden immer wieder mit diesen Dingen beschäftigt. Es gibt also viele Wege und viele Systeme, die Ihnen behilflich sein können, um von Ihrem äußeren Erleben zu Ihrem inneren Schatz zu finden. Hier in diesem Buch gebe ich Ihnen eine Anleitung an die Hand, die für mich sehr wirkungsvoll war und ist. Diese Anleitung hat sich durch mein Erfahren und mein Erkennen entwickelt. Sie war und ist immer begleitet und geführt von der geistigen Welt. Meine tiefe Liebe und Dankbarkeit für ihre Präsenz haben diese Führung möglich gemacht. Die geistige Welt - und im Speziellen Erzengel Ariel - hat mich immer wieder dazu aufgefordert, weiterzuforschen, zu probieren und zu erkennen. Sie hat mich dazu angeleitet, dieses Buch zu schreiben - in meiner Zeit und in dem Maße, in dem es gut für mich war. Ich bin mir sicher, dass auch Ihnen diese Worte helfen werden und dass die Arbeit mit sich selbst sehr hilfreich ist, um Ihren inneren Schatz zu heben.

Die unendliche Vielfalt und Macht der göttlichen Matrix

Die göttliche Matrix - oder auch einfach alles, was ist - ist das Feld, das durch unser Bewusstsein Form entstehen lässt. Es ist das Feld, das immer da ist, um unseren Gedanken, unseren Lebenssätzen und unseren Glaubensmustern Form zu geben, um in die Manifestation im Außen zu gehen. So erleben wir in unserem Außen genau das, was in unserem Inneren passiert. All unsere Visionen, unsere Glaubenssätze, unsere Lebensmuster und unsere Gefühle und Gedanken haben eine Schwingung. Sie wird stetig von innen nach außen gegeben und in eine Form gebracht. Wir manifestieren stetig unser Inneres.

Das ist eine tolle, geniale Sache, die wir da können. Wir haben unendliche Schöpferkraft. Wir können wirklich alles manifestieren, was wir uns wünschen. Die Manifestationen, die die meisten von Ihnen im Moment tätigen, sind allerdings zumeist sehr unbewusst. Nur kleine Teile sind Ihnen oft bewusst. Wir beginnen gerade erst mit dem bewussten Manifestieren und sind in unserer Entwicklung noch im Babyalter.

Alles, was wir hier auf der Erde sehen und auch erleben und auch die Art, wie wir es erleben, ist der göttlichen Matrix entsprungen. Es ist diesem enormen, unerschöpflichen Energiefeld entsprungen, in dem alles und auch nichts immer vorhanden ist. Die gesamte Artenvielfalt der Natur, der Tierwelt und auch die Vielfalt des menschlichen Körpers mit all seinen Funktionen sind aus diesem Feld. Alle Bausteine unseres Seins kommen von dort.

Wir wissen nicht, wie alles wirklich begann oder was all dies hier in Gang hält. Wir können es nur vermuten. Viele Weise und Schriftgelehrte haben viele Bücher darüber verfasst und sich viele Gedanken dazu gemacht. Aber eine wirkliche Erklärung, eine wirkliche Lösung hat es bis heute noch nicht gegeben. Und ich glaube, dass wir auch keine Erklärung brauchen. Ich glaube, dass wir im Moment mit unserem Bewusstsein hier auf der Erde sowieso eine solche Erklärung nicht vollständig verstehen könnten, wir könnten ihre Wahrheit nicht vollständig erfassen. Ich glaube, dass uns dazu das Bewusstsein noch fehlt. Ich bin mir jedoch sicher, dass wir im Zuge der erhöhten Bewusstwerdung die wirkliche Wahrheit all dessen, was wir erleben und manifestieren, erkennen werden.

Vielen von Ihnen ist mittlerweile klar geworden, dass wir selbst als Individuen und als Kollektiv unsere Welt manifestieren - mit allem, was darin ist. Wir tun das mit unserem Bewusstsein. Wenn Sie all das betrachten, was es hier auf der Erde gibt, all die schönen Dinge, die wir hier sehen können, all die Vielfalt der Natur, all die Bilder, die sich uns täglich zeigen, all die verschiedenen Töne, die wir täglich hören dürfen, all die verschiedenen Emotionen, die wir Tag ein und Tag aus leben dürfen - stehen Sie dann nicht auch ehrfürchtig vor unserer eigenen Schöpferkraft? Ich tue es, und ich bin unendlich dankbar, bei all dem hier dabei sein zu können.

Doch fragen wir uns: Wie sehr ist Ihnen und mir gelungen, sich ins Leben fallen zu lassen? Wie sehr haben wir vergessen, wer und was wir wirklich sind? Wie sehr fühlen wir uns manchmal vollkommen ausgeliefert? Und wie sehr sind wir zuweilen von Glück durchströmt? Wie sehr sind wir uns zuweilen unserer eigenen Göttlichkeit bewusst? Ich sage Ihnen, wir haben sowohl die eine Seite, die wir wohlwollend annehmen können, als auch die andere Seite, die wir manchmal nur schwer oder gar nicht annehmen können, in unserem Leben manifestiert. Ein solches Erleben wird das polare Erleben oder das Erleben in der Dualität genannt. Wenn Sie oder ich im Leben etwas nicht annehmen können, wenn wir also unsere eigene Manifestation, sei sie individuell oder auch kollektiv, nicht annehmen können, verweigern wir das Bewusstsein unserer eigenen Göttlichkeit. Wir verweigern die Annahme unserer Schöpferkraft. Und so erfahren wir uns nicht als göttlich, sondern eher als Opfer oder als einer Situation ausgeliefert.

Ich möchte Ihnen ein Beispiel hierfür aufzeigen. Lassen Sie uns unsere Wetterbedingungen betrachten. Erst gestern habe ich in den Nachrichten von extremen Regenfällen in Brasilien gehört. Es war die Rede von mehreren Menschen, die zu Tode gekommen sind, sowie dass die Fluten enorm sind und viele Menschen obdachlos gemacht haben. Die zerstörerische Kraft des Regens macht uns oft hilflos. Wir fühlen uns der Situation ausgeliefert. Selbst vor Ort würden wir näher zusammenrücken und wären voller Angst. Etwas weiter weg im reichen Westen von Europa fühle ich mit den Betroffenen. Wir selbst als Kollektiv manifestieren diese extremen Wetterbedingungen. Wie jedoch machen wir das? Was könnte eine gute Erklärung für unsere Manifestation von extremen Wetterbedingungen sein?

Laut der ganzheitlichen chinesischen Medizin besteht unsere Welt aus fünf verschiedenen Elementen, sie heißen: Feuer, Erde, Metall, Wasser und Holzelement. Sie selbst sind noch einmal unterteilt in Meridiane. Meridiane sind Energieleitbahnen am Körper. Sie bilden die Grundlage der Akupressur und der Akupunktur. Auf ihnen liegen alle Akupunktur- und Akupressurpunkte. Die Meridiane werden den verschiedenen Organen zugeordnet. Das

Feuerelement beinhaltet den Herzmeridian, den Dreifacherwärmer-Meridian, den Kreislauf-Sexus-Meridian und den Dünndarmmeridian. Das Erdelement besteht aus dem Magenmeridian und dem Milz-Pankreas-Meridian. Das Metallelement beinhaltet den Lungen- und den Dickdarmmeridian. Das Wasserelement besteht aus dem Nieren- und dem Blasenmeridian. Das Holzelement besteht aus dem Gallenblasen- und dem Lebermeridian.

Den einzelnen Meridianen sind Emotionen und Verhaltensweisen zugeordnet. Der Regen und Wasser generell stehen für das Wasserelement und somit für die beiden Lichtbahnen, Nierenmeridian und Blasenmeridian. Der Nierenmeridian hat die Bedeutung von Vertrauen, im Vertrauen sein, im Vertrauen darauf sein, dass alles immer für uns da ist, dass wir mit allem versorgt sind, was wir benötigen. Der Blasenmeridian hat die Bedeutung der Ausrichtung, sowohl der inneren als auch der äußeren. Er steht dafür, authentisch zu sein, also das zu leben, was wir sind, was wir denken und was wir fühlen. Jetzt frage ich Sie, wie viel Vertrauen haben Sie in unseren Kosmos, in unsere Welt, in Ihre eigenen Fähigkeiten und Talente? Wie viel Vertrauen ist da, dass immer für Sie gesorgt ist, dass Sie immer mit allem versorgt sind, was Sie brauchen? Das Gleiche gilt für Ihre Ausrichtung. Sagen Sie immer, was Sie denken? Sind Sie ehrlich zu sich selbst und zu anderen? Oder ist es oft so, dass Sie um des Friedens willens lieber schweigen und etwas anderes denken und tun, als Sie eigentlich möchten? Seien Sie ehrlich zu sich selbst, und bemerken Sie, wie oft Sie nicht im Vertrauen und nicht authentisch sind. In diesem Fall können wir davon sprechen, dass Sie in einem Ungleichgewicht sind, Sie erzeugen dann ein Ungleichgewicht im Energiefluss der Meridiane und somit auch ein Ungleichgewicht in einem Element. Wir wollen im Moment gar nicht davon sprechen, wie das zustande kommt, sondern nur festhalten, dass es oft ein Ungleichgewicht gibt, wenn es um Vertrauen und um Authentizität geht. Dieses Ungleichgewicht in unserem Inneren bringen wir durch Gedanken, durch Gefühle, durch Worte und durch Handlungen zum Ausdruck. Der Ausdruck erzeugt im Außen eine Manifestation. Er erzeugt ein Ungleichgewicht im Wasserelement. Das kann ein Ungleichgewicht bei nur einer Person sein, aber auch eines im kollektiven Bewusstsein. Ein Ungleichgewicht im Wasserelement bei nur einer Person kann sich durch mangelndes Vertrauen, durch Ängste und durch wenig Durchsetzungsvermögen zeigen. Bei einem lang anhaltenden Ungleichgewicht im Wasserelement kann es dann durchaus zu Erkrankungen an den Organen kommen. Wenn ein kollektives Bewusstsein ein Ungleichgewicht mit Vertrauen und Authentizität hat, ist das Wasserelement der Erde nicht im Gleichgewicht. Es hat zwei Möglichkeiten zu reagieren: Es kann Wasser im Überfluss hervorbringen, oder es bringt große Dürre hervor. Die verschiedenen möglichen Abstufungen von Dürre bis hin zu wahren Wasserfluten haben sicherlich mit den verschiedenen vorkommenden Abstufungen von lang anhaltenden blockierenden Emotionen, Glaubensmustern und Lebenssätzen des kollektiven Bewusstseins zu tun. Bei Wassermassen sprechen wir von einer Überenergie im Wasserelement, bei Dürre jedoch von einer Unterenergie.

Jedes Element und auch der Menschen trägt sowohl Yin- als auch Yang-Energie in sich. Somit sind beide Seiten in ihnen immer vorhanden. Die Yin-Energie drückt das weibliche Prinzip aus und die Yang-Energie das männliche Prinzip. Bezogen auf das Wasserelement ist der Nierenmeridian Yin-Energie, das ist die sich hingebende Energie. Sich hingeben ist die tiefere Bedeutung und die tiefere Erfahrung von Vertrauen, darauf vertrauen, dass alles für uns immer da ist, dass immer für uns und unsere Bedürfnisse gesorgt ist. Der Blasenmeridian ist im Wasserelement der Ausdruck von Yang-Energie. Yang-Energie ist aus sich herausgehende Energie, gebende Energie. Hier geht es darum, das Innen und das Außen authentisch zu leben. Das Herstellen des Gleichgewichtes im Wasserelement, sowohl individuell als auch kollektiv, würde bedeuten, wahres Gottvertrauen und vollkommene Authentizität zu leben. Mit wahrem Gottvertrauen und Authentizität im Kollektivbewusstsein wäre das Wasserelement der Erde sehr wahrscheinlich in Harmonie, und wir würden ein harmonisches Gleichgewicht im Element Wasser manifestieren.

Das polare Erleben mit all seinen verschiedenen Abstufungen in Liebe als göttlich anzunehmen, ist ein großer Schlüssel in der neuen Zeit. Um genau zu sein, ist es der Schlüssel, der Ihnen schließlich die Tür öffnet zur Heilung an Körper, Geist und Seele. Die Heilwerdung von Körper, Geist und Seele ist ein Nebenprodukt der Bewusstwerdung – wenn wir uns bewusst werden, was wir wirklich sind. Ab einem bestimmten Grad an Bewusstwerdung steht uns das bewusste Manifestieren zur Verfügung. Wir sind dann in der glücklichen Lage, die göttliche Energie dahin zu lenken, wo wir sie bewusst einsetzen wollen. An dieser Stelle bitte ich Erzengel Ariel noch einmal zu Wort.

Ihr geliebten Freunde, ich grüße euch. Vielfalt ist ein wunderbares Thema; zu erkennen, dass ihr die Möglichkeiten habt, eine unsagbar große Vielfalt auf der Erde zu leben, ist ein großer Schlüssel. Darüber hinaus auch noch zu erkennen, dass diese Vielfalt vollkommen göttlich und in jedem Moment des Seins absolut gewollt und gewünscht ist, ist ein weiterer Schlüssel auf eurem Weg der Bewusstwerdung. Dem göttlichen Feld und seinen unerschöpflichen Möglichkeiten vollkommen zu vertrauen, setzt ein Loslassen und "sein lassen, was ist" voraus. Es setzt voraus, geschehen zu lassen, was vorgesehen ist, in jedem heiligen, ewigen Moment des Seins. Es setzt voraus, jegliche Kontrolle loszulassen. Ich möchte euch hierzu wieder eine kleine Geschichte erzählen:

Eine Seele lebt seit langer Zeit immer wieder in Körpern. Sie hat viele verschiedene Leben gelebt und hat das Gefühl, tiefe Erkenntnisse über das Leben selbst und seine verschiedenen Stationen erfahren zu haben. Sie selbst bezeichnet sich als weise Seele, hat sie doch das Gefühl, alles Mögliche in ihren Leben hervorgebracht zu haben. Sie hat dem Wertesystem der Gesellschaft entsprochen, sie war sich oft ihrer Göttlichkeit bewusst und hat ein hübsches Mäppchen an Erfahrungen in ihrem Seelenspeicher angesammelt.

So macht sich das Seelchen auf den Weg zurück in höhere Energiefelder. Es steigt die hohe Treppe hinauf, es ist beschwingt und freut sich, auszuruhen, zu reflektieren und zu genießen, was es alles erfahren hat. So steht es oben am Himmelstor und klopft mit lautem Pochen an die Tür. Es wird dem Seelchen sofort aufgetan, und es freut sich. Sicherlich wird es gelobt werden für all das, was es geleistet hat. Es ist jedoch niemand an der Tür. Das Seelchen tritt durch die Tür und wundert sich. Wo sind all die anderen? Wieso ist niemand da, um es zu empfangen, wie schon so oft bei der Rückkehr? Das Seelchen weiß keine Antwort, aber es hört die anderen Seelen. Es folgt den Geräuschen, dem Gemurmel vieler Stimmen durch die Gänge im Himmelreich. Schließlich kommt es zum großen Saal der Versammlungen. 'Na', denkt unser Seelchen, 'das hätte ich auch besser abpassen können. Kein Wunder, dass mich niemand empfangen hat, wenn doch alle Seelen hier versammelt sind.' Das Seelchen betritt den großen Versammlungsraum und spürt sofort eine große Welle der Empörung. Es fühlt sich gar nicht wohl damit und zieht sich in eine hintere Ecke zurück, um erst einmal zuzuhören, was überhaupt los ist. Viele Seelen reden durcheinander und geben ihrer Empörung auch untereinander Ausdruck. Unser Seelchen weiß noch immer nicht, worum es eigentlich geht. Es spürt nur die Schwingung und zieht sich immer mehr in sich zurück. Es kann auch nicht nachvollziehen, von was eigentlich gesprochen wird.

Mit einem Mal ertönt der ewige Gong des Seins, und mit seinem Ausklingen kehrt Ruhe ein, absolute Ruhe unter den Seelen. Keine Seele spricht mehr, alle warten ab. Sie warten auf den Einen, auf Mutter-Vater-Gott selbst. Ein Rauschen der schönsten Töne und Klänge kündigt das Erscheinen der hohen Schwingung an. Eine Explosion der wunderschönsten Farben erscheint auf der Tribüne und überall im Raum. Mutter-Vater-Gott ist erschienen, und nun wird unser Seelchen erfahren, was hier los ist. Die Stimme von Mutter-Vater-Gott ist allmächtig, sie beschwingt und beschallt den gesamten Kosmos. Ihre Ausläufer sind überall zu vernehmen. Sie schwingen und strahlen in jeden Winkel des Universums. So spricht Mutter-Vater-Gott mit prächtiger Stimme zu seinen Anteilen im großen Saal der Versammlungen: "Ich grüße euch, ihr Anteile des ewigen Seins, ihr Schwingungen von Mutter-Vater. Der ewige Moment ist da zum Verbinden von allem, was ist. Ja, ja, ich weiß, einige von euch sind noch nicht bereit, aber es ist, wie es immer ist. Diejenigen, die noch nicht bereit sind, verlassen nun den Saal. Sie haben zu einem anderen Zeitpunkt die Möglichkeit, diese Erfahrungen zu machen. Sie binden sich dort wieder ein, wo sie noch erfahren und erleben wollen. Es ist euer freier Wille zu entscheiden, was ihr leben wollt." Kaum hat Mutter-Vater-Gott die letzten Worte gesprochen, verlassen viele der Seelen den Raum. Sie sind noch nicht bereit, in der neuen Zeit zu sein, sie wollen noch polare Erfahrungen machen, sie vertiefen oder anderen Seelen hilfreich zur Seite stehen. Unser Seelchen jedoch bleibt im großen Saal. Es fühlt sich absolut bereit, neue Erfahrungen zu machen. Alles zu verbinden mit allem, was ist, scheint dem Seelchen eine lebenswerte Erfahrung.

So weicht die Energie der Empörung aus dem Saal mit den Seelen, die sich entschieden haben, zu gehen. Es kehrt eine liebevolle, erwartungsvolle Stille ein im großen Saal der Versammlung, und Mutter-Vater-Gott nutzt ihren großen Bildschirm, um etwas zu zeigen. Sie zeigt auf ihren riesigen Bildschirm und erklärt mit liebevoller Stimme: "Das hier, meine lieben Kinder, ist das göttliche Feld in seiner Urform." Die Seelen sehen ein Energiefeld, das einem großen See gleicht. Mutter-Vater-Gott berührt diesen energetischen See, und die Seelen können sehen, wie der See in Schwingung gerät. Sie haben das schon öfter gesehen, sind jedoch immer wieder fasziniert von dem Bild. Sie wissen, was für ein Schatz an Erfahrungen und Schöpfermöglichkeiten in dieser einen Bewegung liegt. Sie alle haben es erfahren. Auch Mutter-Vater-Gott selbst ist beglückt von diesem Erfahrungsschatz. Er erhebt wieder das Wort: "Ich möchte euch bitten, dass ihr nun all eure Datenspeicher entleert. Bitte gebt alles ein in den großen Datenspeicher des Seins und entleert eure Taschen vollkommen." Alle Seelen folgen dem Wunsch des Mutter-Vater-Gott. Sie alle wissen, dass etwas ganz Neues ansteht. Es ist wichtig, wirklich frei zu sein.

Nachdem auch die letzte Seele ihre Taschen und ihren Datenspeicher vollkommen gelehrt hat, bittet Mutter-Vater-Gott die Seelen, Platz zu nehmen. Mit einer gezielten Bewegung nimmt sie den Seelen ihre leeren Datenspeicher. Sie spricht zu ihren Anteilen: "Ihr lieben Kinder, bislang habt ihr eure Speicher immer bei euch getragen, ihr habt sie gefüllt auf der irdischen Ebene mit euren Erfahrungen, mit eurem Erleben, mit euren Erkenntnissen, mit eurem Handeln und mit eurem Sein. Ihr habt die Erfahrungen, die Erkenntnisse, euer Erleben weitergeleitet oder mitgebracht in euren Inkarnationspausen. Auf der neuen Ebene des Erfahrens ist das anders. Hier seid ihr direkt bewusst angeschlossen an das göttliche Feld." Mutter-Vater-Gott tippt wieder auf die große Projektion, und der See gerät wieder in Bewegung. Ein Raunen im Saal entsteht. Die Seelen freuen sich auf die neuen Erfahrungen. "Von nun an geht ihr als direkte bewusste Verbindung zu mir auf die irdische Ebene." Alle Seelen nicken mit ihren Köpfen und stimmen wohlwollend zu.

Nur ein kleines Seelchen, unser Seelchen, wird zunehmend unruhig. Es macht sich ganz klein und dimmt sein Licht auf ein Minimum. Es versucht, sich aus dem Raum zu schleichen und kriecht über den Boden immer näher zur Tür. Kurz vor der Tür wird es liebevoll von Mutter-Vater-Gott abgefangen. Mutter-Vater-Gott nimmt das Seelchen und begibt sich mit ihm auf die große Tribüne zurück. "Ihr sollt es nicht einfach so machen, ihr bekommt eine Einweihung von mir und dann ist absolut jede Seele dazu in der Lage, die neue Aufgabe auszuführen. Alle Seelen, die vorhin nicht den Saal verlassen haben, haben das Bewusstsein, direkt mit mir in Verbindung zu sein, auch von der irdischen Ebene aus." So lässt Mutter-Vater-Gott sich auf der Tribüne nieder, sie dehnt ihre Energie so weit aus, dass alle Seelen Platz haben, auf ihrem Schoß zu sitzen. Alle Seelen dürfen es sich gemütlich machen, auch unser Seelchen. Sie seufzen vor Glückseligkeit und kuscheln sich in Mutter-Vater-Gottes Schoß. Sie schließen alle ihre Augen, verbinden sich mit allem, was ist, und Mutter-Vater-Gott nimmt sie mit auf eine Reise.

Sie werden alle getragen von einer Wolke aus reiner Energie. Sie schweben zu einem riesigen See, es ist ein riesiger energetischer See. Er gleicht dem See, den Mutter-Vater-Gott in ihren Demonstrationen benutzt. Am See angekommen werden die Seelen abgesetzt. Sie werden angewiesen, sich eine Weile mit dem Energiesee zu beschäftigen. So geschieht es, das viele Seelen am Ufer sitzen und ihre Hände, Arme, Beine und Füße in den See stecken und die Energie in Bewegung bringen. Andere Seelen sind mitten hineingesprungen in den göttlichen See und haben so die Energie im See in Wallung gebracht. Sie genießen das Verbundensein mit allem, was ist. Dabei entstehen die schönsten Formen und Farben. Die Seelen staunen ob der Formen und Farben, die entstanden sind durch das Bewegen der Energie im See. Sie schauen fasziniert zu, was mit den Formen und Farben geschieht. Manche Formen werden zu Gegenständen, die sie kennen, andere verpuffen einfach so in der Hemisphäre. Die Seelen lassen auch Formen auf ihren Händen und ihren Körpern tanzen. Manche Formen strömen auch mitten in sie hinein und wieder hinaus - oder sie verpuffen in ihren Energiekörpern.

Die Seelen haben ganz viel Spaß daran, einfach zu beobachten, was hier geschieht. Sie wissen, dass jede Form aus ihnen entstanden ist. Unser Seelchen ist so vertieft in das Beobachten der Energie in Bewegung, dass es gar nicht mitbekommt, wie Mutter-Vater-Gott manifestiert und dem Treiben zuschaut. Alle Seelen haben sich um sie herum eingefunden, nur unser Seelchen ist noch vertieft in seine Beobachtung, als ihm plötzlich die Idee in den Kopf kommt, die Energie in Bewegung in bewusste Bahnen zu lenken. So lenkt unser Seelchen einen Teil göttliche Energie. Es geht aus der Beobachterrolle hinaus und gibt einem Teil der göttlichen Energie einen Gedanken. Ja, ja, es fügt einen göttlichen Gedanken hinzu. Unser Seelchen denkt an Liebe, es denkt an göttliche Liebe und an göttliche Gnade. Es ist neugierig und beobachtet, was mit der Energie geschieht, der es den Gedanken an göttliche Liebe und Gnade hinzugefügt hat.

Mutter-Vater-Gott und die anderen Seelen beobachten voller Faszination, was das Seelchen macht. Es ist eine Stille eingekehrt, die aus sich selbst spricht. Die informierte Energie nimmt langsam vor den Augen der Anwesenden Form an. Sie beginnt, die Form eines Herzens anzunehmen. Zuerst ist das Herz noch kaum erkennbar, jedoch ist es mit der Bewegung immer klarer zu erkennen. Nun nimmt es eine Farbe an, es wählt die Farbe Rot. Rot in vielen verschiedenen Schattierungen ist nun zu erkennen. Unser Seelchen und auch die anderen Seelen sind vollkommen fasziniert und schauen gebannt zu, was geschieht.

Mutter-Vater-Gott gefällt die Demonstration ausnehmend gut, und er klatscht in seine Hände. Er fokussiert das Herz und gibt ihm einen Impuls. Er gibt dem Herz den Impuls, in die rhythmische Bewegung zu gehen. So geschieht es, dass das rote Herz sich im Rhythmus des Lebens zu bewegen beginnt. Mutter-Vater-Gott sagt: "Meine lieben Kinder, genau das wird eure Erfahrungswelt sein. Ihr erschafft mit eurem göttlichen Bewusstsein das, was ihr leben wollt. Ihr, meine lieben Kinder, bringt das göttliche Bewusstsein in die Form der Materie. Ihr könnt diesem Herzen ganz bewusst mit göttlichem Bewusstsein verschiedene Attribute hinzufügen auf der Erde, im Körper. Wir verweilen hier noch eine Weile zum Üben." Und so geschieht es, Mutter-Vater-Gott gewährt allen Seelen und so auch unserem Seelchen auf der Ebene mit den besten Bedingungen Zeit zum Üben und Ausprobieren. Alle Seelen haben ihren Spaß und freuen sich an der Vielfalt von Formen, Farben und an den verschiedenen Gestaltungsmöglichkeiten.

Nach einer ganzen Weile begeben sich alle Seelen wieder auf Mutter-Vater-Gottes Schoß, und er bringt sie zurück in den großen Saal der Versammlung. Alle Seelen nehmen wieder Platz, und Mutter-Vater-Gott geht liebevoll und wohlwollend durch die Reihen. Er nimmt sich Zeit, eine jede Seele mit ihrem Namen zu begrüßen, und er gibt einer jeden Seele ein Symbol mit auf den Weg. Es ist das umgekehrte "Y". Er gibt es den Seelen in ihr Stirnchakra, dort verankert er es fest und verbindet es mit allem, was ist. Als auch die letzte Seele begrüßt und informiert ist, geht Mutter-Vater-Gott wieder aus ihrer energetischen Erscheinung und nimmt ihren Raum und ihr Bewusstsein wieder im gesamten Universum ein. Sie ist, was sie ist, das sie ist. Sie ist alles, was ist.

Alle Seelen sind nun gut vorbereitet, so auch unser Seelchen. Sie machen sich auf den Weg zur großen Rampe in das irdische Sein. Vor der Rampe jedoch erscheint einer der großen Engel, ein Cherubin. Er nimmt alle Seelen beiseite und erklärt ihnen, dass die Rampe nun nicht mehr der Ort sei, durch den sie in die irdische Sphäre gelangen können. Er führt die Seelen stattdessen in einen großen Raum. Der Raum ist voller Licht und sieht aus wie die göttliche Matrix selbst. Das Y auf der Stirn der Seelen fängt an zu leuchten, es verbindet sich sofort mit der Schwingung der Matrix und die Seelen wissen, was zu tun ist.

Sie vertiefen sich in die Energie der Matrix und gehen in die bewusste, gelenkte Bewegung. Sie beginnen, die Energie der göttlichen Matrix bewusst zu lenken, und beginnen, ihr Hologramm auf der Erde in die Materie zu bringen - mit all den Attributen, die sie sich wünschen und die sie in diesem Moment fokussieren. Ihr Hologramm erscheint auf der Erde, es drückt die direkte Verbindung zur bewussten göttlichen Matrix aus. Unser Seelchen erkennt in dem Moment der Verbindung seines Y, dass es diese Erfahrungen nicht zum ersten Mal macht. In seinem Inneren vernimmt es das Lachen von Mutter-Vater-Gott. Er sagt: "Ja, du bist der Sohn, du warst lange Äonen der Sohn und nun wirst du auch die Tochter sein. So sei es!"

Meine lieben Freunde, so sei es! Auch ihr werdet die Erfahrung machen, in Liebe beide Seiten der Polarität zu vereinen und die dadurch gewonnene neue Vielfalt ins Leben zu bringen.

Erzengel Ariel, hab vielen Dank. Ich mag deine Geschichten. Sie helfen mir, frei zu sein.

Unser Atem, ein maßgebliches Werkzeug der Manifestation

Atem, atmen - was bedeutet das eigentlich? Ich weiß ein bisschen etwas über den Atem aus der Edu-Kinestetik, das ist der Bereich, auf den ich als Kinesiologin spezialisiert bin. Hier gehört der Atem in die sieben Dimensionen des Gehirns nach Dr. Paul Dennison. Er steht für die eigene Macht und die eigene Stärke. Wenn wir atmen, sind wir lebensfähig. Eine tiefe Atmung gibt uns unsere ureigene Kraft und Macht, unsere Ziele festzulegen und sie auch umzusetzen. Ein flacher Atem weißt auf Stress hin, das hat zur Folge, dass der Mensch eher desorientiert und somit auch nicht mehr zielorientiert ist oder handeln kann.

Wir kommen erst einmal vollkommen ohne zu atmen auf diese Welt. Wir verweilen noch einen Moment in der hohen Schwingung der geistigen Ebenen, direkt im bewussten Feld des Seins. Erst nach ein paar Sekunden setzt unser Atem ein. Wir verbinden uns das erste Mal mit unserer Umgebung. Wir atmen ihre Schwingung und somit all ihre Informationen tief ein. Wir informieren uns sozusagen mit unserem Umfeld. Diese Energie füllt das erste Mal all unsere Zellen und somit auch unsere Organe und andere wichtige Elemente des Körpers. In der Regel sind wir umgeben von unserer Mutter, unserem Vater, lieben

Verwandten und der Hebamme. Wir atmen das ganze Szenario um unsere Geburt ein, wir nehmen die Schwingung auf.

Es gibt ja ganz verschiedene Formen der Geburt. Manche Kinder werden sehr natürlich draußen geboren. Alles ist gut für ihre natürliche Ankunft vorbereitet. Es sind Rituale vorgenommen worden, die Hebamme nimmt sich Zeit. Die ganze Atmosphäre ist geprägt von liebevollem Empfangen werden. Viele Kinder werden im reichen Westen auch in Geburtshäusern geboren. Auch dort ist alles gut vorbereitet für eine bewusste, natürliche und liebevolle Geburt. Der erste Atemzug zeugt auch von dieser Energie, von liebevollem Empfang auf der Erde, im Erdenleben. Jedoch werden auch viele Kinder - und ich denke, das sind vor allem im reichen Westen die meisten - in Krankenhäusern geboren. Dort sind die Bedingungen oftmals nicht so natürlich. Die Eltern wollen eben die Sicherheit haben, dass bei Komplikationen sofort helfend und professionell eingegriffen werden kann. In Krankenhäusern riecht es aber anders als zu Hause oder in einem Geburtshaus, wo die Eltern vielleicht verschiedene Düfte zur Unterstützung der Geburt nutzen. Auch gibt es im Krankenhaus oft keine unterstützende Musik. Häufig ist die Energie dort eher auf Effektivität ausgerichtet. Dann kann es schon mal sein, dass auch der erste Atemzug auf Hektik beruht, dass wir Menschen eben einen nicht so erquickenden ersten Atemzug erleben.

Ich glaube, der erste Atemzug ist wegweisend. All die Bedingungen, unter denen wir ihn machen oder gemacht haben, haben eine Auswirkung auf unsere folgenden Atemzüge. Kommen wir in einer sehr bewussten Atmosphäre zur Welt, werden unsere Atemzüge tief und regelmäßig sein. Kommen wir in einer eher unbewussten Atmosphäre zur Welt, werden unsere Atemzüge eher flach sein und hauptsächlich im Brustraum stattfinden. In meiner kinesiologischen Arbeit mit Menschen schaue ich mir grundsätzlich den Atem mit an. Ich habe festgestellt, dass viele

Kinder gar nicht tief atmen können. Es geht nur, wenn sie sich stark konzentrieren. Das ist keine gute Voraussetzung für eine optimale Entwicklung und die Anbindung an unser wahres Sein. Denn über unseren Atem sind wir verbunden mit dem Feld – oder besser gesagt: mit allen energetischen Feldern – um uns herum. Das bedeutet, dass wir ständig in Interaktion mit unserer unmittelbaren Umwelt stehen, auch wenn wir diese Interaktion nicht sehen können.

Alles auf unserer Welt und in diesem Universum unterliegt einem Rhythmus. Es ist ein Kommen und Gehen, ein Sichzusammenziehen und ein Sichausdehnen. Dieser Rhythmus ist auch in unserem Leben gegenwärtig. Wir kommen auf diese Welt, wir werden, wir wachsen, wir gedeihen. Aus Kindern werden Leute. Aus jungen Leuten werden irgendwann einmal alte Leute, die dann wieder gehen und neuem Leben Platz machen. Diesen Rhythmus beobachten wir auch in der Natur und im Kosmos. Pflanzen kommen und gehen, Jahreszeiten kommen und gehen, Sterne werden geboren und vergehen wieder. Dieser Rhythmus des Kosmos, des Universums, der Natur ist auch in uns vertreten durch unseren Atem. Wir sind durch unseren Atem angeschlossen an dieses große, bewegliche, energetische Feld des Seins. Wir sind Teil dieses Feldes. Unser Atem und der Rhythmus, also die Bewegung und die rhythmische Bewegung des Universums, versetzen uns und alles, was es noch gibt, in Bewegung. Und Bewegung ist gleichzusetzen mit lebendigem Sein, mit Sein, das ins Leben gebracht wird.

Interessanterweise kann man mit verschiedenen Atemtechniken Einfluss nehmen auf die Gesundung und auf materielle Dinge, sprich: Man kann damit manifestieren. Es gibt tatsächlich Atemrhythmen und Atemtechniken, die es ermöglichen, dass Bandscheiben sich wieder positionieren oder dass Knochenfehlstellungen in ihre heile, ursprüngliche Form zurückgleiten. Ich habe das mit meinen eigenen Augen gesehen. Hier in diesem Buch möchte ich jedoch die bewusste Manifestation durch Atmung erkunden. Wussten Sie, dass es auf der Erde elektromagnetische Felder gibt? Es sind Felder, die aus unseren Gedanken, unseren Ideen, unseren Glaubenssätzen, unseren Lebenssätzen, unseren Sabotagen und vielem mehr bestehen. Lassen Sie uns annehmen, dass diese Felder auf verschiedenen Bewusstseinsstufen eine unterschiedliche Intensität haben. Wir wissen, dass alles letztendlich nur Energie ist, manche Energie ist jedoch von größerer Dichte und Intensität als eine andere. Je mehr wir als Menschenkollektiv oder als Individuum an etwas glauben, uns in Gedanken damit auseinandersetzen oder sogar gemäß unserer Gedanken handeln, desto intensiver wird das Energiefeld. Und: Jeder Gedanke, jedes Handeln ist gekoppelt mit unserer Atmung. Wir sind, wir denken, wir reden, wir fühlen und wir handeln ständig, und das bringt die Energie um uns herum in Schwingung, besser gesagt in ein Schwingungsmuster. Menschen, die auch so sind wie wir, die so denken, so reden, so fühlen und so handeln wie wir, erwirken ein ganz ähnliches Schwingungsmuster, und wir werden sie in unsere Nähe ziehen oder uns mit ihnen verbunden fühlen. Gleiches zieht Gleiches an. So entstehen weltweit verschiedene Schwingungsmuster. Wir können diese Schwingungsmuster auch einteilen: ein Schwingungsmuster der Liebe, ein Schwingungsmuster des Wertesystems, ... Es gibt ewig viele, genauso wie es ewig viele energetische Felder gibt. An der Manifestation dieser unsagbar großen Vielfalt ist, neben Gedanken, Gefühlen und Handlungen, auch unser Atem maßgeblich beteiligt. Unsere Atmung, das heißt der Rhythmus unserer Atmung, die Bewusstheit, die Tiefe, die kleinen Atempausen in Kombination mit unserer Vorstellungskraft sind von unschätzbarer Manifestationskraft.

Erzengel Ariel – Atmung, ein tolles Thema! Und so einfach. Jeder von uns Menschen praktiziert es ohnehin jeden Tag. Warum dieses wunderbare Tool also nicht zuweilen für die bewusste Manifestation nutzen? Was denkst du zum Thema Atmung?

Geliebte Wesen, ich grüße euch! Ich habe auf jeden Fall etwas zum Thema Atem beizutragen. Der Atem ist der Wind eures Seins. Ohne ihn seid ihr nicht in der menschlichen Form. Auch auf höheren Ebenen ist der Rhythmus, ist Bewegung vollkommen unerlässlich. Ich möchte euch eine kleine Geschichte erzählen:

Es war einmal vor langer, langer Zeit. In einem wunderschönen Wald lebte einst ein alter Mann, er war verwurzelt mit diesem Wald. Fast sein ganzes Leben hatte er dort verbracht und mit der Natur in Einklang gelebt. Er hatte in jenem Leben alles erforscht, was es zu erforschen gab.

Es kam der Zeitpunkt, da er sich alt und müde fühlte. Er setzte sich mitten in den Wald, zwischen die schönsten Bäume überhaupt, und wartete auf sein Ende. Der Wald war sein Freund, sein engster Vertrauter. Hier, inmitten der schönsten Bäume, wollte er sein Ende erwarten und heimkehren in das Reich der Ewigkeit; so dachte er auf jeden Fall. Er saß sehr lange inmitten der Bäume, viele Tage. Und schließlich vergingen auch viele Monde, aber der alte Mann war noch immer nicht heimgeholt worden. Mittlerweile hatte er ganz die Zeit vergessen.

Eines Tages sprach er mit seinem treuen Freund, dem Wald. Er sagte: "Ich warte nun schon so lange darauf, dass ich heimgeholt werde. Vielleicht hat man mich vergessen? Vielleicht lebe ich einen Fluch und muss immer auf Erden weilen?" Der Wald lachte und sagte zum alten Mann: "Ich frage die Bäume, sie wissen über alles Bescheid." Und so geschah es auch, der Wald fragte die Bäume, die immer gut informiert sind, sie verstehen die Sprache der Winde. Und so sprach der Wald nach einer Weile mit dem alten Mann. Er erzählte ihm, was die Bäume ihn hatten wissen lassen. Sie hatten ihm berichtet, dass einige Pflanzen und auch einige Tiere in der letzten Zeit heimgeholt worden waren. Aber sie hätten noch nichts davon gehört, dass der alte Mann heimgeholt werden würde. Jedoch würden sie aufmerksam auf die Winde hören wollen in der nächsten Zeit, um berichten zu können.

Der alte Mann schüttelte verwundert den Kopf und murmelte: "Habe ich denn die Zeichen missverstanden? Ich fühle mich doch alt und müde. Das ist doch die Zeit, nach Hause zu gehen, zu berichten, zu sortieren, zu regenerieren, es die Zeit zur Neuplanung. Ich kann doch gar nicht so falsch liegen." Aber weil der Wald und der Wind nichts dergleichen zu berichten hatten, machte sich der Alte wieder auf den Weg zu seiner Hütte. Er säuberte alles und richtete sich wieder häuslich ein. So lebte er eine ganze Weile sein altes Leben weiter – in Frieden und im Einklang mit seiner Umgebung. Jedoch spürte er immer mehr seine Knochen, und auch seine Energie schwand immer mehr. Und weil er dachte, dass ihn der Tod nicht inmitten der Bäume würde holen können, beschloss er, lieber in seiner Hütte zu bleiben, weiterzumachen wie bisher und einfach zu warten, bis er käme.

So kam es, dass der alte Mann eines Nachts vom Tod geweckt wurde. Er saß auf seinem Lehnstuhl und schaute den Alten mit wohlwollenden Augen an. "Deine Zeit ist gekommen", sprach er. Der alte Mann nickte und sagte: "Ich weiß, ich fühle es schon lange. Nur lass mir noch etwas Zeit, diese Hütte in Ordnung zu bringen für die Menschen, die nach mir kommen mögen." Der Tod gab ihm noch etwas Zeit, und so arbeitete der Alte fleißig ein paar Stunden und setzte sich dann an seinen Tisch und wartete. Er wartete und wartete. Aber kein Tod kam, um ihn zu holen. Der alte Mann war richtig verzweifelt und zweifelte so langsam auch an seinem Verstand.

So begab er sich tief in den Wald hinein und verband sich direkt mit dem Wind. Er begab sich hinein in das Feld des Windes, er hörte dem Flüstern des Windes zu und ließ sich mitten in der Atempause nach seiner Einatmung in die Energie des Windes tragen. Und dort, ihr Lieben, mitten in der Energie des Windes wartete der Tod. Er nahm den Alten bei der Hand und führte ihn sicher hinaus aus dem Leben in das göttliche Feld der Einkehr. Der alte Mann freute sich über seine Heimkehr, und der Wald erzählte noch lange von dieser Begebenheit. Und so kam es auch, dass die Menschen, die die Einkehr wünschen, sich zum Wind begeben. Sie erreichen ihn direkt in der kleinen Pause nach ihrem Einatmen. In seinem Feld wartet der Tod und führt alle unbescholten nach Hause. So ist es auch noch heute.

Ihr lieben Freunde, Wind, Atem, Rhythmus und Bewegung findet ihr überall auf der Erde und im gesamten Kosmos. Sie sind essenzielle Bestandteile all diesen Seins. Ohne sie wäre nicht, was ist. So nehmt erst einmal die Bedeutung dessen mit in euer erhöhtes Bewusstsein.

Vielen Dank, Erzengel Ariel. Den Weg ins Leben finden und auch wieder hinauszufinden, scheint nicht immer leicht und unkompliziert zu sein. Wir möchten auf jeden Fall bewusst leben, das heißt das Leben bejahen und auch auf jeden Fall bewusst sterben. Dazu gehört natürlich, dass wir die Angst vor dem Sterben ablegen. Der alte Mann war ja auch schon alt, Ariel, aber was ist mit einem jungen Mann oder mit einem Kind?

Liebe Freundin, weißt du wirklich, wie alt ein Wesen eigentlich ist? Wie oft es hier auf der Erde war? Was es alles erlebt hat? Weißt du, welche Entscheidung es bezüglich seines Todes geplant und getroffen hat, lange bevor du der Person in deinem Leben begegnet bist? Weißt du das? Jede Seele hier auf Erden und in allen anderen Ebenen ist sich immer ihres Selbst bewusst und niemals hilflos oder alleine. Amen! Der Atem oder die Bewegung des Seins ist ein ewiges Instrument. Es gibt nichts anderes. Alle Seelen wissen das.

Aha, ich verstehe. Dann brauchen wir uns gar keine Sorgen um unsere Verstorbenen zu machen. Wir müssen nur lernen, mit unserem Kummer, mit unserem Schmerz umzugehen.

Ja, du Liebe, das ist richtig. Wenn ihr voller Kummer seid, voller Schmerz, weil euch jemand verlassen hat, weil er durch den Tod von euch genommen wurde oder weil jemand sich von euch getrennt hat, atmet ihr die Energie eures Kummers in die Welt. Diese Energie wird auf die gleiche Energie von anderen Menschen treffen, und das Feld wird sich verstärken. Der Nachhall dieses Feldes wird in Form von Wellen von innen nach außen getragen. Und je nach Intensität und Dauer des Kummers manifestiert im Außen euer inneres Bild. So kann es sein, dass ihr fühlt und wahrnehmt, dass eure Kehle nichts mehr hindurchlässt. So werdet ihr an Gewicht verlieren, vielleicht Halsschmerzen bekommen, ihr verliert die Verbindung von Herz und Verstand und lebt nur noch im Kopf. Euer Geist und euer Verstand werden euch immer wieder zur Vorsicht mahnen, damit ihr nicht noch mehr Kummer erfahrt. All diese Energie trägt euer Atem mit in die Welt. So schleicht sich zu einem Thema ein Atemrhythmus ein, der ein ganz bestimmtes energetisches Feld erzeugt.

Wenn ihr nur im Kopf seid, fehlt euch die Erdung, euch fehlt der Blick für die Schönheit eures Seins, für die Schönheit der Erde. Ihr lebt nur noch für euren Verstand. Das geht auch, ist aber nicht sehr befriedigend. Es ist das Leben im Außen, es ist das Leben der Fremdbestimmung. Eigenbestimmtes Leben setzt bewusstes, tiefes Atmen voraus.

Erzengel Ariel, vielen Dank!

Bei der Technik, die ich Ihnen gleich vorstellen werde, empfehle ich Ihnen auch, einen bestimmten Atemrhythmus zu verwenden.

Ihr Atem ist ihr engster und treuester Freund in Ihrem Leben. Bitte atmen Sie bei der Aktivierung tief durch Ihre Nase ein und denken Sie dabei: 'Ich bin.' Dann halten Sie kurz den Atem an und atmen lange durch Ihren leicht geöffneten Mund wieder aus. Sie entleeren dabei Ihre Lungen vollständig und denken den Zielsatz, den Sie sich ausgesucht haben. Nach der Ausatmung halten Sie Ihren Atem wieder kurz an, und dann beginnt der Vorgang von neuem. Beim Halten von Punkten oder Chakren hat es sich als positiv erwiesen, drei bis sieben Atemzüge zu tätigen.

Warum genau diese Form des Atmens? Beim Einatmen 'ich bin' zu denken, ermöglicht es Ihnen, die Energie aus dem Seinsfeld einzuatmen. Das Feld des Seins ist das Feld ohne Wertung. Hier sind der Sinn und der Zweck von polarem Erfahren vollständig integriert und verstanden. Hier ist der Sitz des reinen weißen Lichtes, das die Polarität heilen kann. Sie nehmen diese Energie in sich auf und bringen dann mit ihrer Hilfe Ihren von Ihnen gewünschten Seinszustand in die Welt. Die Energie verteilt sich sofort in die Felder um sie herum und hallt bis weit ins Universum hinaus. Alles, was mit Ihnen verbunden ist - und das ist alles, was ist -, ändert sofort seine Energie und seine Schwingung gemäß Ihrer Aktivierung. Ausnahmslos. Im gesamten Universum. Ohne Zeitverzögerung. Wir sind alle Teil des großen Ganzen, und das, was wir in das Feld des großen Ganzen hineingeben, leben wir. Wenn Sie etwas von Herzen aktivieren, werden Sie ein unglaubliches Ergebnis erzielen. Von Herzen aktivieren bedeutet, sich aus der reinen bedingungslosen Liebe heraus etwas zu wünschen und es ins Leben zu bringen.

In diesem Zeitalter lernen Sie, zwischen der bedingungslosen Liebe der Herzensebene und Egoverhalten zu unterscheiden. Sie lernen, auf Ihr Herz zu hören und Ihren Verstand in der Verbindung mit Ihrem Herzen und Ihrem wahren Sein zu verwenden.

Anleitung zur Aktivierung Ihres gewünschten Seinszustands zur Bewusstwerdung

Die Aktivierung findet in einem 5-Schritte-Modell statt. Ein solches Vorgehen begünstigt eine verbesserte Eigenwahrnehmung und Ihren Bewusstwerdungsprozess. Im ersten Schritt geht es darum, sich Raum und Zeit zu nehmen und sich innerlich bereit zu machen für eine Aktivierung. Der zweite Teil ist die Wahl Ihres neuen Seinszustands. Im dritten Teil machen Sie sich Ihren Status quo bewusst. Der vierte Teil ist der Teil für die Aktivierung der Kräfte, die Sie benötigen, um Ihren neuen Seinszustand auf der Seelenebene, auf der Geistebene und auf der Körperebene für Ihren Alltag zu aktivieren. Im letzen Schritt geht es darum, dass Sie noch einmal Ihren Status quo wahrnehmen und die Veränderung spüren.

1. Sie sind bei sich und bereit für eine Aktivierung

Bitte suchen Sie sich einen Platz in Ihrem zu Hause oder wo immer sie sind, an dem sie für eine gute halbe Stunde allein sein können.

Atmen Sie mehrere Mal tief ein und aus. Lassen Sie die Energie des Seins einfach fließen mit der Hilfe Ihres Atems. Denken Sie dabei an sich selbst und kommen Sie bei sich an. Wenn Sie das Gefühl haben, bei sich zu sein, bereit zu sein für ein neues, ein anderes Erleben in Ihrem Alltag machen Sie sich bitte kurz Gedanken zu dem Thema, das Sie gerne verändern wollen oder zu dem Sie ein anderes Erleben erschaffen wollen.

2. Wahl des gewünschten Seinszustands

Wählen Sie bitte einen Ich-Satz, der Ihren neuen Seinszustand bestimmt. Das kann alles nur Erdenkliche sein. Es sollte jedoch ein Satz sein, der mit ICH BIN oder mit ICH LIEBE ES, ... ZU SEIN beginnt. Bei wirklich hartnäckigen Themen, sogenannten Sabotageprogrammen und Zerstörungszyklen, nutzen Sie bitte die Worte ICH LIEBE ES, ... ZU SEIN. Daran anhängen können Sie alles, was für Sie in diesem Moment wichtig ist, so z. B. WICHTIG, LIEBEVOLL, VERTRAUENSVOLL, WERTVOLL, HINGEBUNGSVOLL, HEIL, SANFTMÜTIG, FREUDIG, ... Es macht Sinn, immer eines oder höchstens zwei der Attribute zu wählen. Aus meiner Erfahrung mit mir selbst und mit meinen Klienten kann ich Ihnen den Rat geben, Ihrer inneren Stimme bei der Wahl zuzuhören und ihr zu vertrauen. Sie wird etwas wählen, was Sie in diesem Moment auch begeistert.

Sie können auch mit verschiedenen Sätzen experimentieren und erforschen, was Ihnen daraufhin widerfährt. So habe ich es für mich gemacht. Ich habe immer meiner inneren Stimme, meinen inneren Bildern vertraut und dann das aktiviert, was sich gerade gezeigt hat. Das hat mich auf meinen ganz eigenen Weg zu mir selbst gebracht. Ein Geschenk des Himmels und der Erde!

Nachdem Ihr Ich-Satz feststeht, bitte ich Sie, einige Voraktivitäten zu machen. Sie betrachten sich sozusagen den Status quo der Situation, die sie verändern wollen.

3. Voraktivitäten zum Ermitteln des Ist-Zustands

Ich bitte Sie nun, Ihren Ich-Satz laut zu sagen. Hören Sie in sich hinein, was Sie dazu denken und fühlen - oder auch, was Ihre innere Stimme dazu sagt. Bewerten Sie Ihr Denken und Fühlen nicht. Alles darf sein und sich zeigen. Denken Sie an die Situation, um die es Ihnen bei der Aktivierung geht, und fühlen Sie sich noch einmal hinein. Sollten Sie Kinesiologe sein, nutzen Sie bitte alle Voraktivitäten, die Sie für richtig erachten.

Nun bitte ich Sie, ein Tuch oder einen Schal zu verwenden, den Sie zu einem Kreis formen können. Legen Sie ihn auf die Erde. Dieser Kreis symbolisiert nun Ihre Seelenebene. Ich möchte Sie bitten, in den Kreis zu treten und einmal Ihr Sein wahrzunehmen. Werten Sie auch hier nicht, nehmen Sie einfach nur wahr, was ist.

Danach treten Sie bitte wieder aus dem Kreis heraus und schütteln Ihr Tuch oder Ihren Schal einmal kräftig aus, um ihn dann wieder als Kreis auf den Boden zu legen. Treten Sie wieder hinein, dieser Kreis symbolisiert nun Ihre Geistebene, Ihren Verstand, Ihr Ego. Fühlen Sie, wie es Ihrem Geist zu dem Thema geht, das Sie verändern wollen. Werten Sie auch hier nicht, sondern nehmen Sie einfach wahr, was ist.

Nun treten Sie bitte wieder aus dem Kreis heraus und schütteln Ihr Tuch oder Ihren Schal einmal kräftig aus, um ihn dann noch einmal auf den Boden zu legen. Treten Sie wieder hinein, dieser Kreis symbolisiert nun Ihre Körperebene. Fühlen Sie, wie es Ihrem Körper geht zu dem Thema, das Sie verändern wollen.

Werten Sie auch hier wieder nicht, sondern nehmen Sie einfach wahr, was ist.

Sie merken sich Ihre verschiedenen Wahrnehmungen in den Kreisen und Ihr Denken sowie Fühlen zu Ihrem Thema. Sie können sich gerne einige Notizen machen.

4. Die Aktivierung des gewählten Seinszustands

Aktivierung der Seelenebene über die Chakren

Der nächste Teil bei dieser Arbeit ist die Aktivierung selbst. Sie aktivieren zuerst die Ebene Ihrer Seele mithilfe der Informationen von Erzengel Ariel zu den sieben Hauptchakren und einigen Nebenchakren, die Sie auf den nächsten Seiten finden. Es handelt sich bei den Hauptchakren um jeweils sechs Seinsaspekte, da in jedem Chakra jedes Chakra vertreten ist. Wir aktivieren sozusagen alle Chakren, auch wenn sich nur eines zeigt für die Aktivierung.

Sagen Sie Ihren Ich-Satz laut und deutlich, und berühren Sie mit Ihrer Hand Ihr Herzchakra. So haben Sie Ihren gewünschten Seinszustand für Ihre Aktivierung in Ihr Herzchakra eingespeichert. Nun können Sie entweder rein intuitiv oder aber mit einer Einhandrute, mit einem Pendel oder mit dem Muskeltest die Chakren auswählen, die der Aktivierung bedürfen, damit Sie in Ihren Seinszustand kommen können.

Berühren Sie das jeweilige Chakra an Ihrem Körper mit etwas Leitungswasser, mit dem Licht einer Taschenlampe, mit dem Lightbeamer von *Aura-Soma* und einem von ihnen getesteten Aura-Soma-Öl, mit Ihren Händen oder verwenden Sie alle unterstützenden Energien, die Ihnen intuitiv in den Sinn kommen. Alles, was sich zeigt, hat sich als sehr wirkungsvoll bewährt. Halten Sie das Chakra auf die von Ihnen gewünschte oder getestete

Art mindestens eine Minute lang, und lesen Sie sich die Aktivierungssätze für das Chakra durch.

Danach atmen Sie wie im vorherigen Kapitel aufgezeigt. Sie atmen ein und denken dabei "ich bin". Kurz halten, dann ausatmen und Sie denken dabei Ihren Zielsatz. Wiederholen Sie dieses Vorgehen drei bis sieben Mal.

Wiederholen Sie diesen Vorgang der Aktivierung bei allen Chakren, die sich noch zeigen - intuitiv oder über ein Testverfahren. Wenn sich kein Chakra mehr zeigt oder Sie intuitiv das Gefühl haben, dass alle Chakren aktiviert sind, die Sie brauchen, um Ihren Seinszustand auf der Seelenebene zu aktivieren, gehen Sie weiter zur Aktivierung der Ebene des Geistes.

Sie werden bei den Chakren zu jedem der sieben Hauptchakren einen Aktivierungssatz vorfinden. Suchen Sie sich denjenigen aus, den Sie brauchen. Jedes Chakra ist in jedem anderen Chakra mit seinem Aspekt immer vertreten, genauso wie es bei den Elementen der Fall ist. Alles ist in allem vorhanden, manchmal werden Sie zwei Aspekte aus einem Chakra benötigen, zuweilen auch nur einen oder gar keinen.

Aktivierung des Wurzelchakras:

2. Chakra: Gesegnet sei deine Lust zu sein, was du bist.
3. Chakra: Kontrolliere und prüfe alles auf deinem Weg des SEINS.
4. Chakra: Die Erde schwingt, die Liebe IST.
5. Chakra: Gesegnet seien der Traum und das Ziel deines SEINS.
6. Chakra: Wunderschön und vollkommen spielst du das Spiel des LEBENS.
7. Chakra: Komm her, spiegele deine Angst am wahren SEIN.

Aktivierung des Sexualchakras:

1. Chakra: Lachen befreit dein nicht erkanntes SEIN.
3. Chakra: Spiele mit dem SEIN.
4. Chakra: Ho, ho, ho, dein Wunsch ist dein SEIN.
5. Chakra: Erkenne den Wert des SEINS.
6. Chakra: Tiefe Freude erfülle dein SEIN.
7. Chakra: Mutig BIST du.

Aktivierung des Solarplexuschakras:

1. Chakra: Das lebendige SEIN umschmeichelt dich.
2. Chakra: Hunger und Tod sind nicht dein wahres SEIN. Sie sind illusorisch.
4. Chakra: Glücklich ist der, der die Liebe als SEIN erkennt.
5. Chakra: Das göttliche SEIN manifestiert durch dich.
6. Chakra: Wähle das Trugbild und du bist auch im SEIN.
7. Chakra: Gesegnet sei deine Göttlichkeit. Die Macht ist mit deinem SEIN.

Aktivierung des Herzchakras:

1. Chakra: Gesegnet seist du, Herr/Herrin!
2. Chakra: Der Kelch der Liebe ist geformt in Wundern.
3. Chakra: Vertraue, denn dann BIST du.
5. Chakra: Ewig währt der Glaube an dein göttliches SEIN.
6. Chakra: Vertrauen und Glaube sind die Macht der EWIGEN LIEBE.
7. Chakra: VATER/MUTTER ist mit deinem SEIN in alle Ewigkeit.

Aktivierung des Halschakras:

1. Chakra: Lebe geflissentlich deine Natur, denn dann BIST du.
2. Chakra: Komm zu mir, mein Kind: Du BIST wie ich: SEIN.
3. Chakra: Verneige dich vor dem göttlichen SEIN, denn es ist DU.
4. Chakra: EWIGKEIT IST! AMEN!
6. Chakra: Unterhalte dein SEIN, dann ist es, was ALLES IST!
7. Chakra: Die Ebene der Erzengel segnet dein SEIN.

Aktivierung des Stirnchakras:

1. Chakra: Sei weise, denn Weisheit IST.
2. Chakra: Sei ehrfürchtig, denn Ehrfurcht IST.
3. Chakra: Sei demütig, denn Demut IST.
4. Chakra: Sei lieblich, denn Liebe IST.
5. Chakra: Sei vertrauensvoll, denn Vertrauen IST.
7. Chakra: Sei göttlich, denn Gott IST.

Aktivierung des Kronenchakras:

1. Chakra: Höre das Lied des SEINS, es IST.
2. Chakra: Lebe deinen Mut, dein Mut IST.
3. Chakra: Gib dich dem Leben hin, denn Leben ist SEIN.
4. Chakra: Spiel das Lied der Liebe, denn Liebe ist das Wunder des SEINS.
5. Chakra: Lebe die Zeugung, denn Zeugung ist sich ausdrückende LIEBE.
6. Chakra: Verneige dich vor dem Wunder deines personifizierten SEINS. Dieses Wunder ist heilig.

Aktivierung der Handchakren:

Rechts und links: Geliebtes Wesen, deine Handchakren sind zum Heilen deiner Handlungen da. Dein Handeln ist von heiliger Natur, immer und ewig, bis in alle Zeiten. Du bist heilend und heilig.

Rechtes Handchakra: Der heilige Lichtstrom des Handelns fließt unaufhörlich ein in dein Handeln. Heile dein Handeln!

Linkes Handchakra: Der heilige Lichtstrom trägt dich voran auf dem Weg deines heiligen SEINS. Nutze den Lichtstrom, um zu erwirken, was dein Sehnen ist. Amen!

Aktivierung der Fußchakren:

Rechts und links: Geheiligt sei dein Name, dein Reich sei und dein Wille geschehe in jedem Moment deines königlichen SEINS. Tief und ehrerbietig verneigt sich Mutter Erde vor deinem Voranschreiten und deinem Willen zu SEIN.

Rechtes Fußchakra: Nimm das heilige Wissen deines SEINS auf, zu jeder Zeit. Und bewahre diesen Schatz in deiner Mitte. So sei es!

Linkes Fußchakra: Lasse dich in Versuchung führen, denn das ist das LEBEN. Das LEBEN ist ein heiliges Wunder. Es erfordert Mut, es zu leben. Ich, Mutter Erde, verneige mich vor dir und schenke dir den Mut, die Heiligkeit deines LEBENS zu leben. Amen!

Aktivierung der Ellbogenchakren:

Rechts und links: Das Leben umschmeichelt mich voller Entzücken. Ich bin DEIN.

Rechtes Ellbogenchakra: Nutze deine Kraft und deinen Tatendrang zum Wohle des SEINS.

Linkes Ellbogenchakra: Geschmeidig fließt du mit dem SEIN in alle EWIGKEIT.

Aktivierung der Kniechakren:

Rechts und links: Leicht und federnd zieht du das SEIN der Göttlichkeit in deine Wirklichkeit.

Rechtes Kniechakra: Dein SEIN ist lichtvolle Erfahrung. Purer Genuss!

Linkes Kniechakra: Wähle den Hunger, das Verlangen nach SEIN. Das ist deine Natur.

Aktivierung der Chakren hinter den Ohren:

Rechts und links: Du bist das Zentrum deiner Wirklichkeit. Werde, was du zu sein wünschst. Du bist GOTT. Du bist das ALLES und das NICHTS.

Chakra hinter dem rechten Ohr: Du bist freier Geist im göttlichen SEIN – in allem, was IST und was nicht IST.

Chakra hinter dem linken Ohr: Erschaffe, schöpfe mit göttlichem SEIN, denn das ist dein Wesen, deine Natur.

Aktivierung der Ohrenchakren:

Rechts und links: Dein Hören sei dem zugewandt, was du bist: strahlendes Sein!

Rechtes Ohrchakra: Du bist der Ton des ewiglich lieblichen klaren SEINS!

Linkes Ohrchakra: Du bist, was du bist, das du bist: liebevolles Hören des Urgrundes SEIN.

Aktivierung der Augenchakren:

Rechts und links: Siehe, was dein wirkliches SEIN ist, blicke den Dingen auf das Grundmuster, die göttliche Matrix.

Rechtes Augenchakra: Blicke in das SEIN der Herrlichkeit. Amen!

Linkes Augenchakra: Heil sei mir dir, mit deinem Sehen des SEINS.

Aktivierung des Nasenchakras:

Freude sei mit dir! Erquicke dich an der wahren Matrix deines göttlichen SEINS. Sei nun frei für alle Zeiten! Amen!

Aktivierung des Mundchakras:

Das Sein ist lecker, deine Geschmacksknospen erblühen im göttlichen SEIN. Schmecke GOTT! Amen!

Aktivierung der Kiefergelenkchakren:

Rechts und links: Du bist körperlicher Ausdruck vom EWIGEN SEIN der göttlichen Liebe.

Rechtes Kiefergelenkchakra: Du BIST und du lebst und du erfahrst, was dein Wunsch ist und was deinem höchsten Wohl dient. Amen!

Linkes Kiefergelenkchakra: Du BIST das, was war, was ist und sein wird: personifizierte Göttlichkeit! So ist es!

Die Hauptchakren im Körper

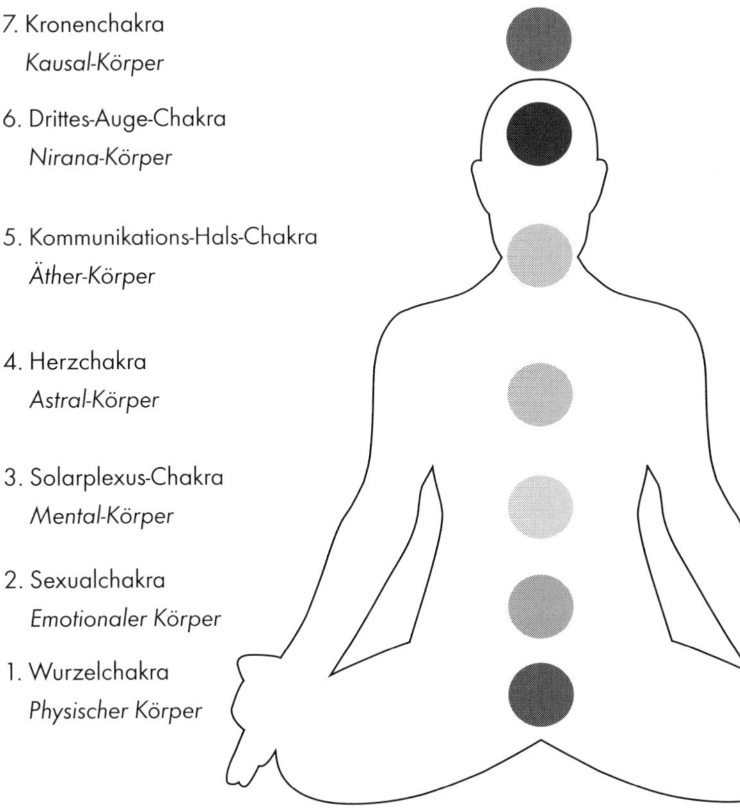

Wurzelchakra: Es liegt zwischen Ihren Beinen, unterhalb Ihrer Geschlechtsteile, es öffnet sich nach unten und leuchtet rot.

Sexualchakra: Es liegt direkt unterhalb Ihres Bauchnabels, es öffnet sich nach vorne und nach hinten und leuchtet orange.

Solarplexuschakra: Es liegt oberhalb Ihres Bauchnabels, es öffnet sich nach vorne und nach hinten und leuchtet gelb.

Herzchakra: Es liegt zwischen Ihren Brüsten, in der Herzgegend, es öffnet sich nach vorne und nach hinten und leuchtet grün.

Halschakra: Es liegt genau an Ihrem Hals, es öffnet sich nach vorne und nach hinten und leuchtet blau.

Stirnchakra: Es liegt auf Ihrer Stirn, es öffnet sich nach vorne und nach hinten und leuchtet indigoblau.

Kronenchakra: Es liegt auf Ihrem Kopf, es öffnet sich nach oben und leuchtet violett.

Die außerdem zu verwendenden Nebenchakren finden Sie an den bezeichneten Stellen an Ihrem Körper.

• ● •

Aktivierung der Geistebene über die Extrameridiane

Die Ebene des Geistes wird aktiviert mit den Informationen von Erzengel Ariel zu den Extrameridianen. Sie sind acht besondere Lichtbahnen mit 16 Eintrittspunkten am Körper. In diesem System sind sie dafür verantwortlich, dass Ihr Seinszustand auf der Geistebene aktiviert wird. Sie beginnen, Ihren Seinszustand Fleisch werden zu lassen. Der Geist regiert die Materie.

Sagen Sie bitte Ihren Ich-Satz noch einmal laut und deutlich, und berühren Sie dabei wieder Ihr Herzchakra zur Speicherung. Wählen Sie nun rein intuitiv oder mittels eines Testverfahrens, welche Eintrittspunkte der Extrameridiane Sie aktivieren möchten für Ihren Seinszustand. Gehen Sie die Punkte der Reihenfolge nach durch. Sie können sowohl nur den rechten, nur den linken oder auch beide Punkte am Körper aktivieren. Meine Erfahrung hat gezeigt, dass sich mehrere Punkte zeigen, und manchmal werden alle Punkte der Reihe nach gehalten. (Das kommt öfter vor bei Menschen mit ganz wenig Energie.) Wenn Sie den zu aktivierenden Punkt gefunden haben, halten Sie ihn für mindestens eine Minute mit etwas Leitungswasser oder mit dem Licht einer Taschenlampe, mit dem Aura-Soma-Lightbeamer und der von Ihnen gewählten Farbe oder mit jeglicher unterstützenden Energie, die Sie kennen. Lesen Sie dabei die Informationen von Erzengel Ariel. Sie finden sie nach der Zeichnung der Eintrittspunkte.

Dann nutzen Sie bitte den schon bekannten Atemrhythmus. Er wird Ihre Manifestation unendlich verstärken.

Die Eintrittspunkte der Extrameridiane

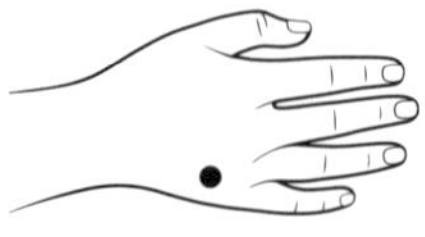

Lenkergefäß (LG) Dü 3

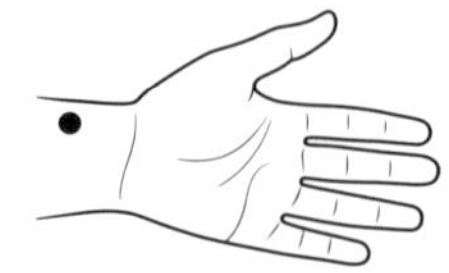

Konzeptionsgefäß (KG) Lu 7

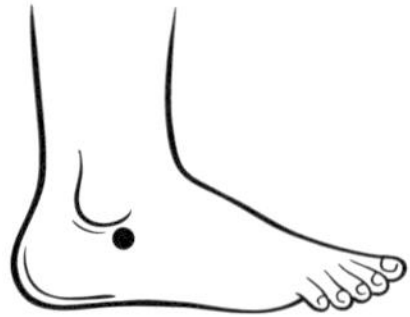

Mobilität YANG BI 62

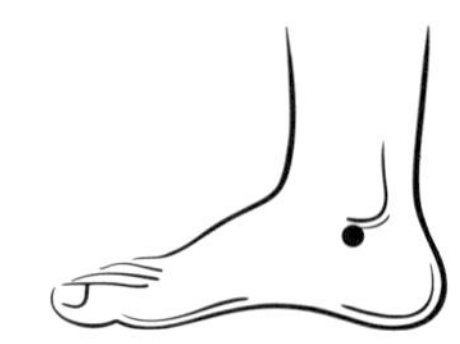

Mobilität YIN Ni 6

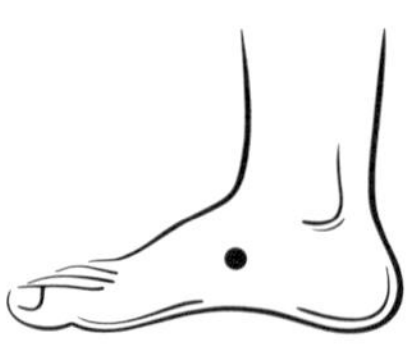

Vitalgefäß (VG) MP 4

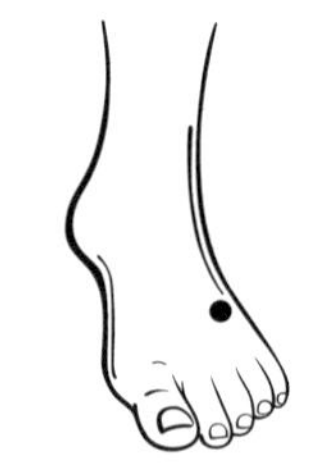

Gürtelgefäß Gb 41

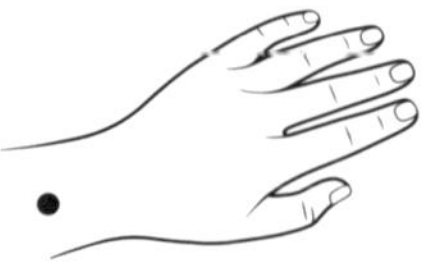

Regulationsgefäß YANG 3E

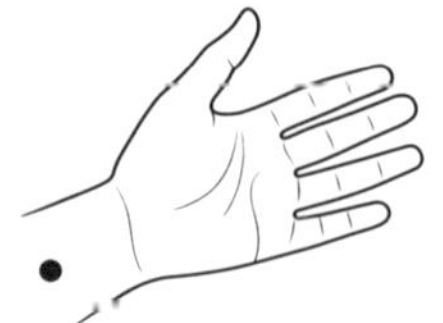

Regulationsgefäß YIN KS 6

Informationen von Erzengel Ariel zu den Eintrittspunkten der Extrameridiane

Lenkergefäß Dü[1] 3, linke Seite: Dein WEG ist gesegnet in alle Zeiten.

Lenkergefäß Dü 3, rechte Seite: Die Unendlichkeit des ALLS ist mit dir.

Lenkergefäß Dü 3, beide Seiten: Dein sind das ALL und die EWIGKEIT für immer.

Konzeptionsgefäß Lu[2] 7, linke Seite: Die Kraft der STERNE ist mit dir.

Konzeptionsgefäß Lu 7, rechte Seite: Die Liebe des ALLS ist deine!

Konzeptionsgefäß Lu 7, beide Seiten: Die Kraft des EWIGEN SEINS ist in dir.

Mobilität Yang Bl[3] 62, linke Seite: Die Kraft der MUTTER durchfließt dein SEIN.

Mobilität Yang Bl 62, rechte Seite: Die Kraft des VATERS durchfließt dein SEIN.

Mobilität Yang Bl 62, beide Seiten: Die Kraft von MUTTER-VATER durchfließt dich in ewiger ANNAHME.

Mobilität Yin Ni[4] 6, linke Seite: Die Kraft des energetischen Musters des EWIGEN SEINS ist angelegt.

1) Dünndarm

2) Lunge

3) Blase

4) Niere

Mobilität Yin Ni 6, rechte Seite: Klang, Rhythmus und Farbe sind als KRAFT angelegt.

Mobilität Yin Ni 6, beide Seiten: Die KRAFT der kosmischen Energie ist angelegt.

Vitalgefäß MP[5] 4, linke Seite: FREUDE und LIEBE sind als Kräfte angelegt.

Vitalgefäß MP 4, rechte Seite: MUT und DANKBARKEIT sind als Kräfte angelegt.

Vitalgefäß MP 4, beide Seiten: VERTRAUEN und GLAUBEN sind als krönendes Kraftfeld angelegt.

Gürtelgefäß Gb[6] 41, linke Seite: Die Kraftfelder der ERDE und der SONNE sind angelegt.

Gürtelgefäß Gb 41, rechte Seite: Das Kraftfeld des KÖRPERS ist angelegt.

Gürtelgefäß Gb 41, beide Seiten: Das Kraftfeld des Körpers ist IN BEZIEHUNG zu Erde und Sonne angelegt.

Regulationsgefäß Yang 3E[7] 5, linke Seite: Das energetische Kraftfeld des SCHUTZPATRONS ist beigefügt.

Regulationsgefäß Yang 3E 5, rechte Seite: Das KOSMISCHE Kraftmuster ist angelegt im Körperkraftmuster.

Regulationsgefäß Yang, 3E 5, beide Seiten: Die Kraft der BEWEGUNG ist angelegt.

---

5) Milz-Pankreas

6) Gallenblase

7) Dreifacherwärmer

Regulationsgefäß Yin KS[8] 6, linke Seite: Das GÖTTLICHE Prinzip ist angelegt.

Regulationsgefäß Yin KS 6, rechte Seite: Die Kraft des göttlichen Prinzips ist in SCHWINGUNG.

Regulationsgefäß Yin KS 6, beide Seiten: Die Macht des bewussten SEINS ist angelegt.

Die "Reiseberichte" zu den Extrameridianen finden Sie weiter hinten im Buch. Sie sind wunderbar und kommen Initiationen gleich. Egal, mit welchem Thema Sie in Ihre Aktivierung starten, der Text, den Sie aussuchen, hält immer einen Schlüssel für Sie bereit und ist wunderbar treffend. Mich erinnern diese Texte immer an die Gemälde von Figuren, die einen immer anschauen, egal aus welchem Winkel man auf sie schaut. So verhält es sich auch hier, die Inhalte sind immer passend. Manchmal nutze ich einen Text als Aktivierung. Folgen Sie Ihrer inneren Stimme, sie wird Ihnen mitteilen, was für Sie in diesem Moment am besten ist.

Erzengel Ariel hat noch zwei Punktkombinationen durchgegeben, die sehr kraftvoll sind.

Sollte Ihr gewählter Seinszustand mit Ihrer **Berufung** oder mit der Aktivierung **Ihrer Fähigkeiten** zu tun haben, empfiehlt Erzengel Ariel das Halten der folgenden Punktkombination: Halten Sie die jeweils vier Punkte zusammen für mindestens eine Minute. Hierbei empfiehlt es sich, jemanden zu bitten mitzuhalten. Lesen Sie sich beim Halten die Informationen von Erzengel Ariel durch. Diese Kräfte werden in Ihnen aktiviert.

8) Kreislauf-Sexus

Dü 3, rechts und links, + KS 6, rechts und links: Wirke verwoben mit der Kraft deines Herzens.

Lu 7, rechts und links, + 3E 5, rechts und links: Gesegnet sei dein herzliches Sein und Wirken.

Bl 62, rechts und links, + Gb 41, rechts und links: Gesegnet sei die Kraft deiner göttlichen Führung.

Ni 6, rechts und links, + MP 4, rechts und links: Verantwortungsvoll wirkst du dein wahres Sein.

Die zweite Punktkombination hat mit dem Lösen eines starken Egos zu tun. Wenn Sie also das Gefühl haben oder wenn Sie ausgetestet haben, dass Sie immer wieder in ein Sabotageprogramm zurückfallen oder oft im Zerstörungszyklus sind, empfiehlt es sich, mit dieser Punktkombination Ihren gewählten Seinszustand zu aktivieren. Hierbei werden acht Punkte auf einmal gehalten. Es ist sehr empfehlenswert, hier mit dem System der kinesiologischen Speicherung zu arbeiten. Speichern Sie die Punkte wahlweise in ein Chakra oder in ein Gelenk ein, das Ihnen in den Sinn kommt. Eine Speicherung funktioniert folgendermaßen: Wir verwenden das Stirnchakra als Körperspeicher. Sie berühren den zu speichernden Akupressurpunkt mit dem Zeige- und Mittelfinger einer Hand ungefähr 10 bis 15 Sekunden, und dabei streichen Sie einmal mit dem Zeige- und Mittelfinger Ihrer anderen Hand von oben nach unten über Ihr Stirnchakra. Das ist die Speicherung. Dann lösen Sie Ihre Finger wieder und verfahren genauso mit dem nächsten Punkt. Sie speichern die Punkte alle hintereinander in Ihr Stirnchakra. Wenn alle Punkte eingespeichert sind, halten Sie Ihr Stirnchakra für die Aktivierung mindestens eine Minute lang und lesen sich dabei die Informationen von Erzengel Ariel durch.

Dü 3, re u. li, + Ni 6, re u. li, + MP 4, re u. li, + KS 6, re u. li: Der Wind des EWIGEN SEINS manifestiert aus dir!

Lu 7, re u. li, + Bl 62, re u. li, + Gb 41, re u. li, + 3E 5, re u. li: Dein höchstes Wohl entspringt der GÖTTLICHEN MATRIX.

• ● •

Aktivierung der Körperebene über die Elemente

Die Ebene des Körpers wird mit den Elementen und ihren Elementepunkten im Sheng- und im Co-Zyklus aktiviert. Der Sheng-Zyklus der Elemente drückt die Gesetzmäßigkeit des Energieflusses von Mutter und Tochter bzw. Vater und Sohn aus. Ein ernährender Kreislauf bildet hier die Grundlage. Im Uhrzeigersinn wird die Energie der Elemente weitergegeben von den Eltern zum Kind: im Innenkreis Yin von der Mutter zur Tochter, im Außenkreis Yang vom Vater zum Sohn. Der Co-Zyklus der Elemente drückt die Gesetzmäßigkeit des Energieflusses von Großmutter/Großvater und Enkel aus. Hier spricht man von einem kontrollierenden Kreislauf der Energie in den Elementen. Die Großmutter – Yin – befindet sich im vorletzten Element. Ihre Energie wird zum Enkel weitergegeben, z. B. vom Metallelement zum Holzelement. Das Metallelement ist in diesem Fall die Großmutter und das Holzelement ist das Enkelkind. Mit dem Großvater, der Yang-Energie weitergibt, verhält es sich genauso. Die Yang-Energie wird im Außenkreis der Elemente weitergegeben und die Yin- Energie im Innenkreis.

Die Aktivierung der Körperebene bewirkt, dass Sie Ihr Handeln gemäß Ihres gewählten Seinszustandes freischalten. Alle Elementepunkte liegen an den Armen, vom Ellenbogen bis hinunter zu den Fingern, und an den Beinen, vom Knie hinunter bis zu den Zehen. Unsere Extremitäten stehen vorrangig für unser Handeln und für unser Voranschreiten im täglichen Leben.

Der Sheng- wie auch der Co-Zyklus haben ihren Ursprung in der chinesischen Elementelehre. Hier wird davon ausgegangen, dass die Energie im Körper immer in Bewegung ist und im optimalen Fall einem natürlichen Verlauf folgt. Die chinesische Elementelehre geht von fünf Elementen aus. Das sind das Feuer-, das Erd-, das Metall-, das Wasser-, und das Holzelement. Darüber hinaus gibt noch ein sechstes Element. Es ist ein besonderes Element, es ist die Verbindung zu unserer Urenergie, zur göttlichen Matrix. Jedes dieser sechs Elemente besteht aus sogenannten Meridianen, das sind energetische Leitbahnen am Körper, durch die die Körperenergie frei fließt.

Alle Elemente haben eine tiefe Bedeutung für unser Leben und Erleben. So steht das Feuerelement für unsere Eigenliebe, für unsere in uns wohnende göttliche Kraft, für den Kreislauf unseres Seins, für das Verarbeiten von Lebenserfahrungen und für unseren Ausdruck. Das Erdelement steht für unsere Zufriedenheit, unsere Sicherheit, für eine gute Erdung, für das Angekommensein in unserem Leben und für das Annehmen unseres Lebens. Das Metallelement drückt unsere Werte aus, es steht für das Leben unserer Werte sowie für die Kraft und die Macht, unsere Werte zu leben. Es steht auch dafür, die Dinge so sein zu lassen, wie sie sind, und sich von Altem zu lösen, um Raum zu haben für den Fokus im Hier und im Jetzt. Das Wasserelement steht für unser Vertrauen, für unsere Hingabe in und an das Leben, für unsere Ehrlichkeit uns selbst und anderen gegenüber. Das Holzelement steht für unser Wachstum, für die Wahl von bewussten Entscheidungen, für ein gutes Bauchgefühl, für eine gute Intuition, es steht auch dafür, uns verändern zu können oder in die Veränderung gehen zu können, Wachstums- und Entwicklungsprozesse annehmen zu können. Das sechste Element ist, wie gesagt, das Bindeglied zu unserer Urenergie. Hierin liegt die Verbindung zu unseren geistigen Führern, hier liegt unser Vertrauen in unsere Lebensplanung, in unsere Vision.

Erzengel Ariel und ich haben die Elemente für die Aktivierung dazugenommen, weil sie es uns ermöglichen, im normalen Alltagsgeschehen – hinsichtlich unseres gewünschten und aktivierten Seinszustandes – automatisch im Fluss zu sein. Sie dienen darüber hinaus der Bewusstwerdung. In den Informationen von Erzengel Ariel zu den Elementen in den zwei Zyklen sind viele interessante Seinszustände verborgen. Die Informationen ergeben beim genauen Lesen einen tiefen Sinn, und in ihnen steckt eine tiefe Wahrheit für den Weg der Bewusstwerdung der Menschen.

Die Elemente im Sheng-Zyklus folgen einem Energiestrom. Sein Verlauf ist auf der nachstehenden Zeichnung mit den Pfeilen gezeichnet.

Alle Elemente sind auch auf unserem Körper zu finden. Sie liegen um und auf unserem Bauchnabel. Stellen Sie sich vor, Sie legen die Zeichnung der fünf Elemente auf Ihren Bauchnabel, wobei sich das in der Mitte liegende Element genau auf Ihrem Bauchnabel befindet. Das Feuerelement liegt etwas oberhalb Ihres Bauchnabels, und von Ihnen aus gesehen fließt die Energie linksherum vom Feuerelement in das Erdelement, vom Erdelement in das Metallelement, vom Metallelement in das Wasserelement, vom Wasserelement in das Holzelement und vom Holzelement in das Feuerelement. Das Element in der Mitte fließt jederzeit in alle Elemente und auch zurück.

Sheng-Zyklus bedeutet, dass die Energie von der Mutter (Yin-Meridian des Elementes) an die Tochter (Yin-Meridian des Folgeelementes) weitergegeben wird und dass die Energie vom Vater (Yang-Meridian des Elementes) an den Sohn (Yang-Meridian des

Der Sheng-Zyklus

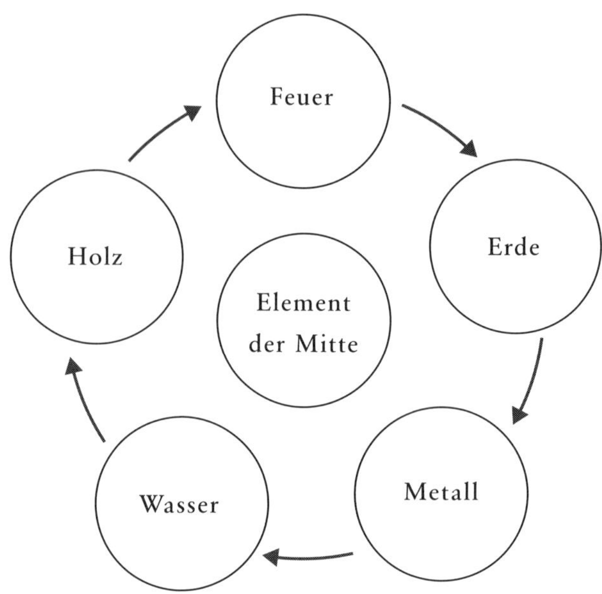

Folgeelementes) weitergegeben wird. Beim Testen berücksichtigen Sie bitte den eben erklärten Kreislauf des Sheng-Zyklus.

Alle Elemente bestehen aus zwei Meridianen, einem Yin-Meridian und einem Yang-Meridian. Das Feuerelement bildet hier eine Ausnahme. Es besteht aus vier Meridianen, zwei Yin- und zwei Yang-Meridianen. In jedem Meridian gibt es sogenannte Elementepunkte, und in jedem der Meridiane ist jedes andere Element mit einem Akupressurpunkt vertreten. Das bedeutet, dass jeder Meridian alle anderen Aspekte der Elemente in sich trägt. Das entspricht dem hermetischen Gesetz, dass alles in allem vertreten ist.

Ich bitte Sie nun, Ihren Ich-Satz laut zu sagen und ihn noch einmal in Ihr Herzchakra einzuspeichern. Dazu nehmen Sie eine

Hand und berühren das Chakra, während Sie den Satz laut aussprechen. Nun testen Sie oder fühlen intuitiv in der vorgegebenen Reihenfolge der Elemente (Sie beginnen immer beim Feuerelement), welches Element Sie für Ihren gewünschten Seinszustand aktivieren sollen. Bitte halten Sie dieses Element an Ihrem Körper an der Stelle, wo es auf der Zeichnung liegt. Hierzu können Sie alle nur erdenklichen unterstützenden Energien verwenden, mit denen Sie arbeiten. Ich habe gute Erfahrungen gemacht mit Materialien aus den Elementen, mit dem Lightbeamer und Aura-Soma-Ölen, mit Baumessenzen, mit allen Sorten von Bachblüten und mit Australischen Buschblüten. Ihrer Phantasie sind hier keine Grenzen gesetzt. Manchmal ist es auch die Energie eines Apfels, die die Aktivierung bedingt. Sie können auch nur Ihre Hände und Finger nehmen und ganz klar davon ausgehen, dass reines Licht aus Ihnen strömt. Alles ist hier gewünscht und möglich.

Halten Sie nun an Ihrem Körper mit Ihrem gewählten Material das Element für mindestens eine Minute. Lesen Sie sich dabei die Sätze zur Aktivierung von Erzengel Ariel durch. Da jedes Element in jedem Element vertreten ist, sind es immer fünf Sätze zur Aktivierung sowie die Affirmation des Elementes selbst, die zu einem Element gehören.

Bei diesem Schritt können sich ein oder auch mehr Elemente zeigen, die für Ihren gewünschten Seinszustand aktiviert werden müssen.

Bei der Aktivierung der Elemente berücksichtigen Sie bitte auch noch den Co-Zyklus. In der chinesischen Elementelehre bedeutet Energiefluss im Co-Zyklus, dass die Energie vom Großvater (Yang-Meridian im Element) weitergegeben wird an seinen Enkelsohn (Yang-Meridian im übernächsten Element) und dass

Der Co-Zyklus

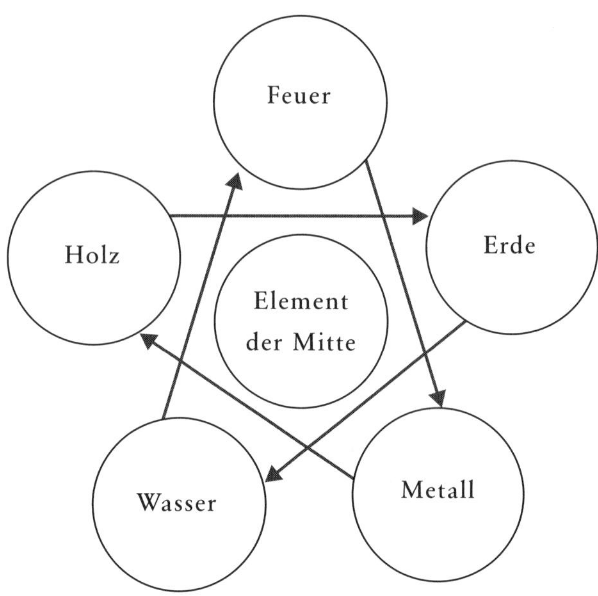

die Energie von der Großmutter (Yin-Meridian im Element) weitergegeben wird an ihre Enkeltochter (Yin-Meridian im übernächsten Element). So finden Sie auch die Pfeilfolge auf der Zeichnung vor.

Sie beginnen wieder mit dem Feuerelement und testen oder spüren intuitiv, welches Element Sie für Ihre Aktivierung benötigen. Das Element in der Mitte fragen Sie nach einem Durchlauf ab. Halten Sie dieses wieder mit den von Ihnen gewählten Materialien für mindestens eine Minute, und lesen Sie sich die Aktivierungssätze von Erzengel Ariel durch. Folgen Sie dem Rat von Erzengel Ariel.

Im Anhang finden Sie auch Texte für das Fließen der Elemente im Co- und Sheng-Zyklus. Das Lesen dieser Texte kommt ebenfalls Aktivierungen gleich. Hören Sie auf den Rat Ihrer Herzensstimme. Sie wird Ihnen mitteilen, was in diesem Moment das Beste für Sie ist.

• • •

Aktivierungen der Elemente und der Elementepunkte für den Sheng- und Co-Zyklus

Feuerelement:

Herzmeridian-Affirmation:

Ewiges Licht durchströmt dein Herz. LIEBE IST EWIG!

Geliebtes Wesen! Du hast oft das Gefühl, dass du nicht richtig bist. Du zweifelst viel an deiner Begabung und kannst deinen Weg nicht in Frieden, Freude und Fülle gehen.

Öffne dein Herz nun für das Strömen der Liebe Gottes. Fühle dich angeschlossen an deinen göttlichen Ursprung. Gott ist in dir und er liebt dich, wie du bist! So sei es!

He[9] 8 (Feuerelement): All das, was du bist, was du denkst, was du tust, ist Gott.
Geliebtes Wesen, dein Alltag ist zuweilen schwer? Die Last der Arbeit liegt schwer auf deinen Schultern? Dir fehlt Motivation und die Lust, um weiterzumachen? Sei immer gewiss, geliebtes Wesen, ich bin bei dir. Ich sehe dich, ich höre dich und ich fühle dich. Wende dich an mich, wende dich nach innen, dorthin, wo ich in dir wohne. Wende

9) Herz

deine Aufmerksamkeit in dein offenes Herz. Fühle mich in dir, sieh mich in dir und höre mich in dir. Ich stehe dir zur Seite, immer! So sei es!

He 7 Erdelement: Die Erde in dir trägt dein Sein, dein Denken und dein Handeln.
Geliebtes Wesen, es eröffnen sich dir viele Wege? Du fragst dich, welcher der richtige ist? In dir ruht der Weg, der der deine ist. Es ist der Weg hin zu deinem inneren Wesenskern, zu dem, was du dir von Herzen ersehnst und wünschst. Wende dich nach innen, prüfe deine möglichen Wege auf Herzenstauglichkeit. Ich reiche dir meine Hand, lege deine voller Liebe und Vertrauen in meine hinein. Ich begleite dich über die Schwelle hin zu deinem wahrhaftigen Weg – mitten in deinen Kern. So sei es!

He 4 Metallelement: Dein inneres Licht strahlt nach außen. Dein Sein strahlt, dein Denken strahlt und dein Handeln strahlt.
Geliebtes Wesen, dein Herz ist voller Tränen und schwer von Lasten? Du fühlst dich alleine und einsam, nicht mehr angebunden an deine lichtvolle Heimat? Geliebtes Wesen, ich versichere dir, dass du immer angebunden bist an alles, was ist. Fühle nun in diesem Moment meine lichtvolle Präsenz in deinem Herzen. Ich ergieße mein Licht in dich, so dass deine Tränen und deine Lasten sich wandeln in Freude und Leichtigkeit. So sei es!

He 3 Wasserelement: Dein inneres Licht führt dich auf deinem Weg. Dein Sein, dein Denken und dein Handeln sind lichtvoll geführt.

Geliebtes Wesen, du hast das Gefühl, du bist an einem Punkt in deinem Leben angekommen, an dem es nicht mehr weitergeht? Der Weg, den du beschreiten möchtest, ist dir versperrt? Ein reißender Fluss versperrt dir den Weg? Geliebtes Wesen, nimm meine lichtvolle, göttliche Hilfe an. Lass mich dich führen und geleiten, und fühle und siehe die Brücke, die dein Herz zu deinem Gehirn schlägt. Es ist eine Brücke aus göttlichem Licht. Gehe darüber in deinen Gedanken, denn das ist dein Weg. So sei es!

He 9 Holzelement: Dein inneres Licht wächst und wächst. Dein lichtvolles Sein, Denken und Handeln wachsen. Geliebtes Wesen, du hast das Gefühl, dass dich dein Mut verlässt, du möchtest aufgeben? Geliebtes Wesen, lass jetzt nicht nach in deinen Bemühungen. Du bist richtig, so wie du bist. In diesem Moment sende ich dir lichtvolle, göttliche Schwingung mitten in dein Herz hinein. Sie erleichtert dir dein Wachsen und erinnert dich daran, dass deine Essenz wahre Liebe und Licht ist. So sei es!

Dünndarmmeridian-Affirmation:
Gesegnet bist du, du bist Mitschöpfer im Universum des EINEN.

Geliebtes Wesen, dir wird alles zu viel? Du hast das Gefühl, dein Erleben droht dich zu überwältigen? Geliebtes Wesen, nutze den Moment im Hier und im Jetzt und ziehe dich in dich selbst zurück. Gehe in die tiefe Atmung. Bei jedem Atemzug gebe ich meine lichtvolle, göttliche Energie mit ein. Sie verteilt sich in deinem Körper, stärkt dein ganzes System und du spürst, wie du innerlich zur Ruhe kommst, wie sich deine Kraft in deiner Mitte sammelt und du aus deinem Innen heraus agieren kannst. So sei es!

Dü 5 Feuerelement: Du bist gesegnet vom Patron des Lichtes. Geliebtes Wesen, öffne in diesem ewigen Moment dein Herz für Freude und Leichtigkeit. Der Segen der lichtvollen, göttlichen Schwingung fließt nun ein in dein Herz. Nimm ihn voller Liebe und Dankbarkeit an. Es ist dein Geburtsrecht. Trage das Licht in deinem Herzen. So sei es!

Dü 8 Erdelement: Du bist geführt, dein Brot mit anderen zu teilen.
Gehe in dich geliebtes Wesen! Spüre die Verbundenheit zu den Menschen. Sie sind alle von deiner Machart. Breche dein Brot mit ihnen, in ihrem Namen und in deinem Namen. Unterstütze, wo du kannst, denn jede Unterstützung für deinen Nächsten ist auch gleichzeitig Unterstützung für dich selbst. Unterstützung aus dem Herzen ist, als ob du das Licht des EINEN weiterreichst, so dass es wachse auf Erden in aller Menschen Herzen. So sei es!

Dü 1 Metallelement: Du bist geführt, dein Wissen mit anderen zu teilen.
Geliebtes Wesen, berichte von dem Licht in deinem Inneren. Berichte von Gnade und Vergebung für dich selbst und für andere. Berichte von den Wundern, die dir und anderen widerfahren. Verbreite das Licht und die Liebe, denn das ist dein wahres Sein. So sei es!

Dü 2 Wasserelement: Du bist geführt, Hingabe und Vertrauen mit anderen zu teilen.

Geliebtes Wesen, schenke deinem Nächsten und dir selbst Vertrauen. Vertraue deinen Nächsten und gib dich dem Leben voller Hingabe hin. Nimm vertrauensvoll an, was angenommen werden soll. Teile dein Vertrauen in die Menschheit großmütig, denn das ist dein wahrer göttlicher Spirit. So sei es!

Dü 3 Holzelement: Du bist geführt, dein Wachstum mit anderen zu teilen.
Geliebtes Wesen, feiere dein Wachstum mit anderen, lass sie teilhaben an deiner Freude und deinem Spaß am Wachsen und Entwickeln. Teile dein Licht in deinem Ausdehnen, gib die Liebe der Entwicklung weiter an deine Nächsten. So sei es!

Kreislauf-Sexus-Meridian-Affirmation:
Dein irdisches Leben ist lichtvoll geführte Bewegung entlang der Pole des Seins.

Geliebtes Wesen, du bist müde ob all der vielfältigen Erfahrungen in deinem Leben? Du suchst Ruhe und Frieden in deinem Herzen? Du wünscht dir Freiheit und Leichtigkeit? Und du fragst dich, ob du all diese Attribute je wirst leben können? Geliebtes Wesen, das wirst du, die Zeit der inneren Freude, der Leichtigkeit, der Freiheit und der Ruhe ist nicht mehr fern. Bleibe bei dir und zweifele nicht an meinem Plan. So sei es!

KS 8 Feuerelement: Dein Anfang und dein Ende sind lichtvoll und immer gleichzeitig.
Geliebtes Wesen, du bist immer bei mir, hier an meiner rechten Hand. Keinen Weg beschreitest du alleine. Du bist

immer unterstützt und geführt. Deine Wegbegleiter weisen dir deinen irdischen und deinen himmlischen Weg. Sei ganz sicher, dass sich alles so zuträgt, wie es deinem höchsten Wohle dient. Jede Zeit in deinem Sein ist richtig. So sei es!

KS 7 Erdelement: Dein SEIN und NICHTSEIN sind lichtvoll und immer gleichzeitig.
Geliebtes Wesen, sieh durch meine Augen der bedingungslosen Liebe auf dein wunderbares Wesen. Du erstrahlst in den hellsten Farben, die du dir nur vorstellen kannst. Dein göttliches Licht strahlt durch alle Äonen und durch das gesamte Universum. Selbst dein Körper weist einen Lichtkörper auf. Er strahlt auf dem großen Netz der ewigen Matrix des Seins in alle Winkel des Universums. So sei es!

KS 5 Metallelement: Dein göttliches Licht strahlt und strahlt nicht, immer gleichzeitig.
Geliebtes Wesen, ich bin dein Wegweiser im irdischen Geflecht. Richte dich nach mir aus. Halte die Schwingung der göttlichen Liebe. Lerne zu vergeben, so wird dir auch vergeben. Denn das ist der Weg aus dem irdischen Holocaust. Dann lösen sich alle Irrtümer auf, und du erkennst dein wahres Wesen, das dem meinem gleicht, denn auch du bist von Gott gemacht. So sei es!

KS 3 Wasserelement: Du bist lichtvoller Tsunami und lichtvolles, seichtes Sein, immer gleichzeitig.
Geliebtes Wesen, du bist sicher an meiner Hand, ich lasse dich nicht los. Du bist immer mit mir im Kontakt und durch Liebe verbunden. So traue dich, deine Gefühle zu leben. Bringe mit Geschick und Mut zum Ausdruck, was

zum Ausdruck gebracht werden will. Lass dich fallen in die Tiefen deines Seins, in die Schichten deiner Persönlichkeit. Du bist schön und gewollt. Sei dir dessen gewiss. So sei es!

KS 9 Holzelement: Du bist lichtvolles Wachstum und Stillstand, immer gleichzeitig.
Geliebtes Wesen, wiege dich im Wind des Seins, lass dich trösten von der Stätte deiner Herkunft. Deine Seelenfamilie spendet Trost und Unterstützung zu jedem Zeitpunkt deines Seins. Du bist nie vergessen worden, kein einziger Aspekt deines wunderbaren Seins. Alles ist verwaltet und für alle zugänglich. So bist du in jedem ewigen Moment immer präsent in der Stätte deiner Herkunft. Richte deine Fragen an deine Stätte der Herkunft, so wird dir Antwort gewährt. So sei es!

Dreifachererwärmer-Meridian-Affirmation:
Du bist ein freies Wesen. Dein Sein, dein Denken und dein Handeln sind frei. Du bist freier Wille.

Geliebtes Wesen, wir lieben dich, wir lieben die Erfahrungen, die du aufgrund deines freien Willens zu machen in der Lage bist. Die Genialität dieses Instrumentes ist die Krönung der Schöpfung in deinem Leben. Nutze sie weise, verwende deinen freien Willen, um deinem Selbst zu gefallen, es zu nähren mit Liebe, Freude, Wahrhaftigkeit, Demut und Frieden. So sei es!

3E 6 Feuerelement: Dein Licht ist frei zu jeder Zeit.
Geliebtes Wesen, Gefangenschaft in Gefühlen oder in Gedanken ist nicht deine vollständige Natur. Erinnere dich an deine wahre Herkunft, dein wahres Wesen, deine göttliche

Abstammung mit der unendlichen Kraft des ewigen Seins, und wähle Freiheit, Liebe und Leichtigkeit im Ausdruck deiner Gefühle und in deinen Gedanken. Nimm an, was nicht zu ändern ist, und sieh in allem, was ist, das Licht, das darin wohnt. So sei es!

3E 10 Erdelement: Dein Körper ist lichtvoll und frei zu jeder Zeit.
Geliebtes Wesen, körperlicher Schmerz ist ein Ausdruck von bedingungsloser, lang anhaltender Liebe des ewigen Seins. Lass los, was du nicht mehr halten kannst. Es ist nicht das deine, gib es zurück zum ewigen Sein und wende dich neuen Erfahrungen zu. Nutze deinen Willen und deine dir von Gott gegebene Kraft, um das zu sein, was du wahrlich bist: unendlich schön und wertvoll. Ohne dich, geliebtes Wesen, so wie du bist, ist das Universum nicht vollständig. Du gehörst dazu. So sei es!

3E 1 Metallelement: Dein Wirken ist lichtvoll und frei zu jeder Zeit.
Geliebtes Wesen, ich höre dich, das Universum hört dich, aber hörst du dich auch? Sprich, was auch du hören möchtest. Verbinde dich mit dem ewigen Licht des Seins und schöpfe daraus deine Kraft zum Handeln - und wirke Gutes. Denn am Ende allen Seins fügt sich alles wieder zum Ganzen. Die Illusion der Trennung hebt sich auf, und du erkennst deine wahre Natur. Nimm mein Wissen an dich und wirke in dieser Zeit der Wandlung gemäß deinem gewählten Plan. So sei es!

3E 2 Wasserelement: Dein Muse ist lichtvoll und frei zu jeder Zeit.

Geliebtes Wesen, ich sehe und spüre deinen Energiekörper, so tut es auch das Universum mit allem, was darin ist. Spürst auch du deinen Energiekörper? Liebe, die ohne Wertung ist, Vertrauen, Mut, Dankbarkeit, Vergebung, Annahme dessen, was ist, Sanftmut und Glaube an das Gute geben deinem Energiekörper die Kraft, die er braucht, um dein irdisches Sein mit Hingabe zu leben. Nimm meine Liebe an und mache sie zu der deinen. So sei es!

3E 3 Holzelement: Dein Wachstum, dein Ausdehnen ist lichtvoll und frei zu jeder Zeit.
Geliebtes Wesen, dein Ausdehnen ist nicht immer leicht, und du stolperst auf deinem Weg? So nimm meine Hand, ich helfe dir wieder auf und verbinde mich mit deinem Licht, so dass du es spüren kannst. Es gibt dir die Kraft, aus deinem Vollen zu schöpfen, aus der Entscheidung zur bedingungslosen Liebe heraus zu wachsen. Denn das ist der irdische Weg der Freiheit und des Flusses. Ich helfe dir, dir dessen bewusst zu werden. So sei es!

Erdelement:

Milz-Pankreas-Meridian-Affirmation:
Du bist geehrt und geachtet vom Mitschöpfertum.

Geliebtes Wesen, dein Leben ist anstrengend und ermüdend? Du bist es leid, nicht du selbst sein zu können? Nicht du selbst zu sein, bezahlst du mit Kraft und Lebensfreude. Es ist nicht deine wahre Natur. Sei authentisch, so wird dir die Welt leicht und freudig begegnen. Bedenke, so mit deinem Außen umzugehen, seien es Mitmenschen, Tiere, die Natur und alle anderen Wesen, wie du es dir für dich selbst auch wünschst. So sei es!

MP 2 Feuerelement: Dein von dir gewähltes Licht ist geehrt und geachtet, immer.
Geliebtes Wesen, du bist verzweifelt? Erfährst Dunkelheit und Stagnation? Komm und nimm meine Hand, sieh nur dein Licht an, siehe wie es strahlt in jedem Moment deines Seins. Es kann gar nicht anders, denn es ist göttlichen Ursprungs. Wende dich nach innen, dem zu, was du wirklich bist. Aus dir heraus strahlt das Licht des ewigen Seins, es hat seinen Sitz in deinem Herzen. Es ist immer da, zu jeder Zeit. Bitte mich und ich helfe dir gern, dir deines Lichtes bewusst zu werden. So sei es!

MP 3 Erdelement: Dein von dir gewählter Körper ist geehrt und geachtet, immer.
Geliebtes Wesen, nimm meine Hand bei der Betrachtung deines Körpers. Ein Wunderwerk siehst du hier, nur der Eine kann es so hervorbringen. Nutze deinen Körper weise, denn er ist dein Gefährt in deinem Leben. Nimm liebevoll an, was dir gegeben worden ist. Es dient immer einem Grund und hat seinen Zweck. Ich lade dich ein, mit mir zusammen einen Blick aus einer höheren Perspektive zu nehmen. Erkenne den Zusammenhang, die Wahrheit, die in allem wohnt. Bitte mich, dir die Schönheit und den Sinn deines Körpers bewusst zu machen - und ich helfe dir gern. So sei es!

MP 5 Metallelement: Dein von dir gewählter Glanz ist geehrt und geachtet, immer.
Geliebtes Wesen, du fühlst dich klein, hast Angst, deine Aufgaben nicht richtig zu erfüllen? Geliebtes Wesen, lass dich tragen von mir und lass dich trösten von meinen hohen Schwingungen. Ich nehme dich mit auf eine Reise in die hohen Spähren. Hier träume ich mit dir von dem

Glanz, den du dir wünschst. Wir erträumen ihn uns zusammen, nur für dich! Bitte mich, diesen Traum wahr werden zu lassen, dann will ich gern für dich wirken. So sei es!

MP 9 Wasserelement: Deine von dir gewählte Hingabe und dein Vertrauen sind geehrt und geachtet, immer.
Geliebtes Wesen, ich reiche dir meine Hand zum Tor deines Selbstvertrauens und deiner Selbsthingabe. Verweile nicht vor dem Tor, sondern begib dich direkt hinein in diese wunderbare Energie der Entwicklung und der Selbsterkenntnis. Sei dir immer sicher, dass du beschützt bist, auch auf dem Weg zu deinem Selbst, zu deinem wahren Zuhause. Bitte mich um Begleitung, wenn du dich allein nicht traust. Ich begleite dich gern auf deinem Weg zu dir selbst. So sei es!

MP 1 Holzelement: Dein von dir gewähltes Wachstum, dein Grad an Ausdehnung ist geehrt und geachtet, ewig.
Geliebtes Wesen, du fühlst dich gehetzt? Bist unter Zeitdruck? Lege deine rechte Hand in meine linke. Zusammen machen wir eine Reise an einen Ort, wo Raum und Zeit außer Kraft sind. Schließe deine Augen und wende dich einen Moment nach innen. Gehe durch das Tor deines Herzzentrums. Nun öffne deine Augen und sieh das Universum mit all seinen Sternen, seinen Galaxien und Milchstraßen. Spüre nun die Weite, die Unendlichkeit. Du bist Teil davon, auch du bist unendlich. Bitte mich um Unterstützung beim Öffnen von Zeitfenstern. Ich will gern für dich wirken. So sei es!

Magenmeridian-Affirmation:
Du bist lichtvolle und allumfassende Weisheit.

Geliebtes Wesen, glaubst du noch immer, dass du Weisheit erlangen musst? Dass du etwas dafür tun musst, außer einfach zu leben? So lass dir nun sagen, dass Weisheit dein Seelenstatus ist, in jedem deiner Leben. Weisheit ist das Feld, das dich umgibt, das in dir wirkt und das das Universum antreibt. Weisheit ist in jedem ewigen Moment der essenzielle Bestandteil des Seins. Nimm sie an, sie gehört zu dir! So sei es!

Ma[10] 41 Feuerelement: Deine lichtvolle Weisheit strahlt ins Universum, immer.
Geliebtes Wesen, Weisheit ist Gottes Glanz, der Glanz der Allmacht ist immer und überall vertreten. Hast du das Gefühl, dass du ihn nicht wahrnimmst? Glaubst du, dass er nicht durch dich wirkt? Geliebtes Wesen, so nimm denn meine Hand und lass dich führen von mir, zu dir, zu deinem Erleben - und nimm die Weisheit und die Wahrheit darin an. Nichts ist dir durch Zufall widerfahren, alles dient einem Sinn. Erkenne den Sinn hinter dem Geschehen. So sei es!

Ma 36 Erdelement: Dein Körper ist lichtvolle Weisheit, zu jeder Zeit.
Geliebtes Wesen, im Speicher deines Körpers sind die Informationen, die von der Quelle berichten. Die Quelle des ewigen Seins ist immer bei dir. Sie ist in dir, in jeder Zelle deines Körpers ist die Information, was du in Wahrheit bist, abgespeichert. Lausche nach innen, um deinen wahren Wesenskern nach außen zu bringen. Dir fällt das nicht

10) Magen

leicht? So lade ich dich ein, meine Hand zu nehmen. Ich helfe dir, dein Inneres zu erkunden und deine wahre Weisheit zu erkennen. So sei es!

Ma 45 Metallelement: Dein inneres Strahlen ist sich entfaltende lichtvolle Weisheit, immer.
Geliebtes Wesen, du glaubst es immer noch nicht? Du glaubst noch immer nicht, dass du mächtig bist, dass du von der einen Allmacht abstammst, die wirklich alles erschaffen kann? Welche Beweise brauchst du noch, um auszusteigen aus dem Kreis des äußeren Erlebens? Wache auf, nimm dich als das wahr, was du wirklich bist: personifizierte Liebe. Du möchtest beginnen, das auch zu leben? So nimm meine Hand, ich werde dich führen und ein Stück deines Weges begleiten, bis du genug Sicherheit erlangt hast. So sei es!

Ma 44 Wasserelement: Dein Vertrauen und deine Hingabe in dein Leben sind lichtvoll und weise, immer.
Geliebtes Wesen, du hast Schwierigkeiten, dich dem Leben hinzugeben, vertrauensvoll anzunehmen, was ist? Du versuchst immer wieder zu kontrollieren, dich selbst, andere Menschen, Situationen? Das brauchst du nicht, denn es ist immer für dich gesorgt, gib dich dem Leben hin. Vertraue und genieße dein Sein. Bring das ins Leben, was deinem inneren Wunsch entspringt. Ich helfe dir gerne, Vertrauen zu erlernen, Hingabe zu leben. Bitte mich und ich reiche dir meine Hand und führe dich den Pfad des Vertrauens entlang. So sei es!

Ma 43 Holzelement: Dein Wachstum und dein Ausdehnen sind lichtvoll und weise, immer.

Geliebtes Wesen, nimm Raum ein in der Energie deines Lebens. Mach dich groß und denke, fühle und lebe groß. Du bist ein Wesen von göttlichem Geblüt. Was dich wachsen lässt, dich weiterentwickeln lässt und dich über dich hinauswachsen lässt, ist für dich vorgesehen. Gib dich nicht mit weniger zufrieden. Blockierst du zuweilen dein Wachstum, dein Sichausdehnen zur Erkenntnis deines wahren Wesens? Ich bin hier, um dir zu helfen, das ist meine Aufgabe in dieser Erdenzeit. So nimm meine Hilfe an, ich reiche dir meine Hand und helfe dir, die Freude und die Liebe im Wachstum und im Ausdehnen wiederzuerlangen. Bitte mich. So sei es!

Metallelement:

Lungenmeridian-Affirmation:
Du bist die Kraft des SEINS und des WIRKENS.

Geliebtes Wesen, du spürst deine Kräfte schwinden? Du glaubst, du kannst nicht mehr? So lasse dir von mir sagen, da geht noch ganz viel! Nutze deine Kraft nicht, um auf das Außen zu reagieren, sondern nutze viel mehr die Kraft aus deinem Inneren. Nutze die Kraft direkt aus deinem Herzzentrum. Über die Verbindung zu deinem wahren Wesenskern kannst du die unendliche Kraft des Universums verwenden. Sie fließt ohne Unterlass und stetig in ihrem Strom. Sie lässt dich aus deinem Inneren heraus agieren. Das ist dein wahres Sein. So sei es!

Lu 10 Feuerelement: Dein Licht ist kraftvoll und mächtig, immer.

Geliebtes Wesen, spürst du den Wind des ewigen Seins, das unaufhörliche Sein? Das ist die Wahrheit, es ist auch deine

Wahrheit. Du hast das Gefühl, dass deine Welt untergeht, aber um dich herum geht es immer weiter? Ja, geliebtes Wesen, das kann in der Tat so sein. Egal, was dir widerfährt, der Wind des ewigen Seins bläst immer weiter. So schreite auch du voran und bleibe nicht stehen im Weltuntergang. Nimm an, was du nicht verändern kannst, und schreite voran. Du wünscht dir meine Nähe dabei? So reiche ich dir meine Hand, ich tröste dich und helfe dir weiterzumachen. So sei es!

Lu 9 Erdelement: Der Odem deines Körpers ist kraftvoll und mächtig, immer.
Geliebtes Wesen, die Bewegung in deinem Inneren ist kraftvoll und mächtig zu jeder Zeit. Bleibe innerlich in Bewegung, so ist auch dein Körper in Bewegung. Bewegung und stete Veränderung im Kosmos des Seins sind deine wahre Natur. Dein Körper ist das Zuhause deiner göttlichen Essenz, kraftvoll und mächtig, immer. Du machst jedoch andere Erfahrungen, schmerzvolle Erfahrungen? Geliebtes Wesen, ich reiche dir meine Hand und führe und begleite dich gern dabei, die göttliche Essenz, die du wirklich bist, zu erkennen und ins Leben zu bringen. So sei es!

Lu 8 Metallelement: Du bist kraftvoller und mächtiger Wind/Atem, immer.
Geliebtes Wesen, dein Atem ist dein engster Freund. Nutze seine Vielfalt und seine Kraft und Macht, dich leicht und freudig durch dein Leben zu tragen. Behandle deinen engsten Freund liebevoll, schenke ihm Aufmerksamkeit, widme ihm Zeit und pflege deine Freundschaft zu ihm. Das kannst nur du tun, kein anderer kann es für dich übernehmen. Du erwischt dich immer wieder dabei,

dass du deinen besten Freund vernachlässigst? So nimm meine Hand und bitte mich, dir zu helfen, dich daran zu erinnern, wer dich macht- und kraftvoll durch dein Leben trägt. So sei es!

Lu 5 Wasserelement: Dein Lebenswille ist kraftvoll und machtvoll, immer.
Geliebtes Wesen, was hat dich so verletzt, dass dein Lebenswille gebrochen ist? Was hat dich so getroffen, dass du nicht mehr weitermachen willst? Ist es dein Ego, das verletzt wurde, oder ist deine wahre Essenz zu Schaden gekommen? Geliebtes Wesen, es ist dein Ego, deine wahre Essenz kann nicht zu Schaden kommen. Denn sie ist göttlich und eine ewige Energie. Du findest zuweilen nicht zurück, zu deinem inneren Lebenswillen? So nimm meine Hand, ich nehme dich mit auf die Reise zu deinem wahren Selbst, und du erfährst, dass es unverwundbar ist. Es ist ewig. So sei es!

Lu 11 Holzelement: Der Odem deines Wachstums, deiner Ausdehnung ist kraftvoll und machtvoll, immer.
Geliebtes Wesen, verzage nicht, lass dich immer weiter und tiefer auf dein Leben ein. Du bist mächtig und kraftvoll in dem Moment, in dem du wächst, dich selbst erkennst und dich zu dem ausdehnst, was dein wahres Selbst ist. Verzage nicht und bringe deine Werte, deine Wahrheiten ins Leben. Du bist richtig, wie du bist. Zuweilen fühlst du dich schwach und trittst auf der Stelle, dann nimm meine Hand. Ich helfe dir, die nächsten Schritte zu unternehmen, weiter zu deinem Selbst. Bitte mich um Führung und Geleit. So sei es!

Dickdarmmeridian-Affirmation:
Dein Erschaffen, dein Schöpfertum ist lichtvoll und gewollt.

Geliebtes Wesen, du hast zuweilen das Gefühl, abgelehnt zu werden? Oder du selbst lehnst etwas oder andere Menschen ab? Aus welchem Grund lehnst du etwas oder jemanden ab? Ist es, weil etwas nicht deinen Wünschen oder deinen Werten entspricht? Entsprichst du denn den Wünschen der anderen oder ihren Werten? Sicherlich nicht in allen Bereichen. So fordere ich dich nun auf, großzügig zu sein. Stelle jegliches Werten ein, höre auf abzulehnen. Fange an anzunehmen, was ist, voller Liebe, Demut und Dankbarkeit. Denn du hast beim Prozess des Erschaffens auch deine Energie beigesteuert. Wende dich ab vom Werten und hin zur Liebe. So sei es!

Di[11] 5 Feuerelement: Deine Liebe ist lichtvoll und gewollt, immer.
Geliebtes Wesen, was bedeutet Liebe ohne Bedingung? Was bedeutet das für dein Leben? Es bedeutet, sich immer wieder anzubinden an das, was du wirklich bist, was alle Menschen wirklich sind! Es bedeutet, das Werten und Bewerten vollständig loszulassen und dein göttliches Sein voller Liebe anzunehmen und ins Leben zu bringen. Lege nun alle Zweifel ab, lege alle Waffen nieder und sei dir sicher, dass deine Liebe gewollt ist und wahrhaftig ist. Bitte mich um Unterstützung, deine Quelle in dir wahrzunehmen und ihre Liebe für alles Sein in die Welt zu tragen. So sei es!

Di 11 Erdelement: Dein körperlicher Ausdruck ist lichtvoll und gewollt, immer, zu jeder Zeit.

11) Dickdarm

Geliebtes Wesen, jeder Aspekt des irdischen Seins, jeder einzelne Funke, jede inkarnierte Seele ist ewiglich geliebt, lichtvoll in ihrem Wesenskern und wahrlich gewollt. Dein Funke, dein lebendiges Sein macht den Kosmos ganz und vollkommen. Ohne dich würde ein Stück fehlen. Ich reiche dir meine beiden Hände, um dir dabei zu helfen, dein Licht und deine Selbstannahme in deinem Leben zu aktivieren. Das ist meine Aufgabe zu dieser Erdenzeit. So sei es!

Di 1 Metallelement: Dein Hervorbringen ist lichtvoll und gewollt, immer.
Geliebtes Wesen, das Universum ist dir in Liebe verbunden. Sein Respekt und seine Hochachtung vor all deiner Manifestation sind dir sicher. All deine irdischen Manifestationen tragen deinen göttlichen Stempel. Sie sind das Hervorbringen deines Bewusstseins. Das Universum mit all seinem Sein ist dir zutiefst dankbar für deinen Aspekt des ewigen Seins mit all dem, was du geschaffen hast und was du hinterlässt, wenn du deine Welt verlässt. Nimm das Licht wahr in all den Dingen, die du hervorgebracht hast, denn erst das Bewusstsein für das Licht bringt deine Manifestationen zum Strahlen. Ich reiche dir sehr gern meine Hand, damit es dir leichter fällt, das Licht in deinem Hervorbringen wahrzunehmen und dich darüber aus tiefstem Herzen zu freuen. So sei es!

Di 2 Wasserelement: Deine Ehrlichkeit ist lichtvoll und gewollt, immer.
Geliebtes Wesen, bist du ehrlich mit dir selbst? Bist du authentisch? Was ist deine ehrliche Meinung? Schäm dich ihrer nicht, denn sie ist deinem Bewusstsein entsprungen. Sie enthält deine Wahrheit. Prüfe, ob es deine innere oder

deine äußere Wahrheit ist, die du zum Ausdruck bringen möchtest. Höre auf dein Herz, folge deiner inneren Stimme, denn das ist der Ausdruck der Wahrhaftigkeit und der inneren Ehrlichkeit. Bitte mich um Hilfe, wenn du dir deiner inneren Stimme nicht sicher bist. Ich reiche dir gern meine Hand und führe und begleite dich auf dem Weg deines Verständnisses. So sei es!

Di 3 Holzelement: Deine Entscheidungen sind lichtvoll und gewollt, immer, zu jeder Zeit.
Geliebtes Wesen, Entscheidungen stehen an, und du bist dir nicht sicher, was richtig ist oder falsch, welchen Weg du einschlagen sollst? Höre auf dein Herz, deine Herzensstimme weist dir den richtigen Weg. Öffnet sich dein Herz voller Freude bei dem Gedanken an eine zu treffende Entscheidung, wird sie dich an den Ort tragen, der in deinem Inneren wohnt, an deinen wahren Wesenskern. Es gibt immer viele Wege zu beschreiten, entscheide dich für den lichtvollen Weg, er ist gekennzeichnet durch Leichtigkeit, Freude und inneren Frieden. Ich helfe dir gern, diesen Weg zu erkennen, bitte mich und ich reiche dir meine Hand. So sei es!

Wasserelement:

Nierenmeridian-Affirmation:
Du bist fließendes Sein voller Licht.

Geliebtes Wesen, es ist so schön, dass du hier bist. Es ist wunderbar, dass du mich gefunden hast. Du hast so gut zugehört. Ich bin stolz auf dich. Ich rufe im Moment vermehrt die Seelen auf, sich zurückzuerinnern, wer sie wahrlich sind. Du hast meinen

Ruf gehört und bist ihm gefolgt. Du bist deinem Inneren gefolgt. Bleibe dabei, mache immer weiter, bis sich alle Zweifel und alle Angst vollständig aufgelöst haben und du im Hier und im Jetzt dein Licht konstant in die Welt strahlen kannst. Du schaffst das, ich bin bei dir! Bitte mich um Unterstützung, sie sei dir gewährt. So sei es!

Ni 2 Feuerelement: Deine Liebe fließt stetig in die Welt.
Geliebtes Wesen, du bist ein Funke Gottes, dein Licht und deine Liebe strahlen unaufhörlich in die Welt. Und die Welt strahlt dein Licht und deine Liebe zurück zu dir. Liebe und Licht sind sich ausdehnende Energien, sie sind frei zu jeder Zeit und kennen keine Hindernisse. Licht und Liebe durchdringen das gesamte Sein. Sei dir der Liebe bewusst, die du bist, dann fließt dein Leben - angefüllt mit innerem Frieden und Freude. Ich reiche dir gern meine Hand, um dich zu führen und dich zu begleiten auf dem Bewusstwerdungsweg deiner Liebe. So sei es!

Ni 3 Erdelement: Dein Körper bewegt sich fließend im Einklang mit der Liebe des EINEN.
Geliebtes Wesen, dein Körper ist dein Ausdruck von Liebe, gefiltert durch deine Emotionen, deine Erfahrungen und deine Glaubensmuster. Erinnere deine wahre Essenz, ihr Sitz im Körper ist in deinem Herzen. Deine wahre Essenz ist Liebe, lass sie durch deinen Körper fließen, immer und immer wieder. So lernt dein Körper, sich im Einklang der Liebe des Einen zu bewegen. Ich reiche dir gern meine Hand, um dich immer und immer wieder daran zu erinnern, dass du deine Liebe fließen lassen solltest. So sei es!

Ni 7 Metallelement: Dein inneres Strahlen fließt liebevoll nach außen, immer.
Geliebtes Wesen, welch prachtvolles Sein du bist, welche Schönheit du in dir verbirgst! Du weißt es sicherlich gar nicht. Bringe deinen wahren Wesenskern nach außen, lebe authentisch deine Wahrheit von Liebe, Dankbarkeit, Demut, Vertrauen und Hingabe. Besinne dich auf die Tugenden des Herzens, so strahlt dein Inneres liebevoll nach außen. Ich helfe dir gern, dein Strahlen zu erkennen. Bitte mich, und ich werde dir meine Hand reichen und dir von deiner Schönheit berichten, immer und immer wieder. So sei es!

Ni 10 Wasserelement: Dein Fließen im Sein ist lichtvoll und liebevoll, immer.
Geliebtes Wesen, traue dich, dich auf dich zu besinnen. Du bist, der du bist, von Gott gewollt und immer voller Liebe angenommen. Sei, denn dann bist du! Du bist dem Anschein nach dieses und jenes, doch in deinem Wesenskern bist du einfach nur. Darum lade ich dich ein, auf der neuen Erde einfach zu sein. Denn du bist, was du bist, das du bist: ewige Schwingung, die sich zuweilen mit ihrem Bewusstsein in der Materie verdichtet. Ich reiche dir meine Hand und schenke dir einen Augenblick bewusstes Sein. So sei es!

Ni 1 Holzelement: Dein Wachstum, dein Ausdehnen ist fließend und liebevoll, immer.
Geliebtes Wesen, bist du mit allen Wassern gewaschen? Hat dich deine Erfahrung gelehrt, immer auf der Hut zu sein? Den anderen immer einen Schritt voraus zu sein? Diese Zeit geht nun dem Ende zu. Nun ist es wichtig und sinnvoll, dich mit dem Wasser der Liebe zu waschen, dir in der Auseinandersetzung mit dem Außen, mit anderen

Menschen, Tieren, Pflanzen oder auch in Situationen deiner inneren Liebe bewusst zu sein und sie zum Ausdruck zu bringen. Ich reiche dir gern meine Hand, dich immer und immer wieder an das Wasser der Liebe zu erinnern, denn es ist wahrhaftig. So sei es!

Blasenmeridian-Affirmation:
Du bist das Licht, du bist die Liebe im ALLES, was ist.

Geliebtes Wesen, ich sehe dich eingepackt in die Hände des All-eins-Seins. Du bist getragen, vom "Alles, was ist". Begib dich nun hinein in diese Energie. Sie ist deine dir innewohnende göttliche Ebene. Verweile nicht mehr länger im Außen und glaube nicht mehr länger, was du im Außen siehst. Beginne nun zu glauben, was dein Inneres dir mitteilt. Die Kraft und die Freude in dir sind die Wahrheit. Sie verbinden dich mit allem, was ist. So ist es dir möglich, die Trennung aufzuheben. Bitte mich um Hilfe, ich will sie dir gerne gewähren und dich wieder willkommen heißen in der Verbundenheit mit deinem göttlichen Funken. So sei es!

Bl 60 Feuerelement: Du bist Liebe, immer.
Geliebtes Wesen, auch wenn du dir dessen noch nicht vollständig bewusst bist, so ist es dennoch wahr. Du bist Liebe, immer. Öffne dein Herz nun für dich selbst, für das, was du in Wahrheit bist. Alles ist in steter Bewegung, in ständiger Veränderung. Jedoch, geliebtes Wesen, ist die Liebe ewig. Sie ist! Du wirst dir dessen immer bewusster werden. Ich reiche dir meine beiden Hände, um dich zu führen und dich zu begleiten auf dem Weg in dein Herz. So sei es!

Bl 54 Erdelement: Dein Körper ist Liebe, immer.
Geliebtes Wesen, verweile im Fokus der Liebe. Denn die Liebe ist wirklich, sie durchstrahlt deinen gesamten Körper. In jeder einzelnen Zelle in dir ist sie beheimatet. Du vertraust noch immer nicht? Dein Körper sendet dir Schmerz und Unbehagen? Geliebtes Wesen, verweile selbst dann im Fokus der Liebe, fühle die Kraft des Göttlichen in all dem, was du bist, denn das ist real, das ist wirklich! Ich reiche dir meine beiden Hände, nimm sie an, ich führe und geleite dich durch Dunkelheit und Zweifel zurück in Licht und Liebe, in das Vertrauen auf das, was dein wahres Sein ist. So sei es!

Bl 67 Metallelement: Dein Erschaffen, dein Hervorbringen ist Liebe, immer.
Geliebtes Wesen, beginne nun, dich wohlzufühlen in deinem inneren Haus. Es ist deine Kraft, deine Energie, deine Liebe, die du in ihm zum Ausdruck bringst. Beim Erschaffen, beim Hervorbringen sei bewusst in der Liebe deines inneren Heimes, so wirst du Liebe nach außen tragen und Liebe erschaffen und hervorbringen. Nun nimm meine beiden Hände und lasse dich von mir führen, um in der Kraft der Liebe des Einen zu verweilen. Das ist meine Aufgabe. So sei es!

Bl 66 Wasserelement: Dein tiefster Schmerz ist Liebe, immer.
Geliebtes Wesen, du fühlst dich verletzt, beschmutzt, traurig, einsam und getrennt von dem, was du vermeintlich wirklich bist? Ich sage dir, du bist nicht wirklich getrennt, nicht alleine und einsam in deinem Schmerz. Selbst der Schmerz ist voller Licht und Liebe. Nimm nun das Licht und die Liebe in deinem tiefsten Schmerz an, so wandelt

er sich und du dich auch. Bitte mich um Unterstützung bei dieser Wandlung. Ich reiche dir meine beiden Hände und führe dich auf den Weg der Liebe und des Lichtes. So sei es!

Bl 65 Holzelement: Dein Wachstum, dein Ausdehnen ist Liebe, immer.
Geliebtes Wesen, dir gefällt nicht, was du dir geschaffen hast, was du im Moment erlebst? Sei nicht traurig, sondern nimm es an und erschaffe dir etwas Neues. Dein Erschaffen, dein Wachstum, dein Ausdehnen sind immer Liebe. Sei dir dessen gewiss. Es gibt keinen großen Richter, der dein Wachstum einmal bewertet, außer dir. Lass los und höre auf damit. Erkenne, dass alles, was ist, Liebe ist. Lass dich von mir führen, ich bringe dich auf den Pfad der Liebe. So sei es!

Holzelement:

Lebermeridian-Affirmation:

Du bist das mächtigste Wesen im Universum, das ALLES und das NICHTS.

Geliebtes Wesen, deine Macht, derer du dir schon bewusst bist, hat Einfluss auf das "Alles, was ist". Wie bewusst bist du dir deiner Macht, deiner Schöpferkraft? Fürchtest du dich vielleicht sogar vor deiner eigenen Macht und Schöpferkraft? Geliebtes Wesen, das brauchst du nicht, denn alles, was du erwirkst, ist immer göttlichen Ursprungs. Zu jeder Zeit. Deine Macht und deine Schöpferkraft sind ewig. Sie strahlen seit Anbeginn des Universums in den Kosmos, seit Äonen bist du nun schon mächtig. Nimmst du deine Macht auch an im Alltag? Lebst du sie voller Liebe und Achtung allem Leben gegenüber? Nimm meine

Hände, ich schärfe dein Bewusstsein für deine Macht und deine Schöpferkraft. So sei es!

Le[12] 2 Feuerelement: Deine Liebe ist die Macht des Alls, immer. Geliebtes Wesen, du glaubst nicht, dass du allmächtig bist? Du erlebst eher Hilflosigkeit und Ohnmacht? Das ist nicht wirklich, deine Liebe ist immer, zu jeder Zeit mächtig im All. Deine Liebe strahlt in jedem ewigen Moment deines Seins auf ihrer Seelenposition in das All. Sie ist immer gegenwärtig, das Licht deiner Liebe kann nicht erlöschen, denn es ist ein ewiges Licht. Es ist Licht aus sich selbst heraus. Nimm meine Hände, ich führe und geleite dich zu erkennen, dass du dieses Licht und diese Liebe bist, immer. So sei es!

Le 3 Erdelement: Der Zauber deines Körpers ist mächtig, immer. Geliebtes Wesen, du glaubst nicht, dass du etwas Besonderes ausstrahlst, dass dein Körper mit all seinem schönen Sein zu jeder Zeit ins Universum strahlt als das, was er in Wahrheit ist? Als ein Ausdruck der höchsten Liebe? Erinnere dich, wer du wirklich bist, erinnere dich daran, dass du gemacht bist aus der einen Kraft allen Seins, aus der Liebe, die ewig ist. So unterliegt dein Körper dem besonderen Zauber der göttlichen Kraft des ewigen Seins. Ich reiche dir meine Hände, um dich zu führen und zu leiten, damit du dir des Zaubers deines Körpers bewusst wirst. So sei es!

Le 4 Metallelement: Die Macht des Nach-außen-Tragens bist du, immer.
Geliebtes Wesen, du glaubst nicht, dass dein Denken, dein Fühlen und dein Handeln machtvoll sind? Du glaubst nicht,

12) Leber

dass du selbst machtvoll Einfluss nimmst auf alles, was ist? So erkenne nun deinen Irrtum. Alles, was dein Sein ist, strahlt in das All. Das ist deine Macht, das ist dein Beitrag am All-eins-Sein. Jeder Schritt, jeder Gedanke, jedes Gefühl ist eine Manifestation, und du bringst sie machtvoll nach außen. Erinnere dabei, dass die Liebe ewig ist, sei dir dessen bewusst. Ich reiche dir meine Hände, um diese Erinnerung in deinem Bewusstsein aufrechtzuerhalten. So sei es!

Le 8 Wasserelement: Dein Fließen ist voller Macht, immer. Geliebtes Wesen, bist du dir des Fließens in deinem Leben bewusst? Hast du erkannt, dass Leben nichts anderes als steter Fluss ist? Dann hast du richtig erkannt. Alles, was du tust, bringt machtvolles Fließen hervor. Das, was du eigentlich tun möchtest, jedoch nicht tust, bringt machtvolles Stocken hervor. Liebesanteile von dir werden so nicht ins Leben gebracht. Du fühlst Stagnation und erlebst Blockaden. Nimm meine Hände, ich reiche sie dir, damit du dich traust, das zu tun, was deinem wahren Herzen entspringt. So sei es!

Le 1 Holzelement: Dein Wachstum, dein Ausdehnen ist Macht, immer.
Geliebtes Wesen, ich sehe deine Schönheit und dein Strahlen. Du bist von unvorstellbarer Macht. Du strahlst in das ganze Universum. Dein Funke strahlt genauso mächtig wie jeder andere Funke in das "Alles, was ist". Du glaubst es noch immer nicht? Du erlebst andere als mächtiger, als dominierend? Das ist nicht real, lass dich ein auf deine Macht und beginne nun, an sie zu glauben. Ich reiche dir meine Hände, ich helfe dir, dich daran zu erinnern, wer du wirklich bist und wie du dir deiner Macht bewusst werden kannst. So sei es!

Gallenblasenmeridian-Affirmation:
Willkommen im Haus des herrschaftlichen Lichtes. Dein Licht durchstrahlt alle Dimensionen und Äonen.

Geliebtes Wesen, endlich bist du bereit, deinen Platz in unserer Mitte einzunehmen. Du hast erkannt, dass du immer ein Teil von allem, was ist, bist? Dass du geliebt bist und selbstverständlich? Dass ohne dich das Universum in seiner bestehenden Form nicht wäre? Dann bist du angekommen. Wir lieben dich, und wir haben so lange auf dich gewartet. Und nun bist du hier bei uns und bist dir bewusst, dass du wahrhaftig nie getrennt warst. Geliebtes Wesen, so zürne dir nicht. Denn das ist der Weg des Einen, der Weg der Erkenntnis, der im Inneren stattfindet. Nimm deinen Raum unter uns voller Liebe ein und verbinde die hohe Schwingung mit der irdischen, denn so geschieht Wandel. So sei es!

Gb 38 Feuerelement: Du bist der Herrscher in deinem Licht, immer.
Geliebtes Wesen, nimmst du deine wahre Position ein? Bist du der Herrscher in deinem Licht, in deinem Geist, in deinen Gefühlen, in deinen Gedanken und in deinem Körper? Oder hast du dich abgegeben? Du selbst bist verantwortlich für das, was du bist. Erinnere dich nun an deinen ewigen freien Willen. Setze ihn weise ein für das, was du in Wahrheit möchtest. Sei du nun der Herrscher in deinem Licht, denn das ist im Sinne deines Herzens. Lebe deine individuelle Herzensenergie. Ich reiche dir meine Hände, um dich zu führen und zu geleiten, dir deinen freien Willen bewusst zu machen und ihn ins Leben zu bringen. So sei es!

Gb 34 Erdelement: Du bist der Herrscher in deinem Körper, immer.

Geliebtes Wesen, hast du die wahre Brillanz deines Körpers verstanden? Weißt du um das harmonische Zusammenspiel all deiner Körperfunktionen? Sei dir immer bewusst, dass alles in deinem Körper harmonisch zusammenwirkt, um das zum Ausdruck zu bringen, was du ins Leben bringen möchtest: deine Liebesenergie. Sei dir bewusst, dass dein Geist, dein wahres Selbst, deinen Körper lenkt. Löse dich von deinem Ego, und nimm den freien Willen der Heilung an. Bitte mich um Führung in dieser Sache, so werde ich dich mit allem, was du brauchst, in Berührung bringen. So sei es!

Gb 44 Metallelement: Der lichtvolle Herrscher gebiert Licht, immer.
Geliebtes Wesen, hast du das Gefühl, ein gefallener Engel zu sein? Im Grunde weißt du, wer und was du bist? Aber dennoch rutschst du immer wieder zurück in alte Verhaltensmuster und Gedanken- und Gefühlskonstrukte? Selbst dieses Erleben ist lichtvoll geprägt und verändert nichts an deinem wahren Sein. Du bist, du bleibst und du wirst im Wesenskern immer der lichtvolle Herrscher sein, der du von Herzen zu sein wünscht. Denn deine Herzensenergie und dein Herzbewusstsein manifestieren zu jeder Zeit. Ich reiche dir meine Hände, um dich zu führen und dabei zu unterstützen, dir deiner lichtvollen Herzensenergie bewusst zu sein. So sei es!

Gb 43 Wasserelement: Hochherrschaftlich bist du, lichtvoller Fluss, gegrüßt und immer willkommen.
Geliebtes Wesen, verneigst du dich vor deinem eigenen Sein? Ehrst du das, was du bist? Nein, noch immer nicht? Nun ist der Zeitpunkt gekommen, damit zu beginnen. Sei dir deines lichtvollen Fließens bewusst. So wirst du vom

lichtvollen Fließen des Seins willkommen geheißen. Du erlebst dementsprechend lichtvolles und liebevolles Miteinander mit Menschen, Tieren, Pflanzen und Gegebenheiten. So entfaltet sich dein Himmel auf Erden. Bitte mich um Rat, ich helfe dir gerne, dein inneres Licht und dein wahres Sein zu ehren. So sei es!

Gb 41 Holzelement: Ehre, wem Ehre gebührt. Du bist ein ehrwürdiger Herrscher im lichtvollen Sein, immer.
Geliebtes Wesen, glaubst du, dass du würdig bist, dich selbst zu ehren? Das zu ehren, was du in Wahrheit bist – ein Funke Gottes? Nein, nicht so ganz, nicht in allen Situationen in deinem Leben? So lade ich dich von Herz zu Herz ein, nun deinen ehrwürdigen Platz im Universum einzunehmen. Sei dir bewusst, dass du ein würdiger Herrscher im Universum bist. Beschenke dich selbst mit Würde und Liebe. Du findest dieses Geschenk im Inneren deines Herzens, dort, wo du deinen wahren Sitz hast. Ich helfe dir gerne, dein Geschenk der Würde ihn dir zu finden. Lade mich ein, so reiche ich dir meine Hände. So sei es!

ZG/GG, das Element in der Mitte (Bauchnabel): Göttliche Ewigkeit durchdringt dein Sein. Ewige Liebe und Sinn sind.

ZG[13]/GG[14] Bauchnabel: Informationsaustausch und Schaltstelle zwischen dem wahren Wesenskern und dem entstandenen Ego.

13) Zentralgefäß

14) Gouverneursgefäß

Geliebtes Wesen, sei dir bewusst, dass du zwei Ebenen durchlaufen kannst. Zum einen die Ebene des Informationsaustausches über dein entstandenes Ego und zum anderen die Ebene deines wahren Selbst. Wende dich der Ebene deines wahren Selbst zu, denn das ist der Weg der Herzensenergie. Das ist der Weg der liebevollen Wandlung vom Außen zum friedvollen Innen. Wenn du dir deines friedvollen, ewigen Innen bewusst bist, wirst du im Außen auch Frieden erzeugen. Ich reiche dir meine Hände, um dich zu führen und zu geleiten, deinen wahren Wesenskern kennenzulernen und ihm zu folgen. So sei es!

5. Schulung der Eigenwahrnehmung

Nun ist die Aktivierung Ihres gewählten Seinszustands abgeschlossen. Ich bitte Sie, Ihren Ich-Satz noch einmal laut zu sagen und die Voraktivitäten, die Sie im 3. Schritt der Aktivierung gemacht haben, noch einmal zu wiederholen. Spüren Sie noch einmal in sich hinein, nehmen Sie nun Ihre Gefühle wahr und denken Sie an Ihre Situation im Alltag. Beobachten Sie sich in den nächsten Tagen, und nehmen Sie Ihr verändertes Sein, Ihr verändertes Verhalten und Ihr neues Handeln wahr. Es werden Ihnen Sachverhalte und Verhaltensweisen bei Ihnen selbst und in Ihrem Umfeld bewusst, die es Ihnen ermöglichen, weiter zu wachsen, weiter zu entdecken. Dann kommt auch schnell der nächste Impuls für eine erneute Aktivierung. So kommen Sie immer mehr bei sich selbst an. Auf diese Weise heben Sie automatisch einen Schleier nach dem anderen an und sind sich immer mehr des Lichtes bewusst, das Sie sind.

Einige Empfehlungen für Ihre neu gewählten Seinszustände

Es gibt viele Seinszustände, die ich Ihnen empfehlen kann. Einige liste ich hier auf, vielleicht sind Sie Ihnen eine gute Inspiration auf der Suche nach Ihrem richtigen Seinszustand.

Ich bin Liebe.

Ich bin göttliche Liebe.

Ich bin bedingungslose Liebe.

Ich bin mutig.

Ich bin voller Freude über mein Sein.

Ich bin geschätzt.

Ich bin lebendig.

Ich bin still.

Ich bin leicht.

Ich bin hoffnungsvoll.

Ich bin.

Ich bin ausgeglichen.

Ich bin beschwingt.

Ich bin voller Mitgefühl.

Ich bin Vergebung.

Ich liebe es, Liebe zu sein.

Ich liebe es, göttliche Liebe zu sein.

Ich liebe es, bedingungslose Liebe zu sein.

Ich liebe es, mutig zu sein.

Und so weiter ...

Ich bin vertrauensvoll.

Ich bin mit mir selbst vertraut.

Ich bin sicher in mir.

Ich bin mir selbst wertvoll.

Ich bin für mich verantwortlich.

Ich bin frei.

Ich bin gelassen.

Ich bin großzügig.

Ich bin Frieden.

Ich bin in Frieden.

Ich bin bereit.

Ich bin begnadet.

Ich bin angenommen.

Ich bin zuversichtlich.

Ich bin von gleicher Gültigkeit.

Ich bin berücksichtigt.

Ich bin ganz.

Ich bin einfühlend.

Ich bin harmonisch mit mir selbst.

Ich bin in Harmonie.

Ich bin zuverlässig.

Ich bin zufrieden.

Ich bin befriedigt.

Ich bin dankbar.

Ich bin vergnügt.

Ich bin offen.

Ich bin erfüllt.

Ich bin begeistert.

Ich bin barmherzig.

Ich bin machtvoll.

Ich bin kraftvoll.

Ich bin loyal.

Ich bin findig.

Ich bin geführt.

Ich bin begnadet.

Ich bin begnadet, Liebe zu empfangen.

Ich bin ruhig.

Ich bin voller Sinn.

Ich bin fähig.

Ich bin motiviert.

Ich bin verehrt und bewundert.

Ich bin bescheiden.

Ich bin Wahl.

Ich bin stolz.

Ich bin sanft.

Ich bin begnadet zu verändern.

Ich bin glücklich.

Ich bin beweglich.

Ich bin wahrhaftig.

Ich bin im Fluss.

Ich bin verbunden.

Ich bin rein.

Ich bin spielerisch.

Ich bin Anfang und Ende.

Ich bin Yin und Yang.

Ich bin das Alles und das Nichts.

Das ist eine Auswahl an möglichen Seinszuständen. Sicherlich fallen Ihnen noch mehr ein. Seien Sie kreativ!

Für wirklich hartnäckige Themen, die Sie nur schwer wandeln können, empfiehlt es sich, "Ich liebe es, ... zu sein" zu verwenden. Versuchen Sie es!

Jeder Mensch hat seine ganz eigenen Gedanken, nutzt seine ganz eigenen Worte und eigenen Bilder und Interpretationen. Darum ist der Weg der Bewusstwerdung für jeden Menschen ein ganz eigener, ein magischer Weg. Er braucht seine ganz eigenen Worte und Bilder.

Ich wünsche Ihnen, dass Sie sich selbst finden und dass Sie die Magie und das Wunder darin erkennen herauszufinden, wer Sie wirklich sind!

Meditationen und Texte zur Aktivierung von Bewusstwerdung

Wenn ich Dinge, wie z.B. die Chakren, die Eintrittspunkte der Extrameridiane oder auch die Elemente mit Wasser berühre, sehe ich Bilder oder ich bekomme ganz klar Worte und Sätze. Ich habe diese Bilder und Infos aufgeschrieben. Bei den Chakren und den Extrameridianen gab es auch einen Weg, den ich in den folgenden Texten beschreibe. Ich beschreibe mit meinen Worten, was ich alles auf dem Weg gesehen habe und was es mit mir gemacht hat. Auf diese Weise begann die Arbeit mit Erzengel Ariel. Sie hat für mich die Schwingung gehalten, damit ich alles aufschreiben konnte. Bei den Elementen habe ich keine Wege gesehen, da gab es keine Geschichten dazu. Die Informationen sind anders. Sie sind wie Rätsel, bei denen wir ihre tiefere Bedeutung erkennen sollen.

Beim Schreiben dieser Sätze ist mir klar geworden, dass die Elemente auf der Erde und auch die in unserem Körper, die ausgedrückt werden über Gefühle und über Organbezüge, die Aufgabe haben, uns etwas bewusst zu machen. Sie haben die Aufgabe, uns das göttliche Licht, die göttliche Liebe in allem, was ist, bewusst zu machen. Darüber hinaus beinhalten sie, was beim genauen Lesen und beim tieferen Verständnis ersichtlich wird, wunderbare Ideen zur Aktivierung von Seinszuständen zur Bewusstwerdung.

Die Geschichten und die Texte haben mich vorbereitet auf die Arbeit mit der Aktivierung der Seinszustände, und sie haben eine Brücke geschlagen zwischen dem Himmel und der Erde. Sie sind allesamt sehr heilsam. Die relativ kurzen Aktivierungssätze aus dem vorigen Kapitel sind erst viel später entstanden, als für mich klar war, dass wir hier auf der Erde ein gutes, einfaches System brauchen, um Bewusstwerdungsprozesse sinnvoll zu unterstützen. Es sollte so aufbereitet sein, dass uns Menschen die Zusammenhänge unseres Erlebens bewusst werden, auch ohne den ganzen Tag zu meditieren, sondern gerade eben mitten in unserem täglichen Erleben. Erzengel Ariel und ich haben durch unsere Zusammenarbeit genau das umgesetzt.

Ich habe Texte und Geschichten der Chakren, der Extrameridiane und der Elemente hier angefügt, weil Sie gut mit Ihnen arbeiten können. Sie können sie als Meditationen in Gruppen verwenden, bei einzelnen Klienten oder auch bei sich selbst. Es hat sich als sinnvoll erwiesen, die Chakren, die Eintrittspunkte der Extrameridiane oder auch die Elemente bei sich am Körper zu halten - während der Meditationen oder während Sie die Infos lesen. Die Informationen und die Geschichten dienen auch der Aktivierung, und da macht es Sinn, den Fokus durch Berührung auf ihnen zu halten.

Sie können mit ihren Gruppen, mit Klienten oder auch für sich selbst im 5-Schritte-Modell arbeiten. Aktivierungen haben immer den Sinn und den Zweck einer Bewusstwerdung. Es wird Ihnen und Ihren Klienten etwas bewusst werden, wenn Sie die Erfahrung eines Vorher und Nachher machen können, selbst wenn Ihnen erst einige Tage später Zusammenhänge in Ihrem Leben bewusst werden.

Die Chakren

Wurzelchakra

Suchen Sie sich ein ruhiges Plätzchen, und nehmen Sie sich ein bisschen Zeit für Ihre Aktivierung. Gehen Sie einmal in sich, in Ihr Erleben, und nehmen Sie wahr, was es gerade mit Ihnen macht. Nehmen Sie Ihre Gefühle wahr, und richten Sie auch Ihren Fokus einen Moment auf Ihre Gedanken.

Berühren Sie nun Ihr erstes Chakra. Geben Sie sich einen Moment Zeit, sich auf die Energie einzulassen. Achten Sie darauf, ob die Energie in Ihrem Chakra rechtsherum dreht und ob es rot leuchtet. Im Idealfall ist dem so. Ich bitte Sie, einfach anzunehmen, was Sie sehen und fühlen. Im Laufe der Meditation wird sich Ihr Chakra so verändern, wie es für Sie und Ihre Bewusstwerdung gerade richtig und passend ist.

Nun lesen Sie meinen Bericht, die Geschichte dazu.

Ich stehe an einem riesigen Krater. Ich habe noch nie etwas so Gigantisches gesehen. So weit mein Auge reicht, nehme ich rot fließende Energie wahr. Sie ist von tiefem, dunklem Rot, fast so wie altes Blut. Der Krater weist eine Linienführung auf, als ob jemand immer wieder in der gleichen Richtung um ihn herumgelaufen wäre. Das sieht aus wie rote Erde mit einer Rechtsdrehung. Es sieht ähnlich aus wie die rote Erde in Australien. Hier gibt es auch eine sehr karge Landschaft, bis auf die Erde nehme ich keine Lebewesen wahr. Es gibt keine üppige Vegetation oder viele Tiere. Hier ist eher karge Einsamkeit.

Ich folge meinem Impuls und berühre die Erde mit meinen Fingern. Sie fühlt sich an wie andere Erde auch. Sie ist sehr trocken und gleitet mir leicht durch die Hände. Interessanterweise, obwohl hier alles staubtrocken ist, staubt diese Erde gar nicht beim Rieseln durch meine Finger. Sie fühlt sich eher leicht und gut an. Meine Finger fühlen sich nach dem Durchrieseln der Erde gepflegt an, wie nach dem Cremen mit einer reichhaltigen Lotion. Ich nehme nun beide Hände und halte die aufgenommene Erde erst nur in ihnen fest. Dann reibe ich sie fest in meine Hände ein und lasse sie auf den Boden rieseln. Wirklich erstaunlich, aber meine Hände fühlen sich wie frisch gecremt an, ganz weich und samtig, wie ein Kinderpopo. Das tut mir sehr gut, ich merke, wie die Kraft der Erde, ihre Sanftmut und ihr Vertrauen tief in meine Hände einsickern. Ich fühle nun, wie sich diese Kraft, diese Sanftmut, dieses unbeschreibliche Urvertrauen ganz tief in meinen Händen ausdehnt. Es entsteht eine unglaubliche Spannkraft in ihnen. Der Wunsch, etwas zu tun, zu handeln, manifestiert sich immer stärker.

Ich werde ganz aufgeregt und bin voll freudiger Erwartung. Ich möchte mich am liebsten ganz ausziehen und meinen ganzen Körper mit dieser wunderbaren Heilerde einreiben. Ich schaue mich um, und der Gedanke, mich ganz auszuziehen, mich dieser Erde ganz hinzugeben, wird immer weniger abwegig. Hier ist ja niemand außer mir. Auch in der Ferne ist niemand zu sehen. Also tue ich, was ich fühle. Ich entkleide mich vollständig und stehe nun ganz nackt an diesem riesigen Krater. Ich fühle mich richtig gut dabei. Ich atme tief ein und aus. Ich nehme wahr, wie sich mein Körper mit meinem Atemrhythmus bewegt. Der Rhythmus und die darauffolgende wellenartige Bewegung, die mein Körper aufweist, lassen mich ganz ruhig werden, bereit für das Einreiben meines Körpers mit dieser Erde.

Ich stehe hier und fühle plötzlich, wie warme trockene Erde meine Füße umschlingt. Die rote, trockene Erde fängt an, meine

Füße zu umschlingen wie Wurzeln, die an einem Baum wachsen, etwa wie Efeu, der sich um den Stamm von Bäumen rankt. Das Umschlingen der Erde ist wunderbar. Es fühlt sich so gut und so richtig an wie nichts zuvor in meinem Leben. Langsam steigt die Erde immer höher, über meine Füße hinaus und meine Waden hinauf.

Ich habe nun das Bedürfnis, mich zu setzen und mich auf den Rücken zu legen, mich vollständig dieser Heilerde hinzugeben. Ich folge meinem Bedürfnis voller Vertrauen und liege nun wohlig entspannt, voller Hingabe mit geschlossenen Augen, leicht gespreizten Beinen und leicht angewinkelten Armen auf der Erde und lasse geschehen, was geschehen soll. Ich spüre, wie die Erde meinen Rücken schmeichelt. Erst die Partie in der unteren Lende, und allmählich schmeichelt sie meinen ganzen Rücken hinauf bis in meine Schultern. Die heilende Kraft der Erde umfließt nun meinen Nackenbereich und dringt immer weiter vor, bis auch mein ganzer Kopf wunderbar weich umschlossen ist. Ich bin so gut gebettet wie ein Neugeborenes in den glücklichen Armen seiner Mutter. Ich bin in vollkommener Sicherheit.

Ich spüre, wie meine Beine immer weiter umschlossen werden von dieser wunderbaren Erde. Die Heilkraft, die in ihr wohnt, durchströmt nun meine Beine und steigt immer höher. Sie umfließt schließlich meine Oberschenkel, fließt in meinen Schambereich. Und ich fühle Erstaunen, als ich bemerke, dass sich die Erde unterhalb meiner Scham rechtsdrehend zu einem Trichter formt. Solch ein Trichter, wie er auch hier am Krater zu sehen ist.

Mittlerweile ist mein ganzer Körper bedeckt von dieser wunderbaren Energie. Ich fühle mich zutiefst wohl und geborgen in dieser Erde und in meinem Körper. Ich spüre nun, wie die Kraft dieser wundervollen Energie, diese sanftmütige, vertrauenerweckende Energie, in meinen Körper einsackt, immer tiefer, immer tiefer bis hinein in mein Zellgedächtnis. Tief im Zellgedächtnis meines gesamten Körpers nehme ich nun die Kraft der Erde wahr. Sie umschließt mein Sein und füllt mich mit Sicherheit und Geborgenheit. In ihr ist die Kraft des ewigen Seins des Universums. Diese Kraft verbindet sich in diesem Moment mit meinem Körper.

Ich fühle mich so kraftvoll, so energiegeladen wie noch nie zuvor in meinem Leben. Ich halte meine Augen geschlossen und atme im gleichmäßigen Rhythmus ein und aus. Ich atme bis 4 zählend ein, festige so die Kraft der Erde in meinem Zellgedächtnis. Und ich atme bis 4 zählend aus, dabei entweicht alles, was nicht der Kraft entspringt. Ich verbleibe fünf Minuten lang in diesem Atemrhythmus.

Nun öffne ich langsam wieder meine Augen. Ich liege auf der roten Erde und bin tief umschlungen von ihr. Langsam bewege ich meine Füße, meine Hände, meine Beine und schließlich meinen ganzen Körper. Ich spüre und sehe, wie sich die rote Erde von mir löst. Ich brauche gar nichts tun. Von ganz allein, so als wisse sie genau, was sie tut, fällt sie von mir ab und hinterlässt ein wunderbar geschmeidiges Gefühl auf meiner Haut. Ich richte mich langsam wieder auf und befühle ganz erstaunt meine seidige Haut. Tief in mir, in dem, was in mir ist, hat sich ganz fest das Bild dieses Kraters verankert, der mir, wann immer ich es brauche, das Gefühl von Sicherheit, von Geborgenheit und von Genährtsein schenkt. Alles ist immer für mich da. Es ist in mir drin. Kein Außen dieser Welt, kein Erleben, kein Erfahren kann mir das mehr nehmen. Ich richte mich zu meiner vollen Größe auf und spüre sofort die tiefe Verbundenheit, die unschätzbare Kraft der Erde in mir und ihre Verbindung zu mir und meinem Erleben im Körper.

Oh Gott, wahrlich, ich bin angekommen. Und ich danke für die Erfahrung. Ich lege meine Kleider wieder an, hebe meinen

Blick zum Krater und erkenne nun im Rot der Erde, im Fließen der Erde, die göttliche Liebe. Ich bin der göttlichen Liebe ewiglich dankbar und für immer verbunden. Amen!

Nach der Meditation bitte ich Sie, Ihren Fokus noch einmal bei Ihren Gedanken zu lassen und Veränderung wahrzunehmen. Spüren Sie auch noch einmal in Ihre Emotionen hinein, und nehmen Sie dort die Veränderung wahr. Zum guten Schluss achten Sie noch einmal auf die Farbe Ihres Chakras und auf seine Drehung. Seien Sie ganz fest im Vertrauen, dass alles in diesem Moment genau so ist, wie Sie es für Ihre Bewusstwerdung brauchen.

Sie können alle Chakren in dieser Weise verwenden. Spüren Sie intuitiv oder wählen Sie ein Testverfahren, um herauszufinden, welches oder welche Chakren Sie aktivieren möchten, um eine Bewusstwerdung zu aktivieren.

• • •

Sexualchakra

Ich stehe inmitten eines riesigen orangefarbenen Sees. Ich stehe in der Mitte dieses Sees. Er weist eine Drehung auf, eine Drehung nach rechts. Hier ist nichts als dieser riesige See, der orangefarben schimmert und rechtsherum dreht. Ich stehe in der Mitte und bin fasziniert von dieser leuchtenden Farbe. Ich bin überrascht, dass ich sozusagen auf dem orangefarbenen Wasser des Sees stehe.

Ich beuge mich hinunter und befühle das Wasser. Meine Hände tauchen erst vorsichtig ein. Das Orange fühlt sich gut an, es ist wie Seide auf meiner Haut. Das Gefühl von Seide, von Geschmeidigkeit, von kostbarem Wert dringt sofort tief ein in meinen Körper. Es sickert ein in das Zellgedächtnis meiner Hände. Sofort spüre ich Impulse der Kostbarkeit. Kostbarkeit, wie ich sie sonst nur kenne, wenn es um edlen Schmuck geht, z. B. die Kronjuwelen der Königin von England. Ja, so fühle ich dieses orangefarbene Wasser in meinen Händen, es ist eine große Kostbarkeit, die mir hier zuteilwird. Ganz langsam, um auch alles zu genießen und wahrzunehmen, tauche ich meine Arme bis zu den Ellenbogen in das Wasser. Ein Laut des Entzückens entschlüpft meiner Kehle. Meine Arme und meine Hände fühlen sich unsagbar kostbar an. Ich befühle sie und nehme ihre Einzigartigkeit wahr. Einfach wunderbar.

Ich möchte mich ausziehen, meine Kleidung vollständig ablegen, um das Gefühl von Kostbarkeit auf meinem ganzen Körper und bis tief hinein in mein Zellgedächtnis wirken zu lassen. Niemand ist hier im Moment, ich bin allein und entledige mich meiner Kleider. Ich gebe mir jetzt die Erlaubnis, die Erfahrung von Kostbarkeit zu bewirken, sie zu verankern in meinem tiefsten Sein.

Ich weiß mit einem Mal, was ich tun muss, um das zu bewirken, um mich hineinbegeben zu können in das orangefarbene Wasser, denn im Moment stehe ich ja noch obendrauf! Ich nutze dazu bestimmte Atemrhythmen. Ich atme bis 5 zählend ein und bis 5 zählend aus, und ich nehme wahr, wie mein Körper allmählich in diesem Rhythmus in das Wasser des orangefarbenen Sees eintaucht. Ich sinke, das Wasser umspült nun meine Füße, sie kribbeln wohlig und leuchten im schönsten Orange, das ich jemals gesehen habe. Ich fühle ihre unendliche Kostbarkeit, so als hätte ich hochherrschaftliche Juwelen an den Füßen und auch in ihnen. Meine Füße wollen ihre Kostbarkeit leben, sie wollen im Leben voranschreiten, bewusst sein bei jedem kostbaren Schritt.

Langsam steigt das Wasser höher und umspielt nun auch meine Unterschenkel und meine Knie. Was für ein Gefühl, was für eine Kostbarkeit habe ich da. Ich spüre die Kraft und die Einzigartigkeit meiner Unterschenkel, die Kraft und die Einzigartigkeit meiner Knie, die Kostbarkeit ihrer Beweglichkeit, die verschiedenen Möglichkeiten von Bewegung. Unglaublich kraftvoll und inspirierend.

Das Wasser steigt nun mit meinem Atemrhythmus bis hoch zu meiner Hüfte. Welche Vielfalt an Kostbarkeiten nehme ich hier wahr! Mein ganzer Unterkörper kribbelt und lebt. Stetig speichert mein System diese Informationen in sein Zellgedächtnis. Die Kraft meiner Oberschenkel ist unvergleichbar und bildet die Basis für die Kostbarkeit der kreativen Schöpfung. Meine Oberschenkel schwingen im Rhythmus des ewigen Seins.

Nun ist auch mein Bauch bis zum Nabel vollständig umspült. Ich spüre die Kostbarkeit der tatsächlichen Schöpfung. Die Kostbarkeit ihrer Feinabstimmungen, ihres vollkommen harmonischen Zusammenspiels und ihrer einzelnen, für sich bestehenden Sequenzen. Ich spüre die Vibration und den Rhythmus des ewig fortwährenden Seins. Ich bin vollkommen beglückt über diesen Schatz von unermesslichem Wert, von unermesslicher Kostbarkeit.

Das orangefarbene Wasser steigt stetig weiter und umspült nun schon meinen gesamten Brustraum und meine Arme. Ich fühle und spüre die prickelnde Energie von Tausenden Edelsteinen. Ich spüre die vollkommene Kraft im Ausdruck und nehme die göttliche Ruhe des ewigen Seins wahr. Stetig werden diese Informationen in mein Zellgedächtnis eingespeichert und wohlwollend verankert. Ich spüre die Herrlichkeit und die Kostbarkeit der Schöpfung in meinem Oberbauch, im wunderbaren Zusammenspiel von Ursache und Wirkung. Ich spüre die vollkommene Kostbarkeit in der Kraft von Ursache und Wirkung. Ich spüre die Kraft und die Kostbarkeit des göttlichen Heeres in meinen Armen. Voller Faszination betrachte und fühle ich meine eigene unermessliche Kostbarkeit und die Kostbarkeit meines Seins.

Allmählich umspült das Wasser auch meinen gesamten Hals und Kopfbereich. Ich atme frei und nehme ein großes Wunder wahr, das wohl größte Wunder, welches ich bisher erleben durfte. Ich nehme die göttliche Kostbarkeit der Energien in meinem Kopf wahr, das ist wahrlich die Krone der Schöpfung. Die Kostbarkeit des fein abgestimmten Miteinanders und Füreinanders in meinem Kopf ist unermesslich. Dankbar und voller Wertschätzung für die göttliche Schöpfung, für das göttliche Prinzip des Hervorbringens nehme ich diese Kostbarkeit an, ich verleibe sie mir in mein Zellgedächtnis ein.

Mein ganzes Sein strahlt in kostbarem Glanz. Ich bin unvergleichlich reich beschenkt und nehme diese Geschenke voller Liebe, Dankbarkeit und Wertschätzung an. Ich verneige mich tief vor dem Schöpfer, dem Schöpfungsprinzip und dem Schöpfungsvorgang und nehme ihn in Liebe an.

Ich bleibe für einige Minuten vollständig umspült von diesem Wasser, das meine Emotionen heilt, und atme im 5er-Rhythmus. Ich zähle bis 5 bei der Einatmung und bis 5 bei der Ausatmung. Nun bin ich gewandelt. Allmählich steige ich höher und höher wieder aus dem Wasser. Ich weiß jetzt um meine Kostbarkeit und trage sie in die Welt, so dass andere ihre Kostbarkeit in mir erkennen. Amen!

• • •

Solarplexuschakra

Puh, o.k. Das ist interessant. Ich schwimme, ja ich schwimme und bin vollkommen nackt. Eigentlich wäre das mal eine tolle Erfahrung, wenn ich hier nicht das dritte Chakra erkunden würde. Ich schwimme in wunderschönem gelbem Wasser. Das Gewässer hier ist rund, und es ist sehr groß. Ich kann es gut überblicken, hier sind keine Wellen und es gibt auch keine bis jetzt erkennbare Strömung. Es ist ein stilles, rundes, wunderschönes, strahlend gelbes Gewässer. Um das Wasser herum ist Steilküste. Ich bin also in so einer Art Krater unterwegs. Das Schwimmen hier ist leicht. Da ist kaum Widerstand. Ich bin noch gar nicht müde, und ich denke bewusst nicht darüber nach, was hier alles im Wasser sein könnte. Wozu auch? Ich komme ohnehin nicht heraus, bis meine Erfahrung hier zu Ende ist.

Meine innere Stimme, meine Bauchstimme, erinnert mich in diesem Moment daran, dass ich freiwillig hier bin. Ihr müsst wissen, dass ich keine Wasserratte bin. Ich kann schwimmen, ja, aber, ich möchte gerne die Kontrolle haben über die Tiefe des Wassers, die Strömung, die Strecke, die ich zum nächsten Ufer zurücklegen muss. Kurzum gesagt: Ich habe Angst im tiefen Wasser. Ich vertraue meiner eigenen Kraft dann nicht mehr.

Mit einem Mal höre ich ein lautes, perlendes Lachen. Es dringt aus dem Wasser hervor, bahnt sich seinen Weg an die Oberfläche, bis es schließlich dort angekommen ist. Der ganze Krater, mitsamt dem Wasser und mir, bebt in diesem Lachen. Das Lachen schwillt zu einer gewaltigen Größe und Kraft an. Und was soll ich euch sagen - es ist befreiend und es ist ansteckend! Ganz von unten herauf spüre ich nun mein aufsteigendes Lachen. Tief aus meinem Inneren steigt es auf, bis es sich an die Oberfläche manövriert hat. Und dann bricht es sich vollständig Bahn. Ich pruste los vor Lachen. Ich bekomme kaum Luft, meine Augen tränen und mein ganzer Körper wackelt und ist in Bewegung. Lange ist es her, dass ich so befreiend lachen konnte. Meine ganze Anspannung des Wassers wegen fällt so nach und nach von mir ab - und zurück bleibe ich im Gelächter.

So langsam beruhige ich mich wieder, und es entschlüpft meinem Mund nur noch ein albernes, freies Gekicher. So, nun nehme ich meine Umgebung auch wieder klar wahr. Oh wie schön, vor mir ist ein Wesen aus dem Wasser emporgestiegen. Es ist wunderschön gelb und sieht ein bisschen aus wie ein gelber Fleischklops (schon wieder muss ich kichern) oder wie eine fleischige, gelbe Insel ohne Vegetation. Sie ist direkt da, vor mir und ich spüre ihre Heiterkeit, ihr strahlendes, heiteres Wesen, ihre Freude über ihr Sein und über meinen Besuch. Sie lädt mich ein, sie zu erkunden, und so will ich es auch tun. Ich steige, so nackt, wie ich bin, aus dem Wasser und klettere diese fleischige Insel hinauf. Ich höre und spüre die Vibration ihres Körpers. Ich höre und spüre ihr Kichern und ihr Lachen. Sie scheint sehr kitzelig zu sein und sich wahrhaftig zu freuen, dass ich auf ihr sein will, dass ich etwas von ihr erfahren will.

Mit jedem Stückchen, mit dem ich diese Insel mehr und mehr mit meinem Körper berühre, nehme ich Heiterkeit und Freude wahr. Die Heiterkeit und Freude dringt langsam in meine Füße ein. Meine Füße lachen innerlich und sind von tiefer Freude erfüllt. Ein tolles Gefühl. Es geht immer weiter so. Ich erklimme die fleischige Insel vollständig und lege mich mit dem Rücken lang ausgestreckt nieder. In jeder meiner Zellen wird in diesem Moment ein Rädchen in Bewegung gebracht. Es verschafft mir und meinem Sein die Grundschwingung von tiefer Heiterkeit und wahrhaftiger Freude für mein Sein. Ich liege hier mit einem seligen Lächeln auf den Lippen und nehme Heiterkeit und Freude in mich auf.

Ich folge einem bestimmten Atemrhythmus, damit die Rädchen in jeder meiner Zellen die neue Grundschwingung von Heiterkeit und wahrhaftiger Freude speichern können für mein tägliches Erleben. Ich folge fünf Minuten lang dem 6er-Rhythmus. Ich atme auf 6 ein, halte kurz den Atem an und atme auf 6 zählend aus. Ich halte kurz inne, bevor ich den Zyklus wiederhole. Dabei halte ich meinen Fokus auf die sich bewegenden Rädchen, die angetrieben sind von Heiterkeit und Freude. Nun fühle ich mich vollkommen durchdrungen von diesen neuen energetischen Bewegungen. Ich bedanke mich bei dem Wesen. Es kichert als Antwort und versinkt wieder im Wasser.

Nun bin auch ich wieder vollständig im Wasser und vibriere mit neuer Kraft voller Heiterkeit und Freude. Ich genieße das Wasser und spüre nun einen rechtsdrehenden Sog, der mich unweigerlich immer mehr in die Mitte des Sees zieht. Dort angekommen zieht mich ein Strudel in die Tiefe. Ich fange an zu lachen, von innen immer mehr nach außen. So schnelle ich wieder nach oben, der See spuckt mich aus und katapultiert mich an den Rand des Kraters. Ich schaue auf das Wasser, sehe nun seine natürliche Rechtsdrehung mit dem alles verzehrenden Strudel in der Mitte. Ich weiß, dass tiefe Heiterkeit und wahrhaftiges Lachen mich aus dem Strudel wieder ins wahre Leben befördern.

Ich bin dankbar. Ich nehme meine Kleider, ziehe mich an und begebe mich auf den Weg nach Hause.

• • •

Herzchakra

Einen wunderschön geformten Trichter sehe ich. Er ist ausgetrocknet, und es führen hier gleich bei mir, wo ich stehe, einige Stufen hinunter auf die darunterliegende Ebene. Die Erde und das Gestein sind braun, genauso die Stufen, auf die ich mich nun zubewege. Sie sind sehr alt und verwittert. Auch sind hier tiefe Abdrücke auf den Stufen, wie kleine Mulden. Sie sehen aus, als wären sie schon oft benutzt worden.

Ich bin neugierig. Obwohl der Trichter nach unten hin immer schmaler und enger wird und obwohl es dort unten ganz dunkel ist, werde ich innerlich aufgerufen, die Stufen hinabzusteigen. Ich folge dem Ruf. Ich kann gar nicht anders. Das ist wie in einem spannenden Abenteuerroman. So etwas wie die alten Katakomben in Städten oder wie die verborgenen Gänge in einem alten Schloss. Ich gehe die Stufen hinunter, jede Stufe weist kleine Mulden auf, wie gemacht für meine Füße. Ich fühle mich wohlig und richtig beim Hinabsteigen. Es sind elf Stufen. Kaum bin ich auf der letzten Stufe angekommen, mache ich noch einen kleinen Schritt weiter auf eine kreisförmige Plattform, die einmal ganz um den Trichter reicht. Auf der anderen Seite der Plattform sind weitere Stufen, die nach unten führen. Da ich auf dieser Ebene nichts anderes als Neugier wahrnehme, mache ich mich auf den Weg zu den nächsten Stufen.

Während ich darauf zugehe, nehme ich ganz weit entfernt eine warme Stimme wahr, ganz lieblich und rein. Diese Stimme singt, es ist ein Singen, welches man eigentlich nur für sich selbst anstimmt. Diese Stimme weckt noch mehr Neugier in mir. Das letzte Mal war ich so extrem neugierig und gespannt als kleines Kind kurz vor dem Heiligen Abend. Ich steige die Stufen hinab, und auch hier sind meine Füße darauf wie eingebettet, als gäbe es keinen anderen Weg. Dieses Mal sind es 13 Stufen. Unten angekommen sehe ich genau das gleiche Bild wie eine Etage darüber, nur der Trichter ist hier schon erheblich schmaler und viel dunkler.

Die nächsten Stufen liegen wieder gegenüber, und ich mache mich auf den Weg dorthin. Die Singstimme ist nun viel lauter geworden. Ich steige die nächsten Stufen hinab, hinein in die Dunkelheit. Meine Füße sind wie geführt, ich rutsche nicht von den Stufen ab, alles ist gut und ich schreite 15 Stufen hinab. Nun ist die Stimme sehr nah und klingt auch irgendwie hohl. Hier sind nun noch drei Stufen, die dann in einen unterirdischen Höhleneingang münden. Ganz schön versteckt, was hier ist, denke ich.

Ich begebe mich in die Höhle. Das Einzige, was ich sehen kann, ist ein kleines grünes Licht. Es leuchtet hell in der Ferne.

Ich folge der Stimme und dem Schein des Lichtes. Ich gehe durch einen Gang der Höhle und komme in ein großes Gewölbe. Es strahlt in wunderschönem Grün. Die Wände reflektieren das Grün. Das sieht magisch aus. In der Mitte des Gewölbes sehe ich ein wunderschönes Lichtwesen, das ein strahlend grünes Licht in beiden Händen hält. Dieses Wesen bringt die schönen Töne hervor und hat mich so neugierig gemacht.

Vertrauensvoll gehe ich auf das Wesen mit dem Licht zu und bleibe unmittelbar vor ihm stehen. Das Wesen nimmt mich nicht wahr, es ist ganz in sich und seinem Gesang versunken, seine Augen fest auf das Licht geheftet. Das Licht und die Stimme lullen mich irgendwie ein. Ich konzentriere mich nun ganz auf das Licht und finde mich mit einem Mal darin wieder. Ja, ich bin inmitten dieses Lichtes. Es ist ein erhebendes und erhabenes Gefühl. Alles strahlt in Grün, und die Stimme des Wesens klingt hier noch lieblicher. Nun verstehe ich auch, was sie singt. Sie singt von Heimkehr, von Licht, von Liebe, von Frieden und von Freiheit. Ein sehr schönes Lied. Ich beginne nun zu verstehen. Das Lied von Licht, von Liebe, von Frieden und von Freiheit lässt dieses schöne Grün erstrahlen. Der Preis- und Lobgesang bringt das Licht zum Leuchten. Ich stimme mit ein in den Gesang und halte nun auch ein grünes Licht in meinen Händen. Meine Gedanken sind voller Licht, Liebe, Frieden und Freiheit für jedes ewige Wesen.

So nehme ich mein Licht in meinen Händen mit mir. Mein Herz singt weiterhin den Preis- und Lobgesang, und ich schreite langsam wieder aus dem Trichter heraus. Ich trage das Licht bei mir, und es reflektiert an den Steinen des Höhleneingangs und später im Trichter. Alles ist nun in grünes Licht getaucht. Als ich wieder an der obersten Stufe stehe, sehe ich den grün glitzernden Trichter, der vollkommen erstrahlt. Ich verstehe. Jeder holt sich sein Licht selbst ab, jeder erinnert sich selbst und trägt es in die

Welt. Das ewige Wesen dort unten ist die Hüterin der ewig grünen Flamme.

Mein Licht scheint hell und leuchtend grün im Herzen, und mein Herz singt das Lied von Liebe, Licht, Frieden und Freiheit für jedes ewige Wesen. Ich trage meine Erfahrung weiter, auf dass viele Wesen ihre Erinnerung auffrischen können. Amen!

• • •

Halschakra

Ein wunderschönes Blau sehe ich hier, so schön wie der Himmel bei strahlendem Sonnenschein im Sommer. Ich stehe voller Ehrfurcht vor einem riesigen Krater. Er ist rund wie die anderen und wunderschön blau. Ich kann noch nicht sagen, aus was der Krater besteht, also was für ein Material hier so schön blau schimmert und scheint. Im Moment stehe ich noch ehrfürchtig davor und nehme diesen Anblick in mich auf. Stellt es euch so vor: Der Himmel und alles, was ihr euch ersehnt habt, ist plötzlich zum Greifen nahe. Oh, wie schön ist das! Da mag ich gar nicht hinfassen vor lauter Sorge, dass ich mein Leben lang einer Illusion aufgesessen bin. Also bewundere und genieße ich alles noch einen langen Moment aus der Ferne. Ich sauge das Blau in mich auf und fühle mich meinen Träumen und Zielen in diesem Moment sehr nahe. Das ist wunderbar.

Ich bin jetzt bereit, ich erkunde den Krater genauer. Zuerst fasse ich die Oberfläche an, um festzustellen, dass sie keine feste Materie ist. Sie fühlt sich an wie Luft, ein bisschen elektrischer als Luft. Beim Berühren kribbeln meine Hände, so als wären sie unter leichten Strom gesetzt. Das kitzelt ein bisschen, und es entlockt mir ein Grinsen. Das nimmt mir etwas die Anspannung. Ich tauche nun auch meine Arme hinein, ein schönes Kribbeln.

Mittlerweile hat sich in meinem Gesicht wie von alleine ein Lächeln festgesetzt. Es ist echt schön hier. Ich bin mutig und steige in diesen Krater. Ich kann tatsächlich Stufen unter den Füßen fühlen, die ich nun hinabsteige in wunderschönes, helles, leicht elektrisches Blau.

Nun stehe ich in diesem Krater, inmitten von Blau und nach und nach gewöhnen sich meine Augen an die Tönung; ich kann in diesem Krater Gemälde sehen. Ja, ihr habt richtig gelesen: Ich sehe Gemälde. Der ganze Krater ist voll davon. Hier gibt es unendlich viele. Ich wende mich einem dieser Bilder zu. Meine Güte, das hier ist eine grüne Landschaft mit einigen Bäumen, einer Blumenwiese und einem Weg, der zu einem alten Bauernhaus führt. Ich berühre den Weg und stelle erstaunt fest, dass das Bild holografisch ist, es ist nicht wirklich Materie. Ich bin fasziniert von diesem Weg zum Haus - und schwuppdiwupp, ohne das ich weiß, wie es geschehen ist, bin ich auf dem Weg. Mein Ziel ist das Haus. So fange ich an, auf dem Weg zu gehen. Ich kann es kaum beschreiben, es ist, als ob ich mich in einem luftleeren Raum bewegen würde. Hier ist nichts, absolut rein gar nichts. Ich bin etwas enttäuscht und gehe trotzdem weiter. Ich mache keine Erfahrung auf diesem Weg, ich erfahre nichts. Nach einer kleinen Weile wird mir das zu langweilig. Ich sehe auch mein Ziel nicht mehr. Hier ist nichts. Ich entscheide mich, wieder auszusteigen aus dem Bild. Und so geschieht es auch prompt.

Ich stehe wieder vor dem Gemälde und fühle mich aber immer noch fasziniert und von der Szenerie gefangen genommen. Hm, habe ich etwas falsch gemacht? Ich betrachte das Bild genauer, ich konzentriere mich auf das Haus - und ihr glaubt es nicht, in dem Moment, in dem ich mir das Innere des Hauses ausgemalt habe, mit den Bewohnern und mit einem warmen Feuer im Kamin, bin ich schon mittendrin in der guten Wohnstube. Dort sitzt eine Frau in langen Gewändern und mit langem blondem

Haar, sie strickt am Feuer. Um sie herum spielen zwei kleine Kinder, und eine alte Frau sitzt in einem Lehnstuhl. Sie hält ihre Augen geschlossen. Sie scheint auf das Knacken der Holzscheite zu lauschen. Ich bin inmitten einer sehr friedvollen Atmosphäre. Ich will mich mit den Menschen hier bekanntmachen, will teilhaben, aber ich merke sehr schnell, dass sie mich nicht wahrnehmen. Ich bin Beobachter, in ihrer Welt nicht real.

Ich sehne mich jedoch nach Liebe, nach Ganzheit, nach dem EINSSEIN und nach Angenommensein. Ich steige wieder aus dem Gemälde aus und schaue voller Wohlwollen auf all die Bilder. Ich fühle mich leicht beschwingt. Ich habe etwas Wichtiges verstanden. Egal, welches Bild oder Gemälde ich wähle, egal, was ich genauer zu untersuchen wünsche, ich bin hier der Beobachter! Nun hat mich die Neugierde noch mehr gepackt. Ich stehe fasziniert vor dem Bild und stelle mir vor, teilzuhaben am Geschehen, im Bild direkt dabei zu sein. Wie wäre das, wie würde sich das anfühlen? Natürlich rechne ich damit, dass auch jetzt meine Vorstellung sofort den Einstieg in die Szene möglich macht. Dem ist aber nicht so, ich stehe immer noch davor, ich bin nicht wieder im Bild, aber ich höre ein Geräusch. Es handelt sich um sich nähernde Schritte. Jemand kommt zu mir und begrüßt mich würdevoll mit leicht geneigtem Haupt. Es ist ein Wesen, so wie wir es aus der Welt der Sagen und Fabeln kennen. Es sieht aus wie ein männlicher Engel, so richtig mit Flügeln am Rücken und einem lichtvollen Schein um sich. Er hat etwas bei sich, es ist ein Klemmbrett mit einem beschriebenen Blatt Papier und einen Stift.

"Du möchtest fühlen im Bild? Du willst die Szenen erforschen, Gefühle fühlen und teilhaben am Erschaffen des Prozesses im Bild mit der Nummer 7 356 324? Das ist wunderbar. Hier ist der Vertrag des Lebens, der verschiedene Gesetze und Klauseln enthält. Stimme ihm voller Wohlwollen und Liebe zu, und du bist dabei." Ich bin erstaunt, einem Vertrag zustimmen zu müssen. Hm ... auf der Erde ist so etwas bindend. Ich frage genauer nach: "Was sind die Klauseln im Vertrag?" "Du stimmst zu, vollkommen zu vergessen, wer du bist. Du stimmst zu, dich getrennt von allem, was ist, wahrzunehmen!"

"Hm, was ist, wenn ich genug davon habe, diese Szene zu erkunden?" "Dann kannst du jederzeit wieder aus dem Bild aussteigen. Wir installieren dir für den Fall verschiedene Signale und Zeichen in der Szene. Du wirst dann dein Aussteigen automatisch herbeiführen. Dein wahres SEIN wird sich an diese Signale und Zeichen erinnern." "Und werde ich lange weg sein?" "So lange, wie du es willst. Die Signale und Zeichen unterliegen keiner Zeitebene." Aha, denke ich. Das ist interessant. Ich verneige mich tief vor dem Engel und segne sein göttliches Wirken.

Dann stehe ich wieder am Krater und bewundere diese unglaublich große Vielfalt an Erleben, die hier möglich gemacht wird. Sie fasziniert mich und zieht mich magisch an. In meinem Herzen nehme ich die Gewissheit mit, noch viel erfahren zu können, aus den verschiedensten Blickwinkeln, in den verschiedensten Rollen. Mein Herz öffnet sich ob solch mannigfaltiger göttlicher Vielfalt. Amen!

• ● •

Stirnchakra

Ich befinde mich sitzend an einem recht dunklen Ort. Hier ist Nacht, der Himmel ist dunkelblau bis nachtschwarz. Ich sitze hier mit unterschlagenen Beinen, und die Silhouette, die ich in der Dunkelheit sehen kann, hat etwas von einem Wald, einem Kiefernwald, Nadelgehölze mit niedrigwüchsigen Büschen auf dem Waldboden. Alles ist anders hier, hier ist kein Krater. Wow, ein Chakra das sich nicht kraterförmig darstellt. Interessant und spannend! Ich kann hier nicht so viel sehen, aber ich spüre viele Verzweigungen, viele Informationen, die da drüben in dem Wald sind.

Ich fühle mich ein bisschen allein. Ich fühle mich isoliert von den Verbindungen. Irgendwie scheint innerhalb der Verbindungen zwischen den Bäumen viel los zu sein. Als ob viele Informationen ausgetauscht würden, als ob Verbindungen gehalten würden mithilfe von Impulsen. Aber sicher bin ich mir nicht. Ich muss mich in den Wald hineinbewegen, habe ich das Gefühl. So stehe ich auf. Aber bevor ich mich hineinbegebe, habe ich ganz klar den Impuls, zuerst zu fragen. So geschieht es, ich verneige mich vor diesem Wald und forme in meinen Gedanken folgende Frage: "Liebes sechste Chakra, lieber Wald der Verbindungen, der Informationen, darf ich eintreten? Darf ich das weitergeben, was ich hier erfahre?" Als Antwort öffnet sich nun eine kleine Schneise im Wald. Es ist, als ob plötzlich zwei oder drei Bäume gefällt worden wären und Platz für einen Eingang geschaffen worden wäre. Ein helles Licht strahlt an jener Stelle. Ich gehe darauf zu und trete ein in den Wald. Ich bin nun inmitten von diesem dunklen Nachtblau und nehme erst einmal gar nichts wahr. Ganz allmählich gewöhnen sich meine Augen an das Licht. Hier gibt es verschiedene Dinge zu sehen.

Zu meiner Linken hat sich ein Mann erhängt. Ja, ihr habt richtig gehört. Hier hängt jemand mit seinem Hals in der Schlinge. Er sieht echt leichenblass aus und tot. Plötzlich zwinkert er mit den Augen und sagt: "Ich hänge hier noch für einige Seelen. Ich verursache ihnen noch Schuldgefühle - so lange, wie sie wollen." Nun bin ich erschrocken und erstaunt, ich stammele: "Schuldgefühle?" "Ja", antwortet der Tote. "Hast du denn Schmerzen, leidest du dort?", frage ich voller Neugier. "Nein", sagt er mit einem Schmunzeln in der Stimme. "Ich freue mich, zu dienen und mitzuspielen im Erleben der anderen."

Ich nicke ihm zu, gehe weiter und komme an einen kleinen Teich oder See. Darin treibt jemand auf dem Bauch, ebenfalls tot. Ich frage: "Du bist nicht wirklich tot, oder?" "Doch", sagt er, den Kopf hebend, "aber mir ist bewusst, dass ich die Rolle in einem Stück spiele. Ich bin noch so lange tot, bis mein Mord aufgeklärt ist. Sieh nur, ich habe ein Messer in der Brust stecken. Es gibt Menschen, die lieben das Lösen und Aufdecken von Kriminalfällen." Ich nicke und wandere weiter. Dabei denke ich: 'Komisch, dieses Chakra, hier sind irgendwie unerledigte Dinge oder Ereignisse, die aus einer anderen Perspektive gesehen werden.'

Ich gehe weiter und komme an eine Stelle, die einer Szene aus unserer Jetztzeit entsprungen sein könnte. Hier liegt eine verletzte Frau neben ihrem stark beschädigten Auto. Sie scheint bewusstlos und blutet sehr stark aus einer großen Wunde. Sie hebt ihren Kopf und zwinkert mir zu. Ich bin dieses Mal nicht erschrocken, nur verblüfft. Mit einem Mal manifestiert sich neben mir ein Wesen in einem schneeweißen Anzug. Er stellt sich mir als der Sachbearbeiter vor. Er schaut und prüft, dass alle Szenen ordnungsgemäß durchgeführt werden, und er vergewissert sich, dass es allen Seelen gut geht, während sie für andere Seelen Energie, Erfahrung und Gefühle erleb- und erfahrbar machen.

"Warum bist du so erstaunt", werde ich in diesem Moment gefragt. "Was hast du denn gedacht, wie das alles organisiert ist?" Ich kann diese Fragen nicht beantworten, ich habe noch nie in dieser Richtung gedacht. Das hier ist vollkommen neu für mich. Alle Opfer sind so fröhlich und so gut drauf. Sie wollen Opfer sein, damit die anderen eine Erfahrung machen können – nämlich genau die Erfahrung, die sie zu machen wünschen. Der Sachbearbeiter zwinkert mir zu und sagt: "Oh, wir haben nicht nur Opfer." Und er zeigt mir eine frischgebackene Mutter mit ihrem Säugling. Sie strahlt vor Glück. Sie sagt: "Ich bin die glückliche

Erinnerung meines Mannes bei der Geburt unseres ersten Kindes." Ich nicke ihr zu, und der Sachbearbeiter schaut mich wohlwollend an. "Ich zeige dir die Quelle der Erfahrungen."

Er geht mit mir ein Stückchen weiter, und wir kommen an einen Ort, der noch dunkler ist als nachtschwarz. Mit einem Mal, ganz plötzlich und wie aus dem Nichts, ist fast unmittelbar vor mir ein kreisrundes, großes Lichttor zu sehen, aus dem immer wieder neue Bilder herauskommen, die dann kurz nach dem Tor zu lebendigen Wesen werden. Sie alle spielen oder sind in einer Rolle. Ich bin immer noch erstaunt. Mich interessiert natürlich, wem das entspringt, wie das geschieht, wer dafür verantwortlich ist. Der Sachbearbeiter schaut mich nickend an und führt mich hinter dieses kreisrunde, große Lichttor. Und hier sehe ich viele elektrische Verbindungen. Auf ihnen bewegen sich in rasanter Geschwindigkeit Impulse hin zum Tor. Ich bin fasziniert. Der Sachbearbeiter erklärt: "Hier werden die Impulse umgewandelt in Erfahren und Erleben." Dabei zeigt er auf die Rückwand vom Tor. Man kann sie nicht wirklich so bezeichnen, aber mir fällt kein passenderes Wort ein. Die Rückwand besteht aus einem leuchtenden, elektrischen Gitternetz, das mehrere Dimensionen hat. Ich verstehe: Hier handelt es sich um einen elektrischen Prozess. Der Sachbearbeiter führt mich wieder zurück zur Schneise und wünscht mir ein gutes Erleben. Ich bedanke mich und gehe zurück nach Hause.

• • •

Kronenchakra

Hier ist starkes Strömen. Energie strömt stetig in verschiedene Richtungen, von oben nach unten, von unten nach oben und auch als Bogen zu den Seiten. Die Energie schillert in bunten Farben. Das sieht sehr schön aus. Aber es gibt auch ein dazugehöriges Rauschen, das ist so etwas wie atmosphärisches Rauschen. Das kennt ihr bestimmt, das hat man manchmal, wenn man manuell einen Radiosender einstellt. Hier ist es also ziemlich laut. Ich fühle auch ein wenig Elektrizität an meinem Körper. Ich spüre sozusagen die Energie, die hier in Bewegung ist. Und das ist eine ganz schöne Menge an Energie. Es fühlt sich an, als sei dahinter eine unaufhaltsame Kraft am Werke. Eine Kraft, die stetig ist und unendlich.

Ich stelle mich nun mitten hinein in diese Energie. Das ist ein erhabenes Gefühl. Ich bin von Energie umgeben und spüre die Kraft langsam in meinen Körper steigen. Ich merke ziemlich schnell, dass das zu Viel des Guten ist und trete wieder aus dem Energiefeld heraus und zur Seite. Diese reine Energie ist einfach zu stark, wenn sie direkt auf meinen Körper trifft. Das ist mir nun klar. Wenn diese Energie die Energie ist, die uns mit Leben versorgt, passiert noch etwas mit ihr, bevor sie uns mit dem Lebensnotwendigen versorgt. Ich höre ein leises Kichern. Es kommt direkt aus dem Energiefeld, irgendwie von oben. Fast gleichzeitig nehme ich ein Wesen wahr, welches sich mir von rechts nähert. Es ist klein und hat wenig Ähnlichkeit mit einem Menschen, es sieht ähnlich aus wie ein "Marsmännchen", so klein und grün. In den kleinen Händen hält es ein Clipboard mit verschiedenen Listen darauf. Ich sehe Tabellen und Schriftzeichen. Das grüne Männchen hat mich nun erreicht und blickt zu mir auf.

Kurz darauf zeigt sich auch das Wesen, dessen Lachen ich eben gehört habe. Dieses Wesen zeigt sich als weise alte Frau. Sie sagt: "Hallo, ich grüße dich, ich bin die Hüterin der kosmischen Kraftwellen." Ich antworte: "Sei gegrüßt, ich bin Christiane." "Ich weiß, ich weiß, hier siehst du Asrael, den Wächter der kosmischen Kraftwellen." Ich neige grüßend mein Haupt. Die alte Frau spricht weiter: "Ich hüte die Kraftwellen und sorge für den ausreichenden Fluss an göttlicher Energie. Asrael passt auf, dass alles auf den richtigen Frequenzen eintrifft." Ich bin beeindruckt, hier gibt es richtig wichtige Posten. "Wir wollen dir zeigen, wie das hier bei uns funktioniert. Stell dich in das Energiefeld. Keine Angst, Asrael wird es für dich drosseln." So stelle ich mich mitten hinein, und es fühlt sich an wie eine erfrischende, energetisierende Dusche. Sie reinigt mein Oberstübchen. Alle meine negativen Gedanken werden in diesem Moment reingewaschen. Sie spiegeln sich am Licht des Energiefeldes, und in dem Moment erkennen sie sich als Konstrukt der Einbildung und lösen sich genauso schnell auf, wie sie gekommen sind. Nun sind meine Gedanken lichtvoll und von Liebe erfüllt. "Das ist dein Erleben, wenn du wählst, dich mit dem Kosmos zu identifizieren, wenn du deine Trennung von Körper, Geist und Seele bewusst aufgibst."

Ich kann mir schon denken, was jetzt kommt. Wahrscheinlich darf ich im Energiefeld stehen, wenn ich so drauf bin wie immer, in meinem Gefühl von Trennung und mit dem Sehnen nach tausend unerfüllten Wünschen! Und schon prasselt knallrote Energie auf mein Haupt. In meinem Kopf sind nun viele Gedanken zum Thema Gesundheit, Krankheit, Schmerz, Zweifel und so weiter. Ich denke nur: 'Bitte nicht!' Gib mir ein anderes Erleben. Ich rufe nun all meine Schutzengel, meine Begleiter, Gott, Jesus und alle göttlichen Helfer zusammen. Sie erscheinen tatsächlich alle oben am kosmischen Feld der Kraftwellen und senden ihre Präsenz hinab in das Feld der Energie. Sofort fühle ich mich getragen und gut umsorgt von mir vertrauten Wesen. Meine Gedanken werden ruhiger und lösungsorientiert. Wege tun sich auf in meinem Kopf, die vorher nicht da waren. Ich fühle mehr Freiheit, mehr Beweglichkeit und Gelassenheit.

"Du suchst innere Heilung, du suchst Vollkommenheit, du suchst Glück, du suchst finanzielle Freiheit, du suchst Sicherheit", sagt die Hüterin. 'Mannomann', denke ich, 'was die alles von mir weiß.' Das ist mir ein bisschen peinlich, weil ja so gar nichts von dem vorhanden zu sein scheint. Sie denkt bestimmt, ich bin unverschämt oder habe das ganze Konstrukt Leben nicht verstanden. Die Hüterin kichert nur. Sie kennt mich sehr gut. "Du hast alle zusammengerufen, wie du es immer tust, wenn du inständig um Hilfe bittest. Und heute, hier und jetzt wird dir diese Hilfe auch zuteilwerden - in einer dir noch neuen Art. Du hattest früher immer Impulse, die dich weitergeführt haben. Nun führen wir dich in eine Wahrheit hinein, die für dich ein großes Tor öffnet. Es ist das Tor deines vollkommenen Seins. Schließe nun deine Augen und höre und fühle."

Vor meinem inneren Auge sehe ich nun einen wunderschönen farbenfrohen Wasserfall an Energie, der auf mich herabregnet. Ich bin elektrisiert, jede einzelne Zelle in meinem Körper steht unter Spannung. Mein Geist ist offen für die Botschaft, bereit und gespannt. Und meine Seele jauchzt vor Freude. Die Stimme des Energievorhangs spricht zu mir: "Christiane, du bist göttlich. Du selbst bist ein Wesen Gottes. Du bist gesund, du bist heil, du bist in finanzieller Freiheit, du bist in Sicherheit." Ich habe meine Beine leicht geöffnet und stehe fest mit gespreizten Beinen, ausgebreiteten Armen und habe den Kopf in den Nacken gelegt, um diese Botschaft zu empfangen. "Es gibt keine Formel, es gibt kein Tun, es gibt kein Erfahrenmüssen, es gibt keine Realität außer der, dass du Gott bist. Dein Erschaffen, dein Erleben ist Gott, nichts anderes ist möglich. Auch die Begleiter sind Gott, alles, was ist, ist EINS. DAS HIER IST GOTT. Du bist ein reich beschenktes, begnadetes Wesen, so wie jedes andere Wesen überall im Kosmos."

Die Stimme verstummt und für einen Moment hört der Strom des Feldes auf, er kommt vollständig zum Erliegen und ich nehme mich nicht mehr als Mensch wahr, sondern als Strom, als reine Energie. Da ist nichts außer SEIN! Das SEIN erzeugt eine Wellenbewegung, und so entsteht wieder Energie. Ich nehme mir das göttliche SEIN, das pure SEIN mit in mein Erleben im Körper. Ich stehe im Energiefeld, und um mich herum stehen die Begleiter, sie beglückwünschen mich. Das Energiefeld ist licht und rein, es gibt kein atmosphärisches Rauschen mehr. Meine Begleiter feiern mit mir die Erinnerung an das, was ich wirklich bin: personifiziertes göttliches SEIN. Vielen Dank!

Die Extrameridiane und ihre Geschichten

Die Informationen zu den Extrameridianen nehmen den größten Teil ein in diesem Buch. Hinter ihren Eintrittspunkten verbergen sich wahre Seen an Energie. Ich bin dieser Energie gefolgt mit meinem Gewahrsein und habe alles, was mir dort begegnet ist, aufgeschrieben. Ich war und bin immer noch erstaunt über die "Reiseberichte" und ihre Inhalte. Sie können sie genauso verwenden wie schon zuvor die Chakrenberichte. Es handelt sich um 16 Eintrittspunkte der Extrameridiane und damit auch um 16 Geschichten dazu. Arbeiten Sie im 5-Schritte-Modell und lesen Sie sich die Berichte durch oder lesen Sie sie Ihren Klienten oder Ihren Gruppen vor.

Extrameridiane

Schlüsselpunkte am Körper

Vertrauensvoll übergeben wir euch das Material um das Wissen des Seins. Euer Weg soll der des Lobes und des Preisens sein! Amen!

Schlüsselpunkt
Lenkergefäß Dünndarm 3, linke Seite:

Ich stehe plötzlich an einem Ort in sattem Grün. Üppig wachsen verschiedene grüne Gewächse um einen Eingang, der in einen Berg oder Felsen führt. Am Eingang rappelt sich ein Mann auf. Er trägt einen langen, dunklen, gelockten Bart und sein dunkles schulterlanges Haar legt sich in Wellen um sein Gesicht. Er springt auf und murmelt so etwas wie: "Oh, Besuch!" Er ist genauso groß wie ich, also ungefähr um die 1,65 Meter. Er mustert mich mit braunen Augen und sagt: "Komm herein. Folge mir." Ganz geschäftig führt er mich in den Berg, der fast nur aus Felsen besteht. Er führt mich durch einen Gang oder Tunnel immer tiefer und weiter in das Gewölbe hinein. Er spricht nicht mehr mit mir, und ich sage auch nichts. Er scheint zu wissen, warum ich da bin oder warum überhaupt jemand zu ihm kommt.

Ich weiß noch nicht genau, was ich hier mache, warum ich hier bin. Es wundert mich auch gar nicht, dass wir in dem dunklen Tunnel keine Lampe haben. Er benutzt seinen Kopf als

Lampe. So leuchtet er uns den Weg. Nicht sein Kopf selbst leuchtet, wohl aber ein heller Schein, der seinen Kopf umgibt. Ganz fasziniert schaue ich auf diesen lichten, hellen Schein, das Licht scheint sich auch noch zu bewegen. Manchmal erweckt es den Anschein, dass es an der einen oder anderen Stelle intensiver leuchtet - fast so, als wäre eine Strömung in dem Lichtschein.

Ich sehe keine andere Tür oder keine andere Abzweig in diesem Tunnel. Der Tunnel riecht auch gar nicht muffig oder feucht und schimmelig, wie man es vermuten könnte im Inneren eines Berges oder Felsens. Es ist eher trocken, und mir steigt ein angenehmer, vertrauenerweckender Duft in die Nase. Das erzeugt in mir ein Wohlgefühl. Ich bin hier richtig.

Mit einem Mal bleibt der Mann vor mir stehen. Im ersten Moment für mich aus keinem ersichtlichen Grund, aber dann erkenne ich, dass der Tunnel zu Ende ist und offensichtlich in ein großes Gewölbe mündet. Ich kann nicht viel sehen, nur so viel, dass hier anscheinend ein stiller unterirdischer See liegt. Die Wasseroberfläche glitzert silbern und golden im Dunkeln. Der Mann sagt: "So, da sind wir." Er schaut mich an und weist auf den See. Ich schaue fragend zurück, noch immer habe ich nicht das Gefühl, dass ich etwas sagen müsste. Der Mann nickt und bittet mich, meine Augen zu schließen. Ich tue, wie mir geheißen. Er berührt ganz sanft mit etwas Flüssigkeit mein Drittes Auge und meine geschlossenen Augen. Nun sagt er: "Die Seen sind für die physischen Augen getarnt." Ich nicke und öffne meine Augen wieder. Voller Erstaunen schaue ich auf das, was langsam vor meinen Augen sichtbar wird.

Das Gewölbe fängt nach und nach an zu leuchten, bis ich alles gut erkennen kann. Die ganze Decke scheint mit kleinen Lichtern ausgestattet zu sein, oder sie besteht sogar einfach nur aus Licht. Ich sehe ein Gewölbe von immensem Ausmaß. So weit mein Auge reicht, sehe ich einen See mit dieser wunderschönen Kuppel darüber. Vor meinen Augen wird der Flüssigkeitspegel des Sees – ich kann nicht sagen, ob es sich wirklich um Wasser handelt – stetig niedriger. Es ist, als ob die Flüssigkeit im Boden versickert. Nach und nach wird das Bett des Sees sichtbar. Der Mann sagt zu mir: "So, nun will ich dich allein lassen. Du hast Zugang zu den Archiven, solange du möchtest." Er dreht sich um und verschwindet im Dunkel des Tunnels. Er hat auch sein Licht nicht an. Er hatte es wohl nur für mich an!

In der Mitte dieses Sees – aus dem Boden kommend – erhebt sich eine kleine Kuppel. Sie leuchtet noch heller als die Kuppel des ganzen Gewölbes. Ihr Licht fängt an, immer intensiver zu leuchten. Ich, die ich so lichtempfindlich bin, kann trotzdem in das Licht schauen. Es ist sogar so, dass ich gar nicht in der Lage bin, meine Augen von dem Licht abzuwenden. Es hat mich vollkommen in seinen Bann gezogen. Ich habe auch immer mehr das Gefühl, dass es nach mir ruft. Ich kann gar nicht anders, als dem Ruf zu folgen. Ich bewege mich ganz langsam auf das Licht zu. Plötzlich sehe ich, dass vor mir eine Art Lichtteppich liegt, in etwa wie der rote Teppich für die Stars bei einer Oscarverleihung in Hollywood. Ich folge dem Lichtteppich, die Augen auf die Kuppel gerichtet.

Je näher ich der Kuppel komme, desto besser kann ich drei Wesen wahrnehmen, die dort anscheinend auf mich warten. Sie sehen sonderbar aus, anders als ich auf jeden Fall. Sie haben alle drei menschenähnliche Gestalten. Ich kann aber keine Körperbehaarung sehen, und ich kann keine Geschlechtsorgane ausmachen. Auch scheinen die drei Wesen nichts an ihren Leibern zu tragen. Beim näheren Herantreten erkenne ich, dass sie eigentlich gar keinen Leib oder Körper im herkömmlichen Sinn haben. Sie sind irgendwie durchscheinend und scheinen hauptsächlich aus Licht zu bestehen. Ich sehe keine Blutgefäße oder Organe oder so etwas. Ich sehe aber ihre verschiedenen Lichtbahnen. Lichtbahnen, die ständig in Bewegung zu sein scheinen. Ich fühle mich von diesen Wesen stark angezogen. Sie haben Gliedmaße, auch Hände und Füße, Beine und Arme. Aber nichts davon scheint fest zu sein. Ich kann durch alles hindurch die Helligkeit des Gewölbes erkennen. Ihr Kopf scheint aus etwas anderem zu sein, er erscheint mir fester, matt und kaum durchscheinend. Diese Wesen haben einen stark gewölbten Hinterkopf. Auch kann ich keine Nase oder einen Mund erkennen. Aber sie haben Augen, auf jeden Fall auch an der Stelle, an der wir sie auch haben. Sie sind nicht von unserer Form oder von einer Farbe, wie ich sie schon einmal bei Menschen gesehen hätte. Aber sie sind wunderschön. Sie weisen die Farbe Lila auf in all ihren verschiedenen Nuancen und Schattierungen. Die Form ihrer Augen ist einfach unbeschreiblich, ungewöhnlich für mein menschliches Auge. Sie sind sternenförmig, sie weisen sechs Zacken auf! Diese Augen ziehen mich am meisten an, sie sind unendlich gütig. Ich bin noch nie mit solch gütigen Augen angeschaut worden.

Ich bleibe kurz vor diesen Wesen stehen und kann nichts anders, als mich zu verneigen. Die Wesen reagieren ebenfalls mit einer Verbeugung. Ich fühle ihre Güte und ihr Wohlwollen mir gegenüber. Ich weiß nicht, wie ich mich verhalten soll, was ich sagen soll oder wie ich kommunizieren kann. Doch ohne dass ich etwas initiiert habe, höre ich plötzlich ihre Stimmen in meinem Kopf, wahrscheinlich in meinen Gedanken. "Wir wissen, warum du gekommen bist. Du bist Träger des Lichtes für die Erde, und du bist nun hier, um die nötigen Informationen zu den Menschen zu tragen." Ich denke: 'Ich weiß nicht genau, aber wenn ihr das meint, könnte das teilweise zutreffen.' Ich sage: "Ich habe die Urinformationen des Meridiansystems aufgeschrieben und möchte nun die Informationen der Extrameridiane zu den Menschen bringen. Bin ich da bei euch richtig?" "Ja, das bist du. Tritt noch näher. Du siehst hier diese Kuppel, darin ist alles gespeichert, was du wissen musst. Dieses Wissen schwingt auf einem hohen Energielevel. Wir laden dich herzlich ein, einem Ritual mit uns beizuwohnen, um dein Potenzial in dir anzukoppeln an den hohen Frequenzlevel in der Kuppel."

Die drei Wesen schweben, anders kann ich es nicht bezeichnen, denn ich kann nicht wirklich erkennen, dass sie einen Fuß vor den anderen setzen. Also sie schweben um mich herum und nehmen mich in ihre Mitte. Wir setzen uns, und sie bitten mich, meine Augen zu schließen. Ich fühle, wie sich an meinem Körper an Millionen und Abermillionen von Stellen ein Kribbeln breitmacht. Es fühlt sich an, als ob in jeder Zelle meines menschlichen Körpers etwas aktiviert wird. Ich darf meine Augen wieder öffnen und sehe meinen Körper in hellem Licht leuchten. Es sieht fast so aus, als ob in jeder Zelle meines Körpers das Licht eingeschaltet worden ist. Ich fühle mich leicht und verschwende keinen Gedanken daran, ob ich hier jemals wieder wegkomme oder ob ich so leuchtend unter die Menschen gehen kann. Prompt kommt die Antwort auf meine Gedanken. "Du brauchst diese Schwingung, um das Wissen, welches du den Menschen bringst, aufnehmen zu können. Wenn du hier fertig bist, werden wir dir helfen, in deine ursprüngliche Energie zu transformieren. Wir sind hier, um zu helfen."

Ich bedanke mich bei den drei Wesen. Sie führen mich zum Einstieg der Kuppel. Ich habe das Gefühl, ich betrete ein Heiligtum, ein Relikt aus längst vergangenen Zeiten. So modern oder so anders die drei Wesen auch sein mögen, so irdisch ist doch dieser Eingang. Eine Tür aus massivem dunklem Holz steht für mich weit offen. Gleich dahinter kann ich eine steinerne Treppe erkennen, die mit laternenartigen Lichtern beleuchtet wird. Sie hängen in regelmäßigen Abständen und leuchten alle. Die drei Wesen lassen mich wissen, dass sie auf mich warten werden. Ich schaue sie noch einmal zweifelnd an und frage: "Bin ich die Richtige? Seid ihr wirklich sicher, dass ich alles gut verstehe? Bin ich sicher da unten?" Die gütigen Augen der Wesen schauen mich so liebevoll an, wie es wohl nur meine Mutter konnte. Diese Liebe lassen sie nun vollkommen in mein Herz fließen. "Ja, du bist eine von denen, auf die wir hier warten!"

Ich bedanke mich und schreite langsam die Stufen der steinernen Treppe hinunter. Interessanterweise stelle ich hier nichts mehr infrage. Ich schreite weiter und immer weiter. Langsam breitet sich ein etwas modriger Geruch aus. Das hier hat nichts mehr zu tun mit der Lichtschwingung der drei Wesen. Ich nenne sie "Hüter des Wissens". Ich höre in meinem Kopf, wie sie ein Ja formulieren. "Wir sind die Hüter des Wissens hier. Der Archivar hat dich hereingelassen, und wir haben dich empfangen und initiiert, um das Wissen verborgen im Urgrund zu sichten, zusammenzufassen und ans Licht zu bringen - oder besser: es zu den Menschen zu bringen. So zögere nicht länger und gehe mit dem göttlichen Segen allen Seins."

Ich gehe immer tiefer und immer tiefer, und plötzlich sehe ich, dass keine weitere Stufe mehr zu sehen ist. Ich scheine am Boden, ganz unten angekommen zu sein. Es geht aber nicht geradeaus weiter, wie ich eigentlich erwartet hätte, sondern das Licht und der Weg führen mich nach links. Ich folge einem schmalen Gang. Auch hier hängen in regelmäßigen Abständen Leuchtkörper. Hier riecht es nicht muffig, es ist auch nicht kühl und klamm. Es ist eher warm, für meinen Geschmack sogar etwas zu warm. Ich sehe schon mehr Licht, in wenigen Metern scheint der Gang zu Ende zu sein. Und tatsächlich, ich trete aus dem Gang heraus und stehe vor einer beleuchteten Halle. In der Mitte der Halle schwebt auf mir unerklärliche Weise ein Symbol. Es ist aus leuchtendem Material und durchsichtig. Die durchscheinenden Farben wechseln in alle Farbschattierungen. Ich kann kein rhythmisches Muster erkennen. Aber ich kenne dieses Symbol, oder besser gesagt diese Form. Es ist ein Zeichen der Heiligen Geometrie eines Erzengels. Es handelt sich hier eindeutig um Metatrons Würfel. Es scheint so, als ob er auf etwas Unsichtbarem schwebe. Er kreist in den wunderschönsten Farben, die ich je gesehen habe.

Ich trete näher heran. Ich bin neugierig und aufgeregt. Ich strecke meine rechte Hand aus und berühre den Würfel. Ich hatte gedacht, dass nichts geschehen würde und er sich einfach weiter im Kreis drehen würde. Aber weit gefehlt, der Würfel hält an, als ich ihn berühre, und es scheint mir so, als ob er sich in meine Hand schmiegen möchte. Vollkommen fasziniert schaue ich zu, wie der Würfel meine Hand umschmeichelt. Er bewegt sich auf mein in der Handfläche liegendes Chakra zu. Ich ziehe meine Hand zurück und beobachte, wie der Würfel sich von selbst zurückbewegt auf sein unsichtbares Podest und dann weiterkreist, so als wäre nichts gewesen. Von Neugier angetrieben versuche ich, mit dem Würfel zu sprechen. Aber er reagiert nicht auf meine Worte. Dann versuche ich, medial mit ihm zu kommunizieren, über meine Gedanken. Aber auch dabei reagiert er nicht auf mich. Ich versuche es noch einmal, indem ich töne. Keine Reaktion! Also strecke ich noch einmal vorsichtig meine Hand aus, um ihn zu berühren. Ich bin fasziniert von seinem Leuchten und von seiner ungewöhnlichen Form. Er sieht aus wie viele Kreise, die von einer Lichtenergie in der Mitte gespeist werden und die alle miteinander verbunden sind. Ich nehme nun auch meine linke Hand dazu und stehe staunend vor dem, was nun passiert. Der Würfel scheint sich zu verdoppeln. Zwei wunderschöne Würfel, etwa Handtellergroß, die sich langsam und kreisförmig drehend in meine Handchakren bohren. Ich bin vollkommen fasziniert. Meine Hände sehen wunderschön erleuchtet aus und kribbeln herrlich. Die Würfel drehen sich beide synchron in meinen Handchakren. Meine Hände glühen immer stärker, und ich habe das Gefühl, dass meine Handinnenflächen riesengroß, lupenrein und voller Energie sind. Alles, was aus den anderen Chakren und aus dem Herzen kommend hineinfließt, ist von ganz klarer, reiner Energie.

Ich schaue immer noch ganz gebannt auf meine Hände, als ich plötzlich jemanden oder etwas direkt neben mir wahrnehme. Ich erschrecke nicht, dieser Ort ist ein Ort voller Wunder - und irgendwie weiß ich, dass wir alle voller Wunder sind. Ich kenne dieses Lichtwesen nicht, und ich bin auch nicht darauf vorbereitet, etwas so Wunderschönes, Sanftes zu sehen. Neben mir steht die gleißende Gestalt eines Erzengels. Er stellt sich vor als Erzengel Metatron. Er zeigt sich mir in sanften violetten Farben und Tönungen und in fast menschlicher Gestalt. Er sieht fast so aus wie wir. Nur er scheint viel durchscheinender zu sein, und er hat eindeutig Flügel auf dem Rücken. Ich kann mir ein Grinsen nicht verkneifen. Er lächelt zurück und sagt: "Wir lieben es, uns so zu zeigen." Ich antworte: "Ich liebe es, dich so zu sehen, und ich fühle mich mehr als nur geehrt." "Du hast schon experimentiert mit meinem Würfel. Das ist gut. Ich möchte dir nun noch einige Weisheiten mit auf deinen Weg geben. Sie sind eine Initiierung für alle Menschen, die die Kraft und die Heilungsenergie dieses Würfels annehmen wollen!" "Ich danke dir von Herzen, Metatron."

"Lass uns Platz nehmen. Höre nun gut zu: Gesegnet seist du, du Erdenleben. Du hast es geschafft und bist vorgesehen für den irdischen Weg. Du wirst alles vergessen, was dich an uns und an das Licht erinnert. Du gehst durch den Tunnel des Vergessens. Immer und immer wieder. Geheiligt und gesegnet sei dein Weg. Ich gebe dir nun den heiligen geometrischen Würfel mit. In ihm ist alles abgespeichert, was das Licht ausmacht. Er befähigt dich, deinen Energiekörper zu jedem Zeitpunkt deines irdischen Seins zu reinigen, und deine Zellen können ihr Zellgedächtnis für das Licht öffnen. Durch die Kraft des Würfels wird das Licht stetig und immer in all deinen Zellen leuchten. Berühre nun den Würfel mit einer oder mehreren Stellen deines Körpers, und du erfährst sofort Reinigung und Heilung. So sei es! Nun nimm das Wissen um den heiligen geometrischen Würfel mit dir und verbreite es unter den Menschen. Jeder Mensch, der jetzt möchte, darf dieses Wissen für sich und seine Lieben nutzen. Die Ära der Dunkelheit ist zu Ende. Die Ära des Lichtes ist. Geh mit Gott!" "Vielen Dank, Erzengel Metatron." Ich verneige mich noch einmal vor ihm, und als ich hochschaue, ist er nicht mehr zu sehen. Ich falte meine Hände zum Gebet. "Lieber Gott, lieber Jesus, all ihr göttlichen Helfer. Ich bin so von Dank erfüllt. Ich liebe euch von ganzem Herzen."

Ich meinem Kopf schallen die Klänge des ewigen Seins, sie formen Worte in mir: "Du bist von unserem Geblüt." Ich stehe auf und verneige mich tief vor dem Würfel von Erzengel Metatron. Er bewegt sich stetig weiter im Kreis in seinen wunderschönen lichten Farben. Ich verlasse diesen Ort mit tiefen Wissen in meinem Herzen. Ich spüre, wie das Wissen durch mein Herz in meinen ganzen Körper übertragen wird. Jede Zelle nimmt dieses Wissen nun voll Liebe und Dankbarkeit auf und aktiviert ihr göttliches Licht.

Es ist für mich ein Leichtes zurückzugehen. Ich folge dem Gang und den Lichtern. Dann trete ich durch die Tür. Ich werde empfangen von den drei Wesen. Sie freuen sich für mich und stecken mir einen Schlüssel in das Schloss des dritten Chakras an meinem Bauch. Es ist ein golden leuchtender, energetischer Schlüssel. Sie drehen ihn in meinem dritten Chakra, und sofort schimmert goldenes Licht in meiner Aura. Ich verneige mich auch vor ihnen tief und schreite langsam zurück. Nun brauche ich auch kein Licht für den Tunnel. Ich schreite voran, von Licht erfüllt, und treffe am Ausgang auf den Archivar. Er grinst mich liebevoll an und wünscht mir eine lichte Erdenzeit. Ich verneige mich auch vor ihm und kehre nach Hause zurück

Schlüsselpunkt Lenkergefäß Dünndarm 3, rechte Seite:

Oh, wie schön ist es hier! Ich sehe eine wunderbare Landschaft. Es ist ein riesiger abgeernteter Acker. Ich kann darin noch gut die Furchen erkennen, die der Pflug oder die Erntemaschinen in den Feldern hinterlassen haben. Es gibt mir ein Gefühl von Ordnung, von Gleichmäßigkeit und Ruhe. Im Hintergrund erkenne ich die aufgehende Sonne. Was für ein schönes Bild. Das Orangerot der Sonne als Hintergrund hat etwas von Ewigkeit. Und beim Anblick des Horizontes, der ganz weit weg ist, bekomme ich sogleich das Gefühl, mich nach etwas zu sehnen. Ich weiß gar nicht, wonach ich mich in diesem Zusammenhang sehne. Aber dieses Gefühl ist da. Daneben ein Gefühl, das mich dazu treibt, immer weiterzugehen, um zu schauen, was am Ende des Horizontes ist. Was ist dort wohl? Dieses Sehnen in mir beinhaltet auch immer wieder die Frage nach meinem Sinn im Leben, nach dem Sinn unserer Erde, dem Sinn von verschiedenen sozialen Systemen. All das geht mir durch den Kopf. Ihr kennt das bestimmt. Es ist nicht immer da, aber durchaus zu Zeiten, in denen man sich selbst, andere und das Leben infrage stellt.

So stehe ich hier nun, und das Sehnen, auf den Horizont zuzugehen, wird immer größer. Ich will ihn erreichen, das ist mir jetzt klar. Ich will nun wissen, was da hinten kommt. Bei den anderen Punkten hatte ich oft das Gefühl, abgeholt zu werden, warten zu sollen ... Hier mache ich mich nun selbst auf den Weg. Es ist ein schöner Weg. Die Sonne leuchtet am Horizont immer noch in diesem wunderbaren Orangerot. Da ist mein Fokus, da will ich hin. Etwas in mir drinnen zieht mich genau darauf zu.

Nur der Weg, ihr Lieben, der Weg über den Acker, der scheint mir beschwerlich. Ich gehe so dahin und denke: 'Das könnte ja auch ein bisschen leichter sein. Warum ist denn hier nichts gepflastert? Oder warum gibt es kein Gefährt, eine Kutsche oder einen offenen Karren?' Wäre sehr schön, wenn es so wäre. Na ja, ist aber nicht so, also gehe ich unermüdlich weiter, ich weiß ja, wohin ich will. So langsam wird mir warm, ich fange an zu schwitzen, der Weg ist doch recht beschwerlich. Und manchmal habe ich das Gefühl, dass ich gar nicht vorankomme. Auf jeden Fall ist der Horizont noch nicht näher gekommen. Du meine Güte, hoffentlich schaffe ich das noch in diesem Leben?

In mir sind viele Fragen, die Frage danach, ob ich vielleicht einer Illusion erliege? Vielleicht ist da gar kein wirklicher Horizont? Aber sogleich kommt die ganz klare Sehnsucht, dort hinzuwollen. Und eines habe ich gelernt in diesem Leben, ihr Lieben: Ich folge meiner Sehnsucht, meinem ganz eigenen Suchen nach Unterstützung und nach Führung. Und ich habe die wunderbare Erfahrung gemacht, dass immer Führung und Unterstützung für mich da waren, wenn ich darum gebeten habe. Ich glaube, ich bin bei so etwas sehr begnadet. Für mich sind Führung und Unterstützung etwas aus den anderen Dimensionen. Wenn ich dann um Hilfe bitte, empfinde ich vollkommene Dankbarkeit, Wertschätzung und tiefe Liebe für die schon gewährte Unterstützung. Ja, ich habe eine ausgeprägte Vorstellungskraft, das ist sehr hilfreich, um um Hilfe zu bitten.

Ich gehe hier so meines Weges, und ich überlege auch schon, einfach um Hilfe und Führung zu bitten. Warum sich nicht ein Gefährt erbitten? Wenn es mir dann doch leichter fällt? Ich sinke teilweise ganz schön tief in den Ackerboden ein. An manchen Stellen habe ich wirklich das Gefühl, ich komme da nur mit großer Anstrengung wieder heraus, und dann kostet mich der nächste Schritt wieder viel Kraft – und der Horizont ist immer noch nicht näher gekommen. Ich bleibe trotzdem zuversichtlich. Ich weiß, dass viele Dinge in meinem Leben oft nicht das waren, was sie zu sein schienen. Es hat sich oft bewährt, durchzuhalten, etwas auch einmal auszuhalten und durch eine Zeit hindurchzugehen. Also immer weiter. Ich fange an zu singen, um mir ein bisschen die Zeit zu vertreiben, das scheint ja noch eine Weile zu dauern.

Im Hinterkopf kommt wieder der Gedanke, um Hilfe zu bitten. Na ja, mir helfen lassen ... Warum nicht? Es hat mir schon oft weitergeholfen. Ich summe noch ein Lied, und dann entscheide ich mich für das Bitten. Ich kenne das gar nicht bei den Extrameridianen, schließlich bin ich der Besucher. Ich sollte doch abgeholt werden! Warum machen die das nicht? Gehört es sich überhaupt, um etwas zu bitten? Mmmh, bei guten Freunden schon, und die Extrameridiane sind supergute Freunde, ohne sie, ihr Lieben, wären wir nicht. O.k., das überzeugt mich, und ich bitte um Hilfe, den Horizont zu erreichen. Ich fühle in meinem Herzen große Wertschätzung und Liebe für das Helfen.

Zuerst passiert gar nichts, aber dann nehme ich plötzlich wahr, wie ganz in der Ferne ein Lichtlein blinkt. Ich denke: 'Wow, das ist ja wie ein Leuchtturm an der Küste. Super, dann weiß ich ja jetzt, wo ich mich hinwenden muss.' Das Signal, das dort ausgesendet wird, erfolgt in gleichen Abständen, es hat etwas sehr Stetes, so etwas ganz Tiefes, es strahlt Sicherheit und auch Annehmen aus. Ich bin mir vollkommen sicher, dass ich da hinwill. Das ist genau der richtige Ort am Horizont.

Doch auch das Licht, genauso wie der Horizont, scheint nicht näher zu kommen. Warum ist das so? Wieso bin ich nicht schon längst da? Ich bin doch schon so lange unterwegs. Ich habe noch Lust, mich dorthin zu begeben, aber mir kommt auch so langsam der Gedanke, mich ausruhen zu wollen. Schließlich ist Ausruhen auch wichtig, wenn man so wie ich schon eine lange Wegstrecke zurückgelegt hat. Auf jeden Fall kommt es mir vor wie eine lange Wegstrecke. Dieses Gefühl, endlich anzukommen, endlich meine

Sehnsucht befriedigen zu können, das kenne ich gut. Genauso gut kenne ich jedoch auch das Gefühl, dass der Weg zu weit ist bis zur Erfüllung meiner Sehnsucht – oder eben oft auch trügerisch. Und ich kenne das Gefühl, zwischendurch eine Pause machen zu wollen, mich zu erholen.

So mache ich es jetzt. Ich lasse mich einfach auf den Acker plumpsen. Ungeachtet der Tatsache, dass meine Kleidung schmutzig wird, lege ich mich lang hin. Ich liebe den Duft der Erde. Habt ihr schon einmal richtig daran gerochen? Gerade auch wenn frisch geerntet ist und alles gepflügt, dann spüre ich immer so sehr die Befriedigung des Bodens, die Befriedigung, etwas hervorgebracht zu haben, einen sinnhaften Zweck erfüllt zu haben. Ich kann das gerade richtig genießen, mir dieses Gefühl zu eigen machen. Einfach genial. Ich liege so da und schaue hoch in den Himmel. Hoch in den Himmel? Ist der Himmel überhaupt hoch? Ist er weit weg von mir, genauso wie der Horizont? Ich weiß es nicht, einige weise Lehren behaupten ja, alles sei gleichzeitig da, es gäbe keine Zeit und keinen Raum. Ja, was soll ich euch sagen, ich mache gerade ganz andere Erfahrungen. Ich erfahre hier gerade, dass es anscheinend sogar einen großen Raum gibt, denn sonst wäre ich logischerweise schon längst am Horizont mit dem wunderschönen blinkenden Licht angekommen. Ich bin kein fauler Mensch, nur manchmal unglaublich blockiert. Jedoch nicht heute. So mache ich mich wieder auf den Weg.

Ich klopfe mir die Erde vom Körper und setze meinen Weg zum Horizont fort. Ich denke so für mich, dass ich irgendwann ja mal ankommen muss, schließlich will ich nachher noch arbeiten. Bei diesem Gedankengang und beim Abklopfen meines Körpers nehme ich im rechten Augenwinkel plötzlich und vollkommen unerwartet einen Stab wahr, einen Wanderstab. 'Wow', denke ich, 'so viel zum Thema Gefährt.' Anscheinend geht es darum, den Horizont selbst zu erreichen, aber kleine Hilfsmittel sind wohl erlaubt. So ein Wanderstab ist ja auch etwas Feines, er unterstützt und mildert die Beschwerlichkeiten, nicht wahr? Es ist ein richtig schöner Stock, so ein wunderbarer, fester Zweig einer Birke, etwas gedreht. Ich nehme ihn in die rechte Hand, und er fühlt sich kühl und glatt an und irgendwie auch ganz weise. Ist auch kein Wunder für mich, ich finde sowieso, dass Bäume total weise sind, was sie alles erleben und mitbekommen, das ist schon unvorstellbar viel.

Wie ich den Stock in der Hand habe und ihn mir genauer anschaue, materialisiert sich oben auf ihm ein Kristall. Er sieht aus wie ein Diamant - und was für ein großer Diamant! Da bin ich ganz hin und weg. Er ist eingefasst in Gold und Silber, einfach wunderschön anzusehen. Ich habe noch nie so etwas Schönes in meinen Händen gehalten. Wahrscheinlich ist er auch im kommerziellen Sinne sehr wertvoll. Ich befühle ihn mit Ehrfurcht und freue mich über die tolle Unterstützung. Da wird mir wieder einmal klar, dass immer alles anders kommt, als man denkt. Ich denke für mich: 'Jetzt habe ich diesen Stab mit einem geschliffenen, sicherlich sehr wertvollen, richtig großen Diamanten als Hilfe bekommen. Und das mir, das will mir etwas sagen.' Ich bin Seherin, das bedeutet, ich kann in Kristallen lesen, ich kann Bilder darin sehen, sogar ganze Geschichten darin verfolgen, so wie andere Menschen das täglich am Fernsehen tun. Also, mir ist vollkommen klar, dass ich nicht ohne Grund so eine Unterstützung bekomme. Ich habe jetzt zwei Möglichkeiten: Ich nutze den Stab als Spazierstock. Oder aber ich mache es mir hier gemütlich und nutze den Stab mit Diamant als Wegweiser auf meinem Weg zum Horizont, zum ewigen Licht.

Ich vergewissere mich auch noch einmal, ob das Licht noch da ist. Ja, es ist da und blinkt stetig in gleichem Rhythmus. Ich bin nun voller Vorfreude, irgendetwas in diesem Stab mit dem Diamanten bringt mich zum Schwingen, zum Klingen, bringt mich zurück zu meinem mir angeborenen Optimismus. Ich setze mich nieder, wieder mitten rein in die Erde und lege mir den Stab so auf den Schoß, dass der Diamant mittig in meinen Händen ruht. Ich befühle ihn. Er fühlt sich so wunderbar an, so vollkommen, so angekommen, so heimisch. Ich mache mich mit dem Diamant bekannt, ich grüße seine göttliche Schwingung und ehre seinen Weg. Er ist mir sehr wohlgesonnen, sogleich öffnet er mir sein Sichtfenster, das Fenster, in das ich schaue, um seine Informationen, um seine Geschichte zu sehen. Er gibt sie mir preis. Was für eine Ehre für mich und auch für euch, ihr Lieben.

Ich schaue in den Diamanten, und ich will euch beschreiben, was ich sehe. Ich schaue tief hinein und sehe die Sonne, ich kann ihr strahlendes Licht wahrnehmen und kann sehen, dass sie ihre Strahlen in alle Richtungen ausdehnt. Sie nimmt nun den gesamten Diamanten ein. Er strahlt im goldenen Licht der Sonne.

Ich verliere mich darin, und mein Blick geht tiefer und tiefer in das Licht der Sonne. Tief innen drin erkenne ich ein Wesen, es ist eine Gestalt. Sie wird mir hier als Mann gezeigt. Ja, ein richtiger, ganz normaler Mann. Er sitzt hinter einem Schreibtisch und trägt Businesskleidung. Auf seinem Schreibtisch liegt ein leeres Blatt Papier. Daneben liegt ein Kugelschreiber, ein richtig edles Modell. Der Mann sitzt auf seinem Schreibtischstuhl und scheint tief in Gedanken zu sein. Er hat sich etwas zurückgelehnt und runzelt die Stirn. Scheinen keine wirklich guten Gedanken zu sein, die er da hat. Ich blicke tiefer und immer tiefer in die Stirn des Mannes - und darin sehe ich die Sonne. Sie ist wahrlich in seiner Stirn drinnen. Aber ich sehe auch, dass die Sonne nicht so sehr strahlt in der Stirn des Mannes. Ihre Strahlen nehmen nicht den gesamten Raum dort ein, sie scheint eher matt zu sein. Schade, denke ich. Wo sind die Strahlen, wo ist das Leuchten, wo ist die Freude, wo ist das bedingungslose Annehmen des Lebens in diesem Mann? Eine Stimme bricht sich Bahn, sie sagt. "Ja, wo ist das Annehmen der Sonne in diesem Wesen?"

Ich schaue tief in den Diamanten, und neben dem Mann manifestiert sich ein Engel, ich kann es nicht anders sagen. Er nimmt für mich und für euch Gestalt an, weil er uns dient. Er ist ein Helfer, er gewandet sich wunderschön, er trägt einen goldenen Harnisch und hat eine goldene Kappe auf seinem Haupt, er strahlt Sonne und Licht aus. Er ist umgeben von diesem Licht, von dieser Sonne, von tiefer Freude, Liebe und Annahme. Ich stehe hier vor einem der Erzengel. Er stellt sich als Erzengel Michael vor. Ich liebe die göttlichen Helfer ganz besonders, sofort strahlen aus meinem Herzen tiefe Liebe und unendliche Akzeptanz für dieses Wesen. Am liebsten möchte ich weinen, ich fühle mich diesem Wesen so nahe, da ist so eine Sehnsucht in mir, dass es mich fast umwirft.

Erzengel Michael schaut mir tief in die Augen und grüßt mich mit einem lieben Blick. Er scheint durch mich hindurchschauen zu können. Nie hat jemand auf der Erde mir jemals bis in mein Herz geschaut. Der Weg dorthin war bisher immer irgendwie blockiert. Da liegt so eine Güte in diesem Blick, dort ist eine solche starke Liebe für mich, für mein System, dass bei mir automatisch alle Schranken weichen. So langsam beginne ich auch zu verstehen, was mir der Erzengel damit zeigen möchte. Ich glaube, es geht darum, in den Menschen, in den Dingen um uns herum die Liebe zu sehen. Nicht auf die Probleme schauen, sondern die Liebe, die große Wertschätzung und die Annahme für die göttliche Schöpfung erkennen. 'Ja', denke ich, 'das weiß ich alles schon, aber im wirklichen Leben ist die Umsetzung manchmal doch recht schwierig.' Ich schaue Erzengel Michael mit einem Lächeln an, es ist kein freies Lächeln, es ist ein wehmütiges Lächeln. Erzengel Michael schaut frei und offen zurück, er weiß, was ich meine. In meinem Kopf entstehen Gedanken, sie sind von ihm, es sind nicht meine.

"Ich weiß um deine und um die Not der anderen, ich bin jeden Tag unter euch und verbinde energetische Stränge. Ich bin ein Helfer, ein Diener und darum bin ich hier." Ich spüre sofort große Dankbarkeit und Wertschätzung für diese Worte und für dieses Wesen. Er bittet mich zu sich, und ich folge, ohne Fragen zu stellen. Ich bleibe kurz vor ihm stehen, er ist ja nicht so wie wir aus Fleisch und Blut, er ist eine energetische, strahlende Erscheinung. Ich kann auch gar nicht gut erkennen, wo er anfängt und wo er aufhört. Er strahlt vollkommenes LICHT aus, und das geht sehr weit in den Raum. Wenn ich mich richtig umschaue und ganz genau hinsehe, erkenne ich, dass sein Licht wirklich bis ganz weit in den Raum scheint und sogar darüber hinaus. Ich bin vollkommen perplex. So etwas habe ich noch nicht gesehen. Ich scheine sein Strahlen bis ins Universum verfolgen zu können. Er lächelt und sagt: "Ich bin ein ewiges Wesen, ich bin überall gleichzeitig, ich zeige dir hier meine Energiestränge. Das ist der Bereich, in dem ich diene. So siehst du, ich bin immer für euch da, immer! Zeit und Raum müssen nicht überwunden werden, denn sie sind nicht. Sie sind nur im menschlichen Bewusstsein von Bedeutung. Wir Helfer, wir Diener auf dieser Ebene, auf diesen Energiesträngen, sind reine Elektrik. Ich zeige dir hier einen Körper oder so etwas Ähnliches, damit dein Verstand, dein Geist befriedigt ist und du eine Vorstellung von mir und anderen elektrischen Wesen entwickeln kannst. Ich und auch die anderen sind euch in tiefer Liebe verbunden, wir können nichts anderes als lieben, denn auf unserer Ebene ist nur die Liebe real, das Göttliche. Hier ist keine Wertung, hier ist SEIN. So können wir die Liebe in euch erkennen. Das, was ihr wirklich seid, hat euch niemals verlassen, es ist in euch drinnen. So ist es auch in diesem Manne immer da. Christiane und all ihr anderen, die ihr diese Zeilen lest oder die ihr sie hört, ich lade euch nun ein, bei mir einzusteigen, mit mir eine Reise zu unternehmen. Kommt näher, ganz nah, bis ihr in mir drinnen seid. Ja, so ist es gut, fühlt mich, atmet mich ein. Ja, genauso soll es sein."

Ich bin wie elektrisiert, ich habe das Gefühl, es ist ein großes Rauschen um mich herum. Nach einem Moment der Adaption kommt eine ganz große Ruhe über mich. Ich bin ganz ruhig und total klar. Ich habe noch nie eine solche Klarheit empfunden. Ganz klar stehe ich inmitten der Energie von Erzengel Michael. Ich schaue aus dieser Klarheit heraus auf den Mann an seinem Schreibtisch, und ich erkenne ganz klar das Göttliche in ihm. In mir ist mit einem Mal eine so tiefe Liebe, eine große Wertschätzung, Hochachtung und Annahme für die Schöpfung. Das ist wundervoll! Ich sehe diesen Menschen, und mein Herz geht auf. Ich empfinde bedingungslose Liebe für ihn. Nicht die Liebe zwischen Mann und Frau, nein, die Liebe des Schöpfers spüre ich. Erzengel Michael gibt mir zu verstehen, dass das seine "Sicht" der Menschen ist, eines jeden Menschen. Alle haben die gleiche Grundstruktur. Er zeigt mir das Herz des Mannes. Ich bin ganz klar, ich darf in das Herz des Mannes schauen, sehen und wahrnehmen, was darin ist. Nicht das organische, sondern das mentale Herz bekomme ich gezeigt.

Wow, ich sehe in das Herz, und ich sehe das Universum darin, den Schöpfungsplan, es ist, als schaue ich durch Gottes sanfte Augen. Ich habe mich noch nie so aufgehoben gefühlt, so gewollt, so geborgen, so behütet und beschützt wie in diesem Moment. Eine tiefe Glückseligkeit macht sich in mir breit, ein breites Grinsen erhellt plötzlich mein Gesicht. Ich bin angekommen, bei mir angekommen, an meinem Horizont angekommen. Ich trete wieder aus der Energie von Erzengel Michael heraus. Ich bin anders, ich schaue ihn an und weiß nicht, was ich sagen soll. Ich bedanke mich für sein SEIN, seine Hilfe und möchte mich am liebsten gar nicht von ihm verabschieden. "Du brauchst dich nicht von mir zu verabschieden, denn du kannst dich gar nicht von mir verabschieden. Wir sind nicht voneinander getrennt, du bist wie ich und ich bin wie du, nur dein Bewusstsein zeigt dir etwas anderes. Also sei gewiss, wir sind immer beieinander. Schaue einfach in dein Herz, dort bin auch ich, und du bist in meinem Herzen." Ich lege meine Hand auf mein Herz und spüre noch einmal ganz bewusst die Energie von Erzengel Michael, ich nehme das Strahlen im Herzen wahr, die Sonne, die bedingungslose Liebe, die Wertschätzung und die Annahme des Schöpfungsplanes. Ich weiß nun, dass in mir drinnen immer alles ist, was ich brauche. Es ist bei mir, es ist nicht von mir getrennt, es war nie von mir getrennt und es wird nie von mir getrennt sein.

Ich nehme nun wahr, dass Erzengel Michael nicht mehr neben mir steht, aber ich spüre ihn und seine Energie in meinem Herzen. Ein wunderbares Gefühl, eine tiefe Zufriedenheit überkommt mich. Ich schaue den Mann am Schreibtisch an. Er sitzt immer noch da im Businessanzug, seine Stirn liegt in Falten, sein Blatt Papier auf dem Schreibtisch ist unberührt. Und ich erkenne die tiefe Liebe, die auch dieser Mensch in seinem Herzen trägt. Ich kann sie erkennen, ich kann sie wahrnehmen und es berührt mich in meinem Herzen. Es stellt eine Verbindung her zu diesem Menschen, den ich überhaupt nicht kenne. Ich bin auf der Herzebene eins mit ihm. Es ist ein schöner Gedanke: Wenn ich bei allen Menschen die Liebe im Herzen sehe, bin ich nie mehr allein auf dieser Welt.

Ich nehme meine rechte Hand und berühre das Herz dieses Menschen. Sogleich durchströmen mich Gefühle wie Liebe, Annahme, Wertschätzung und Vertrauen. Der Mann bewegt seinen Kopf und schaut mir ganz klar in die Augen. Oh je, ich bin geschockt, damit habe ich nicht gerechnet. Ich dachte, er steht nur für etwas und ist ein Bild, das ist aber nicht so. Er sieht mich direkt an, und ein gütiges, wissendes, liebevolles Lächeln liegt in seinen Augen und erhellt sein Gesicht. "Diese Begegnung war schon lange geplant", sagt er. Ich nicke wissend und antworte: "Ich habe auch schon lange darauf gewartet." Ich ziehe meinen

Fokus langsam aus dem Diamanten zurück und bin mit meinem Bewusstsein wieder auf dem Acker. Ich halte den Stab in meiner Hand und bedanke mich für die Erfahrung.

Ich weiß jetzt, dass der Horizont in Wahrheit in meinem Herzen ist, in unser aller Herzen. Durch unser Herz sind wir verbunden mit allem, was ist. Ich schaue mich um und sehe noch immer das Licht am Horizont, aber ich weiß jetzt, dass es trügerisch ist, es ist eine Illusion, der ich lange Zeit aufgesessen bin. Ich bedanke mich auch für die Erfahrung der Illusion, lange Zeit war ich damit beschäftigt anzukommen, mich zu finden. Nun bin ich angekommen, ich habe mich gefunden, ich habe auch die anderen Menschen gefunden und vor allen Dingen habe ich auch die Erklärung für meine Wahrnehmung gefunden. Sie ist in meinem Herzen. Da ich so viel Liebe empfinde für die helfenden Dimensionen, die vollkommen ohne Bedingung ist, sind sie immer für mich da. Das ist ein großer Schlüssel. Nun will ich noch ein Resümee ziehen. Erzengel Michael in mir drinnen, in meinem Herzen, gibt uns allen noch eine Botschaft mit, einen großen Schlüssel für unseren Bewusstwerdungsprozess: *Informationen, Botschaften, die ihr von Herz zu Herz weitergebt, sind von göttlicher Präsenz. Bewegt ihr euch auf diesen energetischen Strängen oder Fäden, so seid ihr auf eurem Weg.*

Ich bedanke mich für die Worte, ich habe verstanden. Langsam kehre ich zurück in meinen Alltag.

Schlüsselpunkt
Konzeptionsgefäß Lunge 7, linke Seite:

Ich höre ein leises Surren. Ich bewege mich nicht voran. Ich lausche und schaue mich erst einmal um. Wo bin ich hier eigentlich? Ich stehe an einem üppig grün bewachsenen Torbogen, der wohl einen großen Menschen von zwei Metern durchlassen würde. Das

Grün scheint gepflegt. Auf jeden Fall ist der Torbogen nicht zugewachsen. Ich wage es nicht, durch das Tor hindurchzutreten. Aber ich neige meinen Oberkörper ganz weit vor, um noch besser lauschen zu können. Ich kann nichts sehen, der Gang oder Tunnel hinter dem Torbogen liegt im Dunkeln. Nur ein kleiner Ausschnitt ist noch mit Licht erhellt. Das ist mir ganz angenehm, so brauche ich meinen Kopf nicht ins Dunkel zu stecken.

Das Surren wird langsam zu einem lauten Summen, als ob ein Bienenvolk auf Wanderschaft wäre, so hört es sich in etwa an. Ein bisschen unheimlich ist das schon. Nun wird das Summen zu einem richtig lauten Rauschen, wie das Rauschen von Bäumen, deren Äste und Blätter sich im herbstlichen Sturm bewegen. Das ist mir vertraut und verschafft mir wieder ein Wohlgefühl.

Ich erwarte, dass irgendetwas Riesengroßes jeden Moment auf mich zustürzen wird, und so ziehe ich meinen Kopf lieber wieder zurück und bleibe weiterhin abwartend vor dem Eingang des Torbogens stehen. Ich habe fast das Gefühl, dass ich den kühlen frischen Wind im Herbst spüre, der alles reinigt. Aber hier ist es ganz windstill, mein Haar bewegt sich gar nicht. Ich stelle mich mit hüftbreit gespreizten Beinen hin, weil ich fürchte, dass das Rauschen hier einen Windstoß ankündigt, der vollkommen plötzlich kommen mag. Und ich möchte nicht von den Füßen gerissen werden. Ich schaue in den dunklen Gang, der mir irgendwie aus gepresstem Lehm zu sein scheint. Ich schaue und blinzele überrascht, als ich sehe, was da durch die Dunkelheit immer klarer sichtbar auf mich zuzukommen scheint. Ich glaube, mir steht sogar der Mund offen vor Überraschung.

Es nähert sich keine Windhose, hier ist auch kein Sturm im Anflug, ganz und gar nicht. Was da auch mich zukommt, ist eine Frau. Ich kann im Moment noch nicht sagen, wie alt sie ist. Aber ich kann mit hundertprozentiger Sicherheit sagen, dass das laute Rauschen von ihren Röcken kommt. Sie scheint mehrere Lagen von Röcken zu tragen, die in zarten Fliedertönen schimmern. Ich habe einen solchen Stoff noch nicht gesehen – und vor allen Dingen noch nie gehört. Bis sie ganz bei mir ist, schwillt das Rauschen sogar so weit an, dass ich mir am liebsten die Ohren zuhalten möchte. Aber aus Gründen der Höflichkeit gebe ich meinem Impuls nicht nach. Das gibt mir die Möglichkeit, mir ihren Oberkörper genauer anzusehen. Sie trägt ein enges Mieder über den Röcken, aus dem gleichen Stoff gemacht und in den gleichen Farbschattierungen gehalten. Sie ist eine schlanke Person mit den richtigen Rundungen an den richtigen Stellen, so in etwa würden Männer das wohl sehen. Auch ihr Gesicht ist hübsch. Sie trägt ihr Haar in leichten Wellen wie einen Helm um ihren Kopf. Ihr Haar ist von tiefem Braun, und so sind auch ihre Augen. Sie ist hübsch anzusehen, aber ich kann ihr Alter nicht bestimmen. Sie scheint mir zeit- und alterslos zu sein. Sie hat ein offenes, freundliches Gesicht und ihre Haut ist rein.

Sie eilt die letzten Schritte bis zum Eingang des Tunnels herbei. Ich habe das Gefühl, mir platzen die Ohren vom immer lauter anschwellenden Rauschen, das sie mit sich bringt. Sie steht nun vor mir und sagt mit normal lauter Stimme: “Das Rauschen geht gleich vorüber.” Ich kann sie gut verstehen, als ob dieses Rauschen nicht wirklich ein Geräusch wäre, sondern etwas anderes. “Ich musste erst herbeigeeilt kommen, es war schon lange keiner mehr von euch da!” Ich kann sie nur sprachlos anschauen. Nicht eine Silbe kommt über meine Lippen. Nun ist das Rauschen fast vollständig abgeklungen, nur ein leises Surren ist zu vernehmen. “So, du bist also endlich da. Du bist etwas verspätet. Das ist auch der Grund, warum ich hinten war. Sonst hätte ich hier am Eingang gestanden und dich sofort empfangen!” Ich kann immer noch nichts sagen, und es hörte sich bislang auch nicht so an, als ob das gewünscht wäre. “Folge mir nun. Ich selbst werde dich unterweisen. Wir machen erst einmal etwas für deine Ohren, damit das Rauschen für dich nicht so laut ist. Sieh mir nun fest in die Augen, jetzt!" Ich schaue in diese schönen braunen Augen und bin einen Moment lang ganz weit weg. Ich liege am Strand in der Südsee, ich sehe das blaue Wasser und Palmen wiegen sich ganz sanft im Wind. Nur am Rande nehme ich wahr, wie sie mit ihren warmen Händen zärtlich je einmal über meine Ohren streicht. "So, das ist getan! Nun folge mir."

Sie dreht sich um und geht voran. Wir sind tatsächlich in einem Gang oder auch Tunnel, der aus gepresstem Lehm gemacht ist. Und an den Wänden sind keine Leuchtmittel angebracht. Es scheint so zu sein, dass diese Frau mit ihren Füßen leuchten kann. Immer wenn sie einen Fuß aufsetzt, hinterlässt sie eine Leuchtspur. Ich bin ganz fasziniert und schaue noch einmal zurück, um zu gucken, ob ihre leuchtenden Fußabdrücke hinter uns auch noch zu sehen sind. Und tatsächlich, nur ganz am Toreingang verblassen sie allmählich. Wir gehen so ein ganzes Stück weiter, als die Frau plötzlich stehen bleibt. Sie ist vor einer großen, oben abgerundeten Tür aus Holz stehen geblieben. Die Tür ist mit einem großen schwarzen Holzbalken verriegelt, der die ganze Breite der Tür ausmacht. Ich habe noch nie so eine alte Tür gesehen, auch nicht in den alten Schlössern, die ich schon besichtigt habe. Das Holz hat einen ganz tiefen Farbton, fast Schwarz. Und ich habe auch das Gefühl, dass es irgendwie atmet. Die Frau schiebt auch nicht den schweren Riegel zurück, um die Tür zu öffnen. Nein, sie streicht mit ihrer rechten Hand über den Riegel, so als wolle sie einen alten Freund begrüßen, und die Tür schwingt lautlos nach innen auf. Ich hatte fast das Gefühl, als wenn die Tür zu uns gesprochen hätte. Wenn mich nicht alles täuscht, könnte ich beschwören, dass die Tür gesagt hat: "Tretet ein, meine Damen." Ich weiß ja, dass mich hier wundersame Dinge erwarten, aber ich habe nicht mit einer sprechenden Tür gerechnet. Mir bleibt vor Staunen der Mund offen stehen, als ich durch die Tür trete und sehe, was sich dahinter verbirgt.

Ich habe das Gefühl, ich bin in warmes, rotes Licht eingetaucht. Ich fühle mich sehr wohl und nehme eine starke männliche Präsenz wahr. Ich sehe aber keinen Mann, der mir diesen Eindruck vermitteln könnte. Die Frau schaut mich mit wissenden Augen an. Sie weiß, wie es mir geht. Ich kann auch gar nicht sagen, was sich in diesem Raum alles verbirgt, ich weiß nur, dass diese anscheinend unglaublich alte männliche Präsenz mich vollkommen vereinnahmt. Ich kann hier Wände erkennen, die auch aus ganz dunklem Holz, fast schwarz, gemacht zu sein scheinen. Die Wand zu meiner Linken zieht mich besonders an. Ich könnte schwören, dass das die alte männliche Präsenz ist, die mich so anzieht. Die Frau sieht mich mit ihren braunen Augen an und sagt zu mir: "Du kannst es im Moment nur erahnen. Ich will dir helfen, es ganz wahrzunehmen. Sieh nur ganz fest in meine Augen." Während ich das tue, geht mein Geist mit mir auf eine Reise zu den Sternen. Ich sehe die Erde unter mir immer kleiner werden, und wir bewegen uns auf einen Nebel im All zu. Das fühlt sich für mich vertraut an. Ich habe keine Angst. Während wir uns immer mehr auf diesen Nebel zubewegen, spüre ich am Rande des Geschehens, wie sie meine Hände zusammenführt und mir etwas in die Hände legt. Ich weiß nicht, ob das wirklich etwas Gegenständliches ist oder ob sie mir einfach nur Energie überträgt. Auf jeden Fall nehme ich daraufhin automatisch meine Hände und streiche mit den Handinnenflächen kurz über meine Ohren. Im selben Moment komme ich in dem Nebel an.

Die Frau schlägt die Augen nieder und somit löst sich unser Blick. Ich bin noch immer im gleichen Raum, aber nun nehme ich ihn ganz anders wahr. Ich habe das Gefühl, dass der ganze Raum lebt. Das rote Licht scheint verschwunden, und ich stehe in einem ziemlich großen Gewölbe. Die Frau verneigt sich vor mir und löst sich in Luft auf. Ja, so ist es. Ich bin vollkommen sprachlos. Im ersten Moment fühle ich mich alleingelassen. Aber dann nehme ich wahr, dass etwas auf mich zukommt. Ich kann nur etwas Dunkles erkennen. Aber beim Näherkommen erkenne ich ein wallendes Gewand. Ja, ein Mann kommt auf mich zu. Er trägt ein dunkles, wallendes Gewand, ähnlich wie Männer es früher getragen haben, nur ohne Gürtel in der Hüfte. Der Mann kommt immer näher und bleibt schließlich vor mir stehen. "Du bist gut angekommen." Ich antworte nicht, es war auch keine Frage.

Dieses Gewölbe, in dem wir sind, ist weder dunkel noch hell, es gibt weder Möbel noch Sitzgelegenheiten. Es gibt Wände und eine Decke, aber die erscheinen mir alle sehr weit weg. Sie scheinen unwichtig zu sein. Im Zentrum des Gewölbes kann ich etwas ausmachen. Etwas, das irgendwie aus Stein gemacht zu sein scheint. Ich kann es nicht so genau erkennen. Ich bin zu weit weg. Der Stein könnte einen Schrein bilden, sicher bin ich mir aber nicht.

Der Mann, er steht noch immer vor mir, scheint immer wieder sein Gesicht zu verändern. Es ist nicht so, dass sich sein Gesichtsausdruck verändert. Sein Ausdruck bleibt stetig gutmütig und sanft. Aber sein Alter variiert und seine Kopfform, die Augenfarbe und die Haarfarbe. Ich muss gestehen, mir ist etwas mulmig zumute, zumal der Körper immer gleich bleibt. Ich weiß auch nicht, was mir das sagen soll. Er spricht auch nicht mit mir. Nun läuft der Prozess des Wandelns immer langsamer ab, und schließlich blicke ich in ein Antlitz, welches nicht von menschlicher Natur ist. Ich blicke in Augen, so schwarz wie Kohlebecken, ohne erkennbare Iris. Die Haut, wenn man es so bezeichnen kann, hat nichts mit menschlicher Haut zu tun. Ganz langsam, vorsichtig und voller Liebe zeigt sich mir dieses Wesen in seiner ganzen Pracht. Ich kann es nicht anders beschreiben, denn ich fürchte mich nicht. Ich weiß, ich bin hier völlig sicher. Schließlich schaue ich auf seinen menschenähnlichen Körperbau. Ich sehe einen Kopf, Rumpf, Hände, so ähnlich wie bei den Menschen, auch Beine und Füße ähnlich wie bei Menschen.

Mir wird immer klarer, dass mir etwas unglaublich Altes gegenüber steht. Das Äußere dieses Wesens scheint gemacht aus Schuppen. Keine kleinen Schuppen, so wie wir sie von Fischen in unseren Meeren und Seen kennen, sondern große Schuppen, wie ich sie noch nie zuvor gesehen habe. Sie schillern wunderschön zartfliederfarben und in allen denkbaren Schattierungen und Facetten, so dass man denkt, man schaue auf ein Lichtspiel. Das Einzige, was nicht farbig leuchtet sind die Augen des Wesens. Sie sind rund und von diesem unglaublich dunklen Schwarz. Dieses Wesen hat keine Haare, die Kopfform ist viel länglicher als unsere. Hier gibt es nur zwei kleine Löcher, die eine Nase andeuten könnten. Aber ich glaube, das ist keine Nase, wie wir sie kennen. Sein Mund ist schmal und kaum auszumachen. Am Hals bewegen sich drei wunderschön leuchtende Kiemen auf jeder Seite in regelmäßigen Zügen. Seine Statur ist von einer vollkommenen Zartheit. Hier gibt es keine Anzeichen, die auf körperliche Arbeit hinweisen. Die Arme sind schlank, und an den Händen sind drei Gliedmaßen zu erkennen, die mit fliederfarben schillernden Schwimmhäuten verbunden sind. Arme und Hände hängen entspannt am Körper herab. Mein Blick wandert tiefer, ich erkenne kein Geschlecht. Da ist nichts, die Beine sind schmal und ohne erkennbares Gelenk in der Mitte; dort, wo wir ein Kniegelenk haben, ist hier nichts zu sehen. Die Füße sind ungewöhnlich breit und haben drei Gliedmaßen, die wiederum mit fliederfarben schillernden Schwimmhäuten verbunden sind.

Das Wesen lässt sich genau von mir betrachten. Es nimmt meine Neugier hin und zeigt sich mir komplett. Es sendet tiefen Frieden aus. Ich fühle mich wunderbar geborgen in seiner Farbenpracht und wie zu Hause angekommen durch seine ganz eigene Ausstrahlung. Es drückt unmittelbare Präsenz aus. Ich bin fasziniert und tief berührt, dass ich Einlass zu einer solchen Energie bekomme. Ich verneige mich tief, um meine Anerkennung und Wertschätzung zum Ausdruck zu bringen. Und was macht das Wesen? Ihr glaubt es nicht! Es breitet seine Arme ganz weit aus und fordert mich so auf, nahe zu ihm zu kommen, in seine Arme.

Ich bin nicht der Mensch, der anderen Menschen sofort so nahe sein möchte, weder Menschen noch Wesen, mögen sie noch so ansprechend wirken oder aussehen. Aber hier und jetzt ist alles anders, ohne das geringste Zögern lasse ich mich von diesem Wesen umarmen. Es ist für mich ein Glücksgefühl, wie ich es noch nie erlebt habe. Und ihr könnt mir glauben, ich habe guten Sex gehabt und auch Kinder geboren. Aber dieses Gefühl ist anders, es ist, als ob mich etwas ganz tief in mir drinnen berührt. Hier in dieser Umarmung liegt ein großer Trost. Es ist, als ob ein Teil von mir auf dieses Gefühl gewartet hätte. Das Wesen hält mich weiter umschlungen, und ich habe auch nicht das Bestreben, mich zu lösen. Es ist eher so, als ob ein Teil von mir immer tiefer und tiefer mit einem Teil von ihm verschmilzt. Ich bin in einer tiefen Sicherheit angekommen, die ich aus meinem irdischen Leben nicht kenne.

Ich habe immer mehr das Gefühl, ich verschmelze komplett mit dem Wesen. Ich kenne nicht einmal seinen Namen. Das scheint mir auch nicht wichtig zu sein. Ich schließe einen kurzen Moment meine Augen und lasse mich vollkommen fallen in die Tiefe der Sicherheit, das Gefühl, zu Hause zu sein, endlich angekommen zu sein. Ich nehme wahr, wie wir uns dem Schrein im Zentrum des Gewölbes immer mehr nähern. Ich kann nicht sagen, wie wir das machen, ich bewege meine Füße nicht, das Wesen auch nicht. Und wir verharren immer noch in der Umarmung. Ich habe auch keine Angst, vielleicht verschleppt zu werden, hier nicht mehr herauszukommen. Ich bin voller Vertrauen, dass es etwas bei dem Schrein gibt, das ich wissen sollte.

Nun habe ich verstanden: Wir bewegen uns nicht auf den Schrein zu, der Schrein bewegt sich auf uns zu. Der Raum, das Gewölbe kann sich drehen und bewegen! Bei uns angekommen, dreht sich der Schrein wie auf Knopfdruck langsam um 90 Grad. Zum Vorschein kommt eine Art Einstieg. Ich kann erkennen, dass es einige Stufen hinunter geht. Und wieder bewegt sich der Schrein mit dem Einstieg, er bewegt sich unter uns und führt uns dorthin, wo es für mich etwas zu wissen gibt. Wir sind einige Stufen hinunterbewegt worden, das heißt, eigentlich sind die Stufen unter uns bewegt worden, und wir stehen nun in einem kleinen Gewölbe. Im Zentrum dieses Gewölbes ist eine lila leuchtende Kuppel zu sehen. Ein sattes Lila durchleuchtet das ganze Gewölbe. Das Gewölbe bewegt sich unter uns, so kommen wir zu der Kuppel. Die Kuppel öffnet sich und in ihrer Mitte kann ich etwas Wunderschönes sehen. So etwas habe ich noch nie gesehen, das gibt es auf der Erde nicht.

In der Mitte dieser Kuppel schwebt etwas, da gibt es nichts, wo dieses Etwas draufstehen oder wo es befestigt sein könnte. Dort schwebt ein wunderschöner Kelch. Er sieht aus wie aus erlesenem Material gearbeitet. Es ist nichts Irdisches, es ist nicht so fest wie ein Material, das wir kennen. Der Kelch scheint aus durchscheinendem, schimmerndem Gold gemacht zu sein, es leuchtet und strahlt. In diesem Kelch ist ein wunderschönes Licht bewahrt. Es sieht aus wie eine Flamme. Sie zieht mich magisch an, noch mehr als das Wesen, das mich immer noch im Arm hält. Ich löse mich ganz langsam und wie in Trance aus seinen Armen und bewege mich auf die Flamme zu. Ich fühle mich so vertraut mit dieser Flamme, einfach unglaublich. Ich möchte sie so gerne berühren und schaue das Wesen fragend an. Es nickt leicht mit dem Kopf. Ich schließe meine Augen und berühre die Flamme. Sofort umschmeichelt sie meine Hand. Ich fühle, wie sich ihr Licht in mir ausbreitet, erst nur in meiner Hand, dann nach und nach durchzieht es meinen ganzen Körper. Ich fühle mich licht und getragen. Es scheint, als ob all mein Schmerz von mir genommen wird und als ob mir ewiger Trost zuteilwird. Ein tiefes Gefühl von Heil, ganz und gar, breitet sich in meinem ganzen Körper, in meinem Geist und in meiner Seele aus. In meinem Kopf vernehme ich eine feine Stimme: "Du bist in der heiligen Kammer des Schreins der ewigen Flamme des Seins. Du hast ewigen Trost erfahren, ich gebe dir einen Schlüssel für die Menschen mit. All jene, die jetzt bereit sind, Trost zu erfahren und anzunehmen, werden in Liebe und Dankbarkeit meinen Schlüssel entgegennehmen. Nimm nun diesen Schlüssel, er öffnet ein lichtes Bewusstsein im Dritten Auge. Dadurch fließt ewiger Trost in die Menschen, und Schmerz und Leid wandeln sich in Lichtschwingung! Berühre in meinem Namen ihre Dritten Augen!"

Ich bin vollkommen überrascht, als sich das Licht aus meinem Körper zurückgezogen hat. Ich habe es nicht bewusst bemerkt, so schnell ist es gegangen. Ich fühle mich rein und frei und stehe plötzlich wieder der Frau gegenüber. Sie neigt ihr Haupt vor mir und streicht mit ihrer Hand über den Riegel der großen hölzernen Tür, als wenn sie einen alten Freund liebevoll begrüßen würde. Die Tür schwingt auf, und sie begleitet mich den langen Gang zurück zum Eingang. Sie schaut mich liebevoll und ruhig an. Sie legt mir einen goldenen Schlüssel in die Hände, streicht über meine Ohren und ich höre ihre Röcke rauschen, während sie sich schnell wegbewegt.

Ich stehe noch immer da, vollkommen überrascht, innerlich rein und licht. Ich bedanke mich mit lauter Stimme bei der ewigen Flamme des Seins für ihr Vertrauen, in ihrem Namen wirken zu dürfen, und ich bedanke mich bei dem Wesen und der Frau.

Diesen Schlüssel implantiere ich in meine Hände und nutze ihn, wann immer er gebraucht wird.

Schlüsselpunkt Konzeptionsgefäß Lunge 7, rechte Seite:

Ich befinde mich auf einem Karussell. Ja, ihr habt richtig gelesen, ein Karussell, genau genommen ein Kettenkarussell. Ich sitze in einem Sitz, der an zwei langen Ketten festgemacht ist. Das Karussell dreht sich stetig mit mir. Im Hintergrund höre ich Jahrmarktsmusik. Ich weiß noch, was der Jahrmarkt früher für eine Faszination auf mich ausgeübt hat. All die Gerüche, die Atmosphäre, das besondere Flair. Ich habe es damals genossen und geliebt. Meine Haare wehten im Wind auf dem Karussell, und ich habe Lebensfreude gespürt. Ich habe gelacht, gekichert und mit meinen Freunden Spaß gehabt.

Ich fühle das jetzt nicht auf diesem Karussell, ich fühle mich eher genervt vom ständigen Drehen. Ich kann gerade kein Gefühl von Genuss oder von Lebensfreude auf diesem Ding empfinden. Es ist mir lästig, und mir ist kalt. Es macht mich schwindelig, immer wieder rundherum zu fahren. Ich möchte gerne aussteigen, aber das Karussell hält nicht an. Der Eintrittspunkt des Konzeptionsgefäßes Lunge 7 auf der rechten Seite der Extrameridiane ist für mich der Eintrittspunkt, der mir die größte Herausforderung abverlangt. Ich habe nämlich gar keine Lust, immer im Kreis gedreht zu werden, ich habe gar keine Lust, immer diese fröhliche Musik zu hören, und es macht mir noch weniger Spaß, nicht aussteigen zu können, wenn ich will. Also alles in allem ein eher unerfreulicher Zustand.

Ich möchte hier gerne raus. Hallo, hört mich jemand? Ich will hier auch nicht artig warten, bis ich abgeholt werde oder bis sonst etwas passiert. Ich bitte hiermit darum, aussteigen zu dürfen! Ganz eindringlich! Ich spüre meine Not, und ich spüre auch, dass ich immer dringlicher bitte – und dass meiner Bitte nicht nachgekommen wird. Das kenne ich so gut, meine Mutter konnte das auch gut! Wenn ich um etwas gebeten habe, was sie absolut nicht gewähren wollte, hat sie ganz klar nein gesagt. Da gab es auch keine Diskussionen. Das wusste ich. Hier fühlt es sich auch so an. Ich sage, dass ich bitte aussteigen möchte, und es kommt ein klares Nein oder es wird sogar gar nicht auf meine Bitte reagiert. Das ist noch entwürdigender!

So kommt es, dass ich durch verschiedene negative Emotionen gehe. Ich bitte verzweifelt, dann werde ich langsam wütend, ich werde zornig, dann ganz starr und es entsteht ein tiefes Grollen in mir, das langsam in ein Schluchzen übergeht. Womit habe ich das verdient, warum lassen die mich nicht aussteigen? Sie wissen doch, dass mir schlecht wird, wenn ich immer rundherum fahre. Wie kann jemand so gemein sein, mir das anzutun? Das habe ich nicht verdient, ich bin ein lieber Mensch. Ich glaube, ich möchte diesen Punkt nicht weiter erforschen. Wozu ist das gut? Eine tiefe Stimme in mir mahnt mich zur Geduld. Mir ist schon klar, dass etwas aufgezeigt werden will mit diesem Bild, mit der Palette meiner Emotionen. Aber es ist fast kaum auszuhalten. Da hilft mir auch nicht der Gedanke an Erzengel oder andere Wesen aus den Dimensionen. Irgendwie wirken sie hier nicht. Mist!

Ihr kennt mich ja schon ein bisschen besser. Ich habe auch gelernt, Situationen, Lebensumstände auszuhalten, innezuhalten und der Situation Raum zu geben, sich zu zeigen. Mir Raum zu geben, um zu erkennen, was mir die Situation sagen möchte. Wenn ich in Emotionen verweile, bin ich blockiert. Das wird mir gerade klar. Dann kann ich nicht erkennen, was die Situation zeigt, ich bin nicht klar, sondern gefangen im Schmerzkörper der Emotionen. Wie gut tut die Erinnerung daran, dass ich Licht bin, das ich ewig bin. Das gibt mir die Kraft, aus den Emotionen auszusteigen, sie das sein zu lassen, was sie sind. Sie sind das Außen, die Erfahrungen im Außen, im Körper. So, nun geht es mir besser. Ich sitze auf dem Karussell und fahre rundherum. Ich kann alle negativen Emotionen das sein lassen, was sie sind. Dadurch nehme ich plötzlich etwas ganz Neues wahr. Ich nehme den Wind wahr, der um meinen Körper streicht. Ich nehme wahr, dass er gar nicht kalt ist, sondern er fühlt sich warm an und umschmeichelt meinen Kopf und mein Haar. Er trägt mir etwas zu, flüstert mir etwas zu. Ich kann es nicht verstehen. Es ist, als ob wir nicht die gleiche Sprache sprechen würden. Ich möchte ihn so gerne verstehen, es liegt bestimmt ein großer Schlüssel in ihm verborgen.

Der Wind geht um die ganze Welt, er ist ein sehr irdisches Ding. Er trägt Informationen weiter, von Ort zu Ort, von Pflanze zu Pflanze und bestimmt auch irgendwie von Mensch zu Mensch. Ich liebe den Wind, er kann sehr kraftvoll sein im Herbststurm, und er kann auch sehr sanft sein, wenn ich an die sanften Brisen im Sommer denke. Der Wind ist sich bewegende Luft. Sie ist immer da in unseren Leben. Sie ist so sehr Bestandteil unseres irdischen Seins, dass wir uns ihrer oft kaum bewusst sind. Ähnlich verhält es sich mit dem Atem, er ist auch ein unabdingbarer Bestandteil unseres irdischen Seins, doch oft sind wir uns des Atems wenig bewusst. All diese Dinge gehen mir durch den Kopf. Ich weiß einiges darüber, sicherlich nicht alles, denn da gibt es bestimmt noch viel zu entdecken. So allmählich verstehe ich, was hier los ist. Ich sitze auf dem Karussell und fahre immer rundherum. Der Wind draußen und auch der Wind in mir drinnen begleiten mich. Sie befähigen mich, das hier zu erleben. Ohne den Wind in mir drinnen wäre ich nicht.

Plötzlich werde ich aus dem Sitz geschleudert und fliege durch die Luft. Ich mache mir keine Sorgen um meinen Körper oder um Verletzungen. Ich weiß, dass die Extrameridiane und alles, wofür sie stehen, gute Freunde der Menschen sind. Ihre Energie ist mir vollkommen wohlgesonnen. Mit diesem tiefen Vertrauen und dem Wissen um mein Behütetsein lande ich sanft in einem gemütlichen Sessel. Es ist ein weißer Sessel, er ist ganz weich und sehr gemütlich. Mit jeder kleinen Bewegung meinerseits scheint er wunderbar im Einklang zu sein. Er schwingt leicht mit und schmiegt sich fest an mich. Ja, ich fühle mich beschützt, behütet und rundum wohl.

Im Moment passiert hier gerade nichts, ich sitze so da und genieße den Sessel, der sich mit jeder Bewegung ganz perfekt an mich anpasst. Das fühlt sich gut an. Es fühlt sich so an, als wäre der Sessel ein Stück von mir. Er reagiert auf meine kleinen Bewegungen und auch auf die großen. Etwas, das wie angefertigt zu sein scheint, nur für mich. Klasse! Habe ich mir schon immer gewünscht, es fühlt sich richtig gut an. Ich glaube, ich beginne langsam zu verstehen, um was es hier wirklich geht. Der Atem und der Wind passen perfekt zu mir, zu dem, was ich leben will, was meine Intention ist, sie passen perfekt zu meiner Vision. Ich fange an zu erkennen, dass auch der Sessel einem Rhythmus folgt in seinen Bewegungen – es ist mein Atemrhythmus, dem der Sessel folgt. Das ist wohl auch der Grund, warum ich mich so wohl damit fühle. Nichts kenne ich wohl genauer als meinen eigenen Atemrhythmus, auch wenn er oft vollkommen unbewusst einfach passiert. Schließlich ist Atmen ein Reflex.

Ich spüre die sanften Bewegungen des Sessels und genieße sie. Ich fange nun an auszuprobieren. Was passiert, wenn ich bewusst tief einatme? Gibt es dann mehr Bewegung, geht die Bewegung dann mehr in ein Extrem, sprich mehr zu einer Seite oder zu anderen Seite? Ich probiere es sofort aus. Ich atme tief und bewusst ein und erlebe, dass der Sessel sich stark nach links neigt. Dann atme ich bewusst tief aus, und der Sessel, ihr könnt es euch sicher schon denken, neigt sich stark nach rechts. O.k., ich schaukele hier herum, aber ich verstehe gerade nicht, was das soll! Na gut, ich atme bewusst und tief weiter ein und aus, um zu sehen, ob die Dauer eine Rolle spielt. Nein, ich glaube, das tut sie nicht. Ich bewege mich auf dem Sessel hin und her. Aber was soll ich euch sagen? Ich finde es anstrengend, dieses bewusste Ein- und Ausatmen. Da muss ich ja die ganze Zeit immer aufpassen. So langsam verliere ich die Lust daran, wahrscheinlich weil nichts wirklich Interessantes passiert.

Langsam entsteht ein Bild vor meinen inneren Augen. Ich sehe plötzlich mein Leben mit vielen Situationen. Ich sehe mich als Kind, als Schulkind, als junge Frau in den verschiedensten Situationen. Situationen voller Freude, voller Trauer, voller Gedanken. Und ich sehe, dass der Atem alles begleitet. Er schwingt mit, genau wie für mich gemacht. Vollkommen abgestimmt auf mein emotionales Kleid, meine Wahrnehmung, mein Erleben. Ich spüre plötzlich eine tiefe Dankbarkeit für diesen wahrlich treuen Freund. Wer sonst noch, außer meinem Schutzengel und meinen ständigen Begleitern, ist mir in meiner Erdenzeit so nah? Niemand sonst! Ich verneige mich tief vor meinem Atem. So habe ich doch meinen besten Freund fast mein ganzes bisheriges Leben vollkommen ignoriert. Nur manchmal habe ich das bewusste Atmen eingesetzt, und ich muss gestehen, ich habe es immer dann eingesetzt, wenn ich mir etwas davon erhofft habe. Ja, so schnell kann man ein neues Bewusstsein empfinden. Mein Herz geht auf vor lauter Freude, bin ich doch niemals allein hier auf dieser Welt, ich bin immer zusammen mit dem Atem.

Wie ich so dasitze und darüber nachsinne, was ich meinem Atem, meinem besten Freund schenken könnte, nehme ich im rechten Augenwinkel eine Gestalt wahr. Erst sehe ich sie nur sehr verschwommen, aber bei längerem Hinschauen erkenne ich nun immer mehr eine männliche Gestalt. Es ist ein Mensch, auf jeden Fall sieht er so aus. Es ist ein alter Mann. Er steht nun ganz nah bei mir. Ich kann ihn sogar riechen. Es ist ein ganz wundervoller Geruch. Er kommt mir sehr bekannt vor, heimisch, ein großes Wohlgefühl geht damit einher. Es ist ein alter Mann, er erscheint mir fast 90 Jahre alt zu sein. Ihr müsst wissen, ich mag alte Menschen, sie haben immer so eine Weisheit um sich herum. Sie strahlen sie direkt aus. Da ist auch oft eine große Güte, als wüssten sie, dass es ihre letzten Jahre auf der Erde sind und dass sie sie darum sehr genießen müssen. Oh ja, ich liebe die Alten. Dieser hier schaut mich sehr gütig an, er strahlt auch eine große Weisheit aus. Ich fühle mich sofort wohl in seiner Nähe. Am liebsten würde ich ihn einladen, auf meinem Sessel Platz zu nehmen, um ihn ganz nah zu spüren. Aber wir passen da beide nicht drauf. Das geht nicht. Darum biete ich ihm an, meinen Platz einzunehmen. Er lächelt und lehnt dankend ab.

"Dieser Sessel, meine Liebe ist nur für dich. Es ist deiner. Er ist immer deiner, auch in der wirklichen Welt. Es ist der Platz, der Sitz deines Atems. Das hast du schon gut herausgefunden." Er sieht mich an und sagt: "Ich liebe dich, ich liebe alle Menschen. Wenn ihr doch nur wüsstet, was für herrliche, vollkommene Geschöpfe ihr seid. Was für wunderbare Kreationen mir da gelungen sind. Ja, jetzt staunst du, nicht wahr! Aber es ist wahr. Ich bin hier im Namen des Einen, der da ist. Und ich bin so stolz auf euch, ihr seid auf eurem Weg. Alles ist in der Ordnung. Du hast herausgefunden, was der Atem ist. Du, Christiane, liebst die Forschung, das Herausfinden ist deins - und auch dass du das, was du herausgefunden hast, weiterträgst. Das gehört auch zu dir! Du wirst viel mehr Menschen erreichen, als du jetzt denkst. Ich zeige dir jetzt mein nächstes großes Geschenk für die Menschheit. Liebes Wesen, ich werde nun deinen Atem segnen. Ja, du hast mich richtig verstanden. Zu diesem Zweck begebe ich mich mit meiner Energie mitten in dich hinein. Ich bitte dich, mir zu vertrauen und mir zu folgen." Ich bin ganz baff. Ich darf die gütigsten Augen dieses Universums direkt vor mir sehen und ich darf seine/ihre Energie spüren. Die Energie dieses wunderbaren Wesens.

Ich weiß nicht, was ich sagen soll, außer dass ich mehr als nur vertraue. Ich bin bereit.

Der alte Mann verschwindet vor meinen Augen, und ich spüre eine ganz feine Energie, die sich über mein Aurafeld langsam, aber stetig Zutritt zu meinem Körper und in mein Sein verschafft. Ganz langsam dringt diese Energie, diese Güte, diese liebevolle Kraft bis in mein Herz vor. Ja, ihr habt richtig gelesen, bis tief in mein Herz. Immer tiefer geht diese Energie in mich hinein, noch tiefer und noch tiefer. So tief, bis ich sie fast nicht mehr spüren kann. Aber ich kann sie sehen, meine inneren Augen sind gut ausgebildet für diese Art der Wahrnehmung. Ich kann diese Energie, diese Kraft mitten in meinem Herzen sehen. Ihr werdet nicht glauben, was ich da sehe. Es gibt schon eine solche Kraft in meinem Herzen! Sie strahlt in der gleichen Farbe, in tiefem Rot, wie die Energie des alten Mannes. Und diese Kraft, diese Energie in meinem Herzen, sie scheint die andere Kraft, die Kraft des alten Mannes, zu erkennen. Ja, sie scheint sie wiederzuerkennen. Ich bin tief beeindruckt, denn jetzt spüre ich sehr deutlich große Liebe, ein großes Wiedersehen zweier wunderbarer Mächte mitten in mir drinnen. In diesem Moment verschmelzen sie miteinander. Der Moment des Verschmelzens erscheint mir heilig, denn so fühlt es sich an. Es ist ein sehr intimer Moment.

Aus diesem Verschmelzen entsteht ganz langsam eine Blume. Es ist eine rote Blume, sie sieht wunderschön aus. Sie ist frisch und Tautropfen sind auf ihr zu sehen. Sie sieht noch ganz unbedarft aus, fast jungfräulich. Ich schaue sie an und spüre ihre jugendliche Kraft in mir, und es ist fast so, als zwinkere sie mir zu. Nun nehme ich wahr, wie diese Blume langsam anfängt, sich in einem bestimmten Rhythmus zu bewegen. Moment mal, diesen Rhythmus kenne ich doch ... Es ist der Rhythmus meines schlagenden Herzens. Es fühlt sich noch ganz neu an. Ganz langsam entsteht ein Bild vor meinen Augen, das mich überrascht. Ich sehe das Herz mit einem Schleier umgeben. Es ist ein milchig weißer Schleier. Plötzlich werde ich von der Stimme des alten Mannes eingeladen, mit meiner Aufmerksamkeit in mein Herz zu gehen. Ich folge sogleich und befinde mich nun in meinem Herzen. Oh, es ist so schön, ganz frisch, wie der Morgentau und wunderschön, wunderschön anzusehen ist es auch. Wenn ich aus meinem Herzen schaue, hat alles im Außen eine schöne Farbe, ich fühle Liebe für alles, was da ist. Aber da ist noch mehr. Ich spüre auch diese milchig weiße Substanz, diesen Schleier. Und er macht mir keine Angst, nein, ich will durch seine Augen sehen, sehen, was er sieht, wofür er steht.

Wow, ich bin vollkommen überrascht, damit hatte ich nicht gerechnet. Das ist einfach wunderschön, und das ist in mir drinnen! Ich sehe die Erde, den blauen Planeten, ich sehe andere Sterne aus unserem System leuchten. Sie sind um den blauen Planeten herum platziert und auch weiter weg. Es sieht so schön aus, ich sehe Galaxien und ich sehe auch viele, viele Engel dort schweben. Sie scheinen Aufgaben zu erfüllen, sie leuchten ähnlich wie die Sterne, nur viel kleiner. Und jetzt kommt das Schönste. Das Allerschönste ist die Tatsache, dass all dies in zwei großen runzeligen Händen liegt. All dies liegt in Gottes Händen. Er hat all das, was uns ausmacht, was unsere Galaxie ausmacht und viele andere Galaxien, in seinen festen Händen. Ich fühle mich so aufgehoben, so sicher wie noch nie zuvor. Ich darf noch einen Moment länger auf dieses Bild schauen. Ich bin wahrlich privilegiert. Ich nehme wahr, dass all das, was ich sehe, einem Rhythmus unterliegt. Sogar diese großen wunderbaren Hände unterliegen diesem Rhythmus. Es ist ein Sichausdehnen und ein Sich-wieder-Zusammenziehen. Für mich fühlt es sich an wie Leben, wie Wahrnehmen, wie Erfahren, wie Erleben.

Ich möchte mich ganz eng einkuscheln in diesen Rhythmus und eine Weile so verweilen. So ist es auch, ich kuschele mich ganz ein und verweile. Meine Augen sind geschlossen, und ich spüre große Sicherheit, tiefe Liebe, Dankbarkeit und eine große Achtung vor dem Wunder dieser Schöpfung, vor all den Wesen, die daran beteiligt sind, vor der Genialität des Erfahrens, des Erschaffens und des Seins. Eine tiefe Liebe durchströmt meinen physischen Körper in diesem Moment. Dieses Erleben wird nun fest verankert in all meinen Zellen. Es bekommt einen festen Platz, unveränderbar und immer gegenwärtig. All meine Sehnsucht ist in diesem Moment zum Stillstand gekommen. Ich weiß jetzt, von was ich Teil bin.

Ganz langsam beginne ich, mich zu strecken, und komme wieder zurück. Ich schaue mich um in der Blume meines Herzens. Ich freue mich, dass sie da ist. Ich streichele in Gedanken den milchig weißen Nebel, aus dem ich wieder emporgestiegen bin. Ich verabschiede mich von dem alten Mann. Er lacht: "Du kannst dich gerne von mir verabschieden. Jedoch bist du nicht von mir getrennt. Du bist ich, und ich bin du." In Gedanken drücke ich ihn ganz fest und nehme mir in diesem Moment vor, einmal am Tag zu ihm zu kommen, mich zu erinnern an diese Gefühle, diese Bilder.

Langsam komme ich zurück und schaue auf das Kettenkarussell. Es verschwindet nun im Nebel, und ich mache mich auf den Heimweg.

Schlüsselpunkt
Mobilität Yang Blase 62 links

Ich stehe am Ufer. Ein großer Fluss strömt an mir vorbei. Unaufhaltsam fließt das Wasser von links nach rechts. Die Fließgeschwindigkeit ist stetig. Das Betrachten des Wassers vermittelt mir ein Gefühl der Ruhe. Am Ufer ist nichts Besonderes zu sehen, kein Baum oder Busch säumt das Wasser, eher grünes Gras, ordentlich geschnitten. Ich werde immer ruhiger. In der Ferne nehme ich ein Ruderboot wahr. Es kommt jemand rudernd auf mich zu. Aus einem etwas anderen Winkel kommt auch noch ein anderes Gefährt auf mich zu. Es scheint eine Barkasse zu sein. Ein Mann bedient einen langen Knüppel und steuert so die Barkasse zu mir hinüber. Ich kann gar nicht sagen, aus welcher Richtung die beiden Gefährte kommen, ob von gegenüber oder von flussaufwärts oder von flussabwärts, ich weiß es nicht. Ich bin ganz neugierig, wer von beiden nun der Richtige ist. Ob ich mich teilen soll? Oder wie wird das gehen? Vielleicht streiten die beiden auch um mich? Vielleicht habe ich auch etwas falsch gemacht? Nun, ich erlebe es gleich.

Das Ruderboot und die Barkasse kommen zur gleichen Zeit bei mir an. Beide Männer verstehen ihr Handwerk gut und landen sicher am Ufer. Keiner der beiden spricht, auch haben sie sich nicht begrüßt. Sie scheinen auch beide nicht in Eile zu sein, denn sie stellen sich nicht vor oder bitten mich auch nicht, in einem der Boote Platz zu nehmen. Vielmehr ist es so, dass sich beide Männer nach sicherer Landung gemütlich in ihren Booten zurücksetzen. 'Na gut', denke ich mir, 'dann mache ich es mir auch gemütlich.' Ich nehme ebenfalls Platz. Ich setze mich ins Gras vor das Boot und die Barkasse und warte.

Noch immer spricht keiner ein Wort, nichts verändert sich am äußeren Bild. Ich sehe die Barkasse mit dem Mann. Ich finde kein Interesse daran, ihn näher zu beschreiben. Ich kann es auch gar nicht, es ist fast so, als zeige er sich nicht wirklich. Und ich sehe den Mann und das Ruderboot. Auch hier kann ich keine genaue Beschreibung geben. Nur so viel, dass der Mann in der Barkasse einen dunklen Umhang trägt, während der Mann im Ruderboot einen roten trägt. Sonst sehe ich den Fluss, der mit steter Geschwindigkeit fließt. Am Ufer tut sich auch nichts Ungewöhnliches. Ich beobachte extra alles ganz genau.

Ich weiß nicht, wie lange wir alle dort gesessen haben, bis mir dann doch etwas auffällt. Ich hatte ja schon erwähnt, dass dieser Ort von Ruhe erfüllt ist, und gerade diese Ruhe scheint jetzt stetig, mit der immer gleichen Geschwindigkeit und Intensität in mein drittes Chakra zu fließen. Ich schaue an mir herunter und sehe und spüre, wie Ruhe tief in mein Chakra gezogen wird. Ich lasse es zu und stelle keine Fragen. Als ich das Gefühl habe, dass nun auch in der letzten Zelle meines Körpers Ruhe angekommen ist, werden die beiden Männer vor mir tätig. Sie erheben sich fast gleichzeitig, und ehe ich mich versehe, stehe ich auf der Barkasse. Ich weiß nicht, wie ich dorthin gekommen bin. Ich kann mir vorstellen, dass, wenn ein gewisses Maß an Ruhe eingetreten ist, man automatisch mitfährt.

Mir ist absolut klar, dass dieses Phänomen nichts mit irdischen Dingen zu tun hat. Beide Männer haben immer noch nicht gesprochen. Aber sowohl die Barkasse mit mir als auch das Ruderboot setzen sich in Bewegung. Wir gleiten nebeneinander her, selbstverständlich vollkommen im Einklang. Ich kann nicht erkennen, wo es hingehen soll. Irgendwie habe ich das Gefühl, dass es nirgendwo hingeht. Mit einem Mal habe ich das seltsame Gefühl, dass wir uns auch nicht mehr vorwärtsbewegen, sondern eher immer tiefer gleiten - nicht ins Wasser, versteht mich nicht falsch. Vielleicht tiefer ... bewusster ins Sein? Ich bin fasziniert, vor allem im Bauch bin ich ganz ruhig. Eine tiefe Präsenz, eine tiefe Wahrheit befindet sich darin, und sie beschwert mich auf angenehmste Weise. Ich fühle mich wohlig und sicher.

Ganz allmählich verschwimmt das Bild, das äußere Sein des Flusses, des Wassers, des Ufers und der Boote vor meinen Augen. Trotzdem bin ich noch am selben Ort, angenehm beschwert, in mir ruhend. Da ist keine Sorge über Dinge, die noch erledigt werden wollen, oder Gedanken um das, was mir zuteilwird. Da ist absolute Präsenz in mir drinnen. Ich scheine im

Zentrum von etwas sehr Ungewöhnlichem, etwas sehr Besonderem, für mich Unvorstellbarem zu sein. Ich bin nun auch alleine, selbst die Männer auf den Booten sind nicht mehr da. Ich sehe Unglaubliches, immer klarer sehe ich um mich herum ganz viele verschiedene Facetten von irdischem Leben. Ich kann mich leicht um mich selbst drehen, so als säße ich auf einem Drehstuhl. Man kann es sich so vorstellen, dass um mich herum ganz viele Fernseher sind. Nur haben diese Facetten nicht die eckige Form eines Fernsehers, sondern es sind eher längliche Facetten, die auch ineinander übergehen. Von Facette zu Facette gibt es eine Art Grauzone. Da sehe ich keine Bilder. Es scheinen mir fast Übergänge zu sein.

Ich sehe die verschiedensten Szenen, ich sehe das Dritte Reich mit Hitler und Himmler, ich kann die Uniformen riechen, die Energie spüren, ich kann den Menschen sogar in die Augen schauen. Ich sehe Cleopatra in ihrer gesamten Pracht, von vielen Anhängern verehrt und von vielen Sklaven umgeben. Ich sehe einen Ausschnitt aus dem Urwald. Ich sehe ein Naturvolk, bemalte und tätowierte Männer, singende, fröhliche Frauen, die im Einklang mit der Natur ihr Tagwerk verrichten. Ich sehe die Explosion der Atombomben in Hiroschima und Nagasaki. Ich sehe die Folgen dieser Katastrophe. Ich sehe große Gebiete der Erde, die sich nach und nach mit Eis und Schnee überziehen, daneben das immer wärmer werdende Klima der Erde. Ich sehe Menschen, die schließlich keinen Nährboden mehr auf der Erde finden und versterben. Ich sehe die Karibik mit all der Sonne, den Palmen, dem kristallklaren Wasser, dem Sandstrand und den felsigen Klippen, die weit ins Meer ragen. Ich sehe dort Menschen, singende, lobpreisende Menschen, die versuchen, sich auf den Rhythmus der Natur einzuschwingen. Menschen, die in sich die Sehnsucht nach Liebe und Freiheit tragen. Ich sehe einen Mönch, er hat sich vergangen an Menschen, um sein

Ideal zu leben. Ich sehe Trauer und Alleinsein, Getrenntsein in seinem Herzen. Ich sehe Menschen, die immer wieder unterdrückt, gedemütigt und gequält werden. In ihren Herzen ist viel Wut, Hass, Alleinsein und Getrenntsein. Ich sehe große Machtstrukturen, die die Erde umspannen und in die viele Menschen verwickelt sind. Ich bin umgeben von Schicksalen, Situationen und Ereignissen. Ich sehe eine Supernova! Immer wenn ich mich weiterdrehe, erscheinen in den Facetten hinter mir neue Bilder und Szenen. Ich könnte wahrscheinlich ewig hier sitzen und der ganzen Sache zuschauen.

Interessanterweise berühren mich diese Bilder nicht, ich bin nicht betroffen in meinem Inneren. In mir drinnen ist immer noch diese absolute Präsenz, diese tiefe Ruhe.

So, nun habe ich so viel gesehen, wie man sich kaum vorstellen kann. Alle Facetten des Lebens, was war, was sein wird und was ist, spielen sich gleichzeitig in einer Art Hologramm ab. So viel ist mir nun klar geworden. Wie das funktioniert, kann ich daraus nicht entnehmen. Immer wenn ein neuer Aspekt hinzukommt auf meiner Reise durch die Extrameridiane, passiert es allmählich, dass ich mich damit wohlfühle.

Ich sehe immer noch die vielen Facetten, aber aus dem Nichts, sozusagen irgendwie vor den Facetten, kommt jemand langsam auf mich zu. Beim Näherkommen materialisiert sich derjenige immer mehr und wird auch immer größer, bis er - ich bin mir fast sicher, dass es ein Er ist - vor mir zum Stehen kommt. Er sieht irgendwie menschlich aus und trägt einen Anzug mit einem schwarzen Gürtel um die Taille, ein bisschen wie aus Science-Fiction-Filmen. Eng anliegend, durchaus ansprechend und vertraut und von blütenreinem Weiß. Ich kann sein Gesicht nicht sehen oder er lässt es mich nicht sehen, ich weiß es nicht. Er greift nach meiner rechten Hand. 'Oh', denke ich, 'der will mir die Hand geben, mich begrüßen, wie wir das in Nordeuropa tun.' Doch weit gefehlt, so ist es nicht. Er greift nach meiner rechten Hand und nimmt sie in seine beiden Hände. Es fühlt sich eigenartig und warm an. Ich schaue hinunter und sehe keine menschlichen Hände. Ich bin das ja nun schon gewohnt. Auch wenn ich zuerst gedacht hatte, hier eine menschliche Begegnung zu machen – nein, die Hände, die meine Hand halten, sehen reptilienartig aus. Die Haut erinnert mich in ihrer Glätte und Wärme stark an Schlangen auf der Erde. Ganz geheuer ist mir das nicht. Ich weiß auch gar nicht genau, was meine Hand umspannt, da gibt es keine Finger, eher so etwas Schwanzartiges. Es umschmeichelt meine Hand und umgleitet meine Hand liebevoll. Ganz fasziniert starre ich auf meine Hand, die da liebevoll immer wieder umschmeichelt wird. Sie wird wohlig warm, und ganz automatisch lege ich auch meine linke Hand in die handähnlichen, reptilienähnlichen Extremitäten. Er fängt an, meine Hände zu umschlingen, bis sie sanft und warm sind.

Erst dann schaue ich auf und bin tief berührt von dem, was ich sehe. Ich sehe nicht das Gesicht eines Menschen. Nein, ich sehe eine Art Reptiliengesicht. Ich sehe wunderschöne, glatte Haut, die an Schlangen erinnert. Ich sehe schlitzartige Augen, die verschiedene Grüntönen zeigen. Dieses Wesen hat die Andeutung einer Nase, aber nicht so wie die der Menschen. Es gibt auch einen Mund, der sich in nichts vom Rest des Kopfes unterscheidet. Es gibt keine Lippen, man kann den Mund nur als solchen erkennen, weil er eine kleine Spalte formt im Gesicht. Dieses Wesen hat auch keine Haare. Ich bin mir jetzt auch nicht mehr sicher, ob es ein Mann ist. Ich glaube fast, das Wesen hat kein Geschlecht. Das für mich wohl Beeindruckendste sind die Augen. Ich werde voller Güte und Liebe angeschaut wie nie zuvor in meinem Leben. In den Augen dieses Wesens stehen Tränen. Ich werde an den Händen gehalten und angeschaut wie jemand, der nach einer langen Reise wieder unversehrt nach Hause zurückgekehrt ist. Ja, dieses Wesen schaut mich an, als ob ich ihr/sein Kind bin. Ich schaue dem Wesen tief in die Augen und verliere mich einen Moment in der Liebe und Geborgenheit, die mir hier begegnen.

Irgendwie habe ich das Gefühl, dass das noch nicht der Ort ist, an den ich eigentlich soll. Ich spüre, dass das Wesen weiterwill mit mir. Ich weiß nicht, wohin, aber hier, wo wir jetzt sind, scheint ein Hologramm zu sein. Das Wesen kommuniziert mit mir über Gedanken, es sagt: "Dieses hier ist eine Station, damit du verstehst, was du bist. Ich führe dich noch weiter. Bist du bereit?" Ich nicke mit dem Kopf. Ich bin voller Erwartung. Dieses Wesen verliert immer mehr an Materie, es wird vor meinen Augen durchscheinender und es fließt, ja, so will ich es ausdrücken, in meinen Körper. Ich bin tief berührt von dieser Situation, auch bin ich mehr als nur erstaunt. Ich kenne diesen Vorgang, ich nutze ihn ganz oft bei meiner Arbeit. Ich gehe aus mir heraus und in den Klienten hinein, um zu sehen und zu fühlen, wie es ihm geht, wie er oder sie die Welt wahrnimmt. Das Wesen hat ganz leicht Zugang zu mir, ich bin sehr offen und vertrauensvoll.

Wir fangen an, uns schnell zu drehen, aber mir ist gar nicht schwindlig. Wir drehen immer schneller und schneller, bis wir eine Lichtspur zu sein scheinen. Ich nehme auf jeden Fall nur das Licht wahr. Da ist kein Körper mehr zu erkennen. Wir verlassen mit einer unglaublich hohen Geschwindigkeit diesen Ort, dieses Hologramm. Ich kenne mich nicht aus mit Astrophysik, also kann ich auch nicht sagen, wie schnell wir wirklich sind. Aber einen Moment später gehen wir durch eine riesige Ladeluke. Ich bin wieder Mensch, und das Wesen ist wieder Reptil. Ich komme mir vor wie in einem Science-Fiction-Film. Ich habe ein bisschen Angst. Das Wesen spürt das sofort, umschlingt meine Hand, zieht mich weiter und sagt in meine Gedanken: "Ich helfe dir gleich, dies hier mit meinen Augen zu sehen. Erschrick nicht, ich begleite dich von nun an in dir und du schaust durch meine Augen, nimmst wahr durch mich."

Das Wesen dematerialisiert immer mehr und fließt in mich hinein. Meine Angst verschwindet sofort und macht einem sicheren, wohligen Gefühl Platz. Ich bin erstaunt, wo ich hier bin. Hier scheint es keine feste Materie zu geben, so wie wir das auf der Erde kennen. Alles ist aus Lichtern, aus verschiedensten Farbschattierungen. Es gibt Farben, die ich nicht kenne. Viele davon sind von viel höherer Leuchtkraft als das, was es auf der Erde gibt. Und die Farben, die Lichter scheinen in ständiger Bewegung zu sein. Es gibt hier keinen Boden, auf dem ich gehe. Ich weiß nicht, wie das funktioniert. Ich kann auch noch keine Regelmäßigkeit erkennen, etwas, das die Farben, die Lichter in einem Muster anordnet. Die Lichter kommen und gehen, mal sind sie intensiver, mal weniger intensiv. Manchmal nehmen sie mir vertraute Muster an, manchmal scheint aber auch keine Ordnung vorhanden zu sein. Mhm, ich bin ratlos. Ich weiß nicht, was das soll. Ich sehe auch niemand anderen hier. Ich scheine allein zu sein - bis auf das Wesen in mir drin. So ein Mist, diese Nummer kenne ich so gut aus meinem Leben, was soll mir dieses oder jenes sagen? Wohin führt es mich? Das Wesen lässt mich noch weiterziehen, alles beobachtend und ein mir verständliches Muster suchend. Ich kenne diesen Zustand so gut.

Das Wesen in mir fängt an, sich irgendwie glucksend zu bewegen. In mir steigt das Bedürfnis zu lachen auf. Das alles erscheint mir so absurd. Ich laufe irgendwo im All durch die Gegend, ohne Fußboden wohl bemerkt, und ich versuche angestrengt, etwas zu erkennen, das mir vertraut ist. In mir drin ist dieses Wesen, und ich werde das Gefühl nicht los, dass es vor lauter Lachen nicht mehr an sich halten kann. Es kommen nach und nach glucksende Laute aus meiner Kehle, und ich pruste los vor Lachen. Es ist diese Art Lachen, bei dem einem die Luft wegbleibt und man nur noch pfeifend quiekt. Ich lasse mich auf meinen Allerwertesten sinken und gebe dem Impuls zu lachen so lange nach, bis nichts mehr kommt und meine Atmung wieder normal ist. Das Wesen in mir wird langsam auch wieder still, da bewegt sich nichts mehr auf und ab. Es spricht zu mir: "Du bist so tröstlich, eine solche Erfrischung. Ich hatte schon fast vergessen, wie wunderbar das Menschsein ist in deinem Entwicklungsstadium. Danke!"

Ich sitze eine Weile sinnend einfach nur da und versuche, meine Gedanken zu ordnen. Irgendetwas soll mir dieser Ort ja sagen. Hier gibt es etwas zu erkennen, etwas zu lernen oder etwas zu erinnern. Kommt bestimmt gleich. Am besten vertraue ich einfach. Ich vertraue darauf, dass alles, was um mich herum ist, geschieht und dass das, was ich wahrnehme, göttlich ist. Ich schließe meine Augen, lasse Ruhe in meinen Bauch einkehren und stelle mir das göttliche Licht vor, die höchste Lichtschwingung. Komisch, zu Hause ist das manchmal so schwer. Oft mache ich das bei Gefühlen oder in Situationen, die es zu lösen gilt, die mich im Alltag vor Herausforderungen stellen. Das ist hier nicht so. Hier ist es ganz leicht, Liebe, Licht, Göttlichkeit und Ewigkeit zu fühlen und sie vor meinem inneren Auge zu sehen.

Ich sehe wunderschönes Licht, es strahlt so hell, dass es sogar für meine geschlossenen Augen zu viel scheint. Ich spüre das Wesen in mir, es legt eine Art Schutzfilm auf meine Iris. Es fordert mich nun auf, die Augen zu öffnen. Ich folge der Aufforderung voller Vertrauen. Ich weiß, ich bin hier sicher, hier ist alles gut. Voller Erstaunen klappt mein Mund auf. Ich bin entzückt und vollkommen überrascht. Die Vorstellung, das Denken von Liebe, Licht und Göttlichkeit hat hier eine Auswirkung im Außen. Licht, Liebe und Göttlichkeit sind in mir drinnen – und im

Außen sehe ich plötzlich, wie die Lichter in ihren wunderschönen Farbschattierungen diese Gegenstände oder die Dinge, die ich denke, formen. Ich denke an einen wunderschönen Kirschbaum, der voller Früchte und in all seiner Pracht zu sehen ist. Ich kann ihn riechen, ich kann sogar die Früchte anfassen. Ich sehe ihn wortwörtlich und gegenständlich vor mir. Das sich bewegende Licht hat diesen Baum geformt, ihn Wirklichkeit werden lassen. Mein liebevoller Gedanke hat dieses Wunderwerk vollbracht. Wow, ich bin beeindruckt. Ich will es gleich noch einmal versuchen. Ich habe einen heimlichen großen Wunsch, schon sehr lange. Als Schutztiere habe ich in meinem Kopf einen sehr alten Wal und Delfine. Mein heimlicher Wunsch ist es, eines Tages einmal einen richtigen Wal im Meer sehen zu dürfen. Es sind einfach wunderschöne Tiere, die viel Ruhe ausstrahlen, viel Beständigkeit. So stelle ich mir nun vor meinem inneren Auge einen solchen Wal vor. Es ist übersät mit Muscheln, viele kleine Fische folgen ihm, er gleitet elegant und geschwind durch das Wasser. Ich öffne meine Augen und sehe dieses Wunderwerk, dieses prachtvolle Wesen voller Weisheit und Beständigkeit. Es ist riesig. Ich bin nah an seinem Kopf, ich sehe seine Augen und er sieht meine Augen. Sofort ist da tiefes Verständnis, unendliche Güte und die Weisheit vieler Jahre. In Gedanken bitte ich ihn dann, ihn berühren zu dürfen. In meinem Kopf vernehme ich ein leises Schmunzeln, bevor eine klare Stimme in meinem Kopf zu mir sagt: "Darum bin ich hier." Ich berühre diesen wunderschönen Wal an seinem Kopf. Er fühlt sich so gut an, dass mir die Tränen kommen.

Irgendwie, ich weiß nicht, warum, vielleicht ist es ein Bauchgefühl oder Intuition, zieht es mich in den Bereich unter seinem großen Maul. Dorthin, wo Menschen ihre Thymusdrüse haben. Ich bewege mich dorthin und fasse mit beiden Händen an diese Stelle. Es ist einfach unglaublich. Der Wal fängt fast an zu schnurren wie eine Katze. Und unter meinen Händen leuchtet plötzlich ein Symbol in lichtvollem Glanz. Ich kenne dieses Symbol. Ich habe es schon öfter gesehen. Ich kenne aber seine Bedeutung nicht wirklich. Es ist der Davidstern. Es fühlt sich sehr gut an in meinen Handinnenflächen. Mit einem Mal fängt der Stern an, sich zu bewegen. Er kreist ganz langsam. Es entstehen zwei Sterne, die die Größe meiner Handflächen annehmen. Voller Staunen und voller Vertrauen schaue ich auf das, was passiert. Die Davidsterne legen sich in meine Handinnenflächen. Sie leuchten stark und in vollem Glanz. Zuerst liegen sie nur auf meinen Handtellern, dann nehme ich wahr, wie sie immer mehr eindringen, ganz tief, immer tiefer. Meine Hände glühen und strahlen vor Licht. Das fühlt sich gut an, wenn auch ein wenig ungewohnt und etwas warm.

Auch nachdem sich die Sterne nun aus meinen Handinnenflächen wegbewegt haben, spüre ich sie dort noch. Die Linien des Sternes, das Licht, das er ausstrahlt und das ihn umgibt, sind fest verankert in meinen Händen. Das Wesen in mir bittet mich, mich zu setzen. Ich nehme wahr und sehe, wie die zwei Davidsterne sich auf meine Fußsohlen zubewegen. Zuerst legen sie sich nur auf meine Sohlen, dann allmählich gehen sie immer tiefer und tiefer. Ich sehe meine Füße leuchten und strahlen. Ich bin ganz beeindruckt. Die Sterne verlassen meinen Körper und bewegen sich zurück zum Wal. Ich spüre das Licht in den Händen und in den Füßen. Der Wal integriert die Sterne wieder am richtigen Ort, unterhalb seines riesigen Maules. Es sieht mich an und spricht in Gedanken zu mir: "Damit du dich immer erinnerst, wer du bist. Dein Handeln und dein Schreiten ist von nun an von dieser Energie begleitet." Der Wal verschwindet vor meinen Augen, auch die schönen Lichter.

Ich bin plötzlich wieder auf der Barkasse und sicher auf dem Rückweg zum Ufer. Ich werde abgesetzt. Tief verneige ich mich vor den beiden Männern in der Barkasse und im Ruderboot. Dieses Erlebte ist tief in mir drinnen. Ich liebe diese Männer und alles, was mir zuteilwurde. Ich verneige mich noch einmal und gehe zurück.

Schlüsselpunkt
Mobilität Yang Blase 62, rechte Seite:

Oh je, wow, ich bin im Wasser. Ja, ihr habt richtig gehört. Ich schwimme in der großen See. Da ist nichts um mich herum, nichts als Wasser. Und ich schwimme in diesem tiefen Wasser. Oh je, oh je, jetzt haben die mich kalt erwischt. Ich habe Angst davor, im tiefen Wasser zu schwimmen, im Meer, wo ich nicht sehen kann, was unter mir ist oder wie tief es ist. Ich weiß nicht, welche Fische hier leben oder ob hier vielleicht auch so komische Pflanzen wachsen. Das wohl Bedeutendste jedoch ist die Tatsache, dass ich nicht so lange schwimmen kann. Ich bin kein guter Schwimmer. Eine große Welle - und ich bin weg vom Fenster, untergetaucht und komme nie wieder zum Vorschein. Also, das ist jetzt nicht witzig! Die geistige Welt kennt mich, sie weiß, was für Ängste ich habe.

Mir bleibt nur eins: ruhig bleiben und darauf vertrauen, dass das Wasser und ich - so nass, wie ich gerade bin - eine Illusion sind. Ich mache Schwimmbewegungen, habe aber das Gefühl, überhaupt nicht voranzukommen. Ich brauche mir aber auch gar keine Mühe zu geben, da ist sowieso kein Ufer in Sicht. Da ist gar nichts - kein Schiff, kein Ufer, keine Wolken, keine großen Wellen (Gott sei Dank) und ich sehe auch keine Fische! Nur ich in diesem riesigen Meer. Ich bin ganz allein, einsam in einer Gegend, die mir nicht wirklich behagt. Ich kann das gar nicht genießen. Einige von euch wurden das sicher lieben, so im Wasser zu treiben, es ist nicht kalt, die Sonne scheint. Da ich allerdings nicht weiß, wo ich wieder herauskomme, finde ich das nicht entspannend. Doch: Ich bin bei den Extrameridianen, ich bin in der geistigen Welt, bei unseren Geistführern, bei den Energien, die dafür Sorge tragen, dass wir Körper werden mit unserer Vision, mit all dem, was wir erfahren wollen, was wir lernen wollen, was wir korrigieren wollen und was wir ins Leben bringen wollen. Ich bin hier vollkommen sicher. Es kann mir nichts geschehen.

Ich treibe so vor mich hin und genieße immer mehr das Wasser, die Weichheit des Wassers, seinen Glanz und das Gefühl, das es auf meiner Haut hinterlässt. Je mehr ich genieße, desto mehr habe ich das Gefühl, dass das Wasser mich trägt, dass es mir wohlgesonnen ist, dass es meinen Körper leichter macht. Also wenn ich alles andere ausblende, dann ist es gut hier im Wasser. Mit einem Mal habe ich das Gefühl, dass das Wasser - oder besser gesagt: die Wasseroberfläche - irgendwie fester wird. Fast so, als ob eine Plane mich umgeben würde. Wenn ich darüber streiche, dann kann ich mit meinen Händen nicht mehr eindringen ins Wasser. Ich streiche über das Wasser, und es fühlt sich fast an, als streiche ich über eine Plane. Mein Kopf und ein kleiner Teil meiner Brust, meine Schultern mit meinen Armen und Händen liegen auf dieser Plane, der restliche Teil meines Körpers liegt unterhalb und er fühlt auch Wasser. Merkwürdig, aber so schnell wundert mich nichts mehr bei den Extrameridianen. Ich prüfe jetzt mit meinen Händen, ob die Plane meinen gesamten Körper halten würde. Ich drücke also mit meinen beiden Händen fest auf die Plane, und sie fühlt sich sehr stabil an. Ich habe den Plan, mich hochzuziehen und meinen ganzen Körper auf die Plane zu ziehen. Dann gehe ich zu Fuß weiter, sozusagen über das Wasser! Das Schlimmste, was passieren kann, ist, dass die Plane mich nicht hält und ich wieder zurückfalle ins Wasser. O.k., das Risiko gehe ich ein.

Ich stütze mich mit den Unterarmen und mit meinen Händen auf der Plane ab und schiebe Stück für Stück meinen Oberkörper auf die Plane. Nach und nach folgt der restliche Körper. Was für eine Anstrengung, ich bin kein leichtgewichtiger Mensch. Und schwuppdiwupp liege ich bäuchlings auf der Plane, sie kräuselt sich ein bisschen, so wie Wasser oder wie das Meer bei relativ ruhiger See. Ich fühle mich ganz gut, unter mir ist das Wasser und somit auch diese Plane etwas in Bewegung. Ich sinne gerade darüber, wie ich mich aufrichten soll bei der Bewegung - und dann auch noch gehen. Ob das funktioniert? Ich weiß es nicht. Ich will erst einmal kurz verschnaufen und so daliegen. Ich lasse mich ein bisschen schaukeln, sanft wiegen von der Plane und der seichten Bewegung des Wassers darunter. Eigentlich könnte ich auch hier liegen bleiben und einfach warten.

Gesagt, getan, ich drehe mich auf den Rücken und lasse mich weiterhin sanft wiegen vom Wasser. Ein schönes Gefühl ist das. Ich brauche nichts weiter zu tun, als einfach nur hier zu liegen. Ich kann die wunderbare Sonne wahrnehmen, ich fühle ihre warmen Strahlen. Ich fühle mich von ihrer Wärme liebkost. Sie ist nicht zu intensiv, sondern gerade richtig, so wie ich es im Moment brauche. Ich schließe meine Augen und träume ein bisschen vor mich hin. Träumen, der Realität entfliehen, sich Tagträumen hingeben, ist eine meiner besonderen Fähigkeiten. Ich kann das gut, mir eine Auszeit nehmen und mich leiten und führen lassen. Meine Augen sind noch geschlossen, und ich spüre das sanfte Wiegen der Plane und des Wassers darunter. Es scheint mich immer mehr einzulullen. Ich habe das Gefühl, ich sinke immer tiefer und tiefer und tiefer in mich selbst hinein. Ich sinke immer tiefer und immer tiefer in mein Unterbewusstsein hinein. Ich habe das Gefühl, ich falle und falle immer tiefer. Mit einem Mal stoppe ich, ich falle nicht mehr, da ist auch kein Sinken mehr zu spüren. Ich bin angekommen. Ich glaube, ich schwebe. Vielleicht bin ich tot ... Quatsch! Ich erkunde doch die Extrameridiane, die Meridiane, die uns Seelen Fleisch werden lassen, die dafür Sorge tragen, dass wir Körper werden. Ich weiß, ich bin hier unten, ich nenne das einmal so, und ich bin im Körper.

Ganz langsam schlage ich meine Augen auf, zuerst kann ich gar nichts sehen, außer ganz viel Licht, das mich stark blendet. Das ist mir zu hell, das tut meinen Augen nicht gut. Also schließe ich sie sofort wieder. O.k., ich brauche Zeit, damit sich meine Augen an das grelle Licht gewöhnen können. Ich fange an, sie ganz, ganz langsam und allmählich zu öffnen, so dass meine Iris sich an das grelle Licht gewöhnen kann. Und siehe da, es funktioniert. Ich kann jetzt mehr als nur grelles Licht sehen. Das Licht blendet auch nicht mehr so stark, und meine Augen tun auch nicht mehr weh. Rechts neben mir nehme ich etwas wahr, es ist auch aus Licht gemacht, aber ich erkenne darin eine Form und leichte Konturen und ewig viele Lichtbahnen. Es ist ein Wesen, ich nenne es ein Lichtwesen. Es besteht aus vielen Lichtbahnen in verschiedenen Farben, keine kräftigen Farben, sondern eher zarte Farben, viel Flieder und ganz helles Mintgrün. Manche Teile dieses Wesens sind wie kleine Sterne in ihm angeordnet, andere Teile weisen ganz andere Formen auf: konzentrische Kreise, Kegel und komplizierte Formen, die ich nicht einordnen kann.

Ich fühle mich sehr wohl in der unmittelbaren Nähe dieses Wesens. Ich bin neugierig, das wisst ihr ja, und darum berühre ich das Wesen ganz vorsichtig. Ich versuche es auf jeden Fall. Aber ich spüre keinen Widerstand. Da ist nichts, was auf eine feste Materie hinweist.

Mmmh, schade, ich hätte mich gut gefühlt, in diesem Moment jemanden zu berühren, zu fühlen. Ich fühle eher Energie, wenn ich dieses Wesen berühre. Es ist wie eine oder viele elektrische Leitungen. Ich bekomme keinen elektrischen Schlag, jedoch nehme ich ein starkes Kribbeln in meinen Händen und auch in den Teilen meiner Arme wahr, mit denen ich mich sozusagen in diese Energie hineinbegebe. Anders kann ich es nicht ausdrücken, weil ja kein Widerstand da ist. Kribbeln ist in Ordnung für mich, und kommunizieren möchte ich gerne mit dieser Energie. Das Wesen macht jedoch keine Anstalten, mit mir sprechen oder anderweitig kommunizieren zu wollen. Na ja, so liege ich hier neben dem Lichtwesen und überlege, ob ich mich vielleicht mal mit meiner Stimme bemerkbar machen sollte. Vielleicht spricht das Wesen meine Sprache? Aber sofort verwerfe ich den Gedanken wieder, das Wesen hätte schon zu mir gesprochen, wenn es das wäre, was es möchte. Es möchte ganz klar etwas anderes.

Ich kann gar nicht aufhören, mir die schönen bunten Lichtbahnen genauer anzuschauen. Sie faszinieren mich. Selbst das Mintgrün ist aus vielen bunten Farben gemacht, die zusammen mintfarben erscheinen. Ich gleite nun mit beiden Händen an diesen elektrischen Leitungen entlang. Es ist so ein schönes Gefühl. In mir drinnen steigt große Freude auf. Ich könnte anfangen zu kichern und richtig laut zu lachen. Das ist sehr ungewöhnlich für mich, ich bin eher ein ernster Mensch. Ich streiche weiter an den Leitungen entlang und verkneife mir das Lachen, ich möchte dieses Wesen auf keinen Fall beleidigen. Immerhin fasse ich jemanden oder etwas an, was ich gar nicht kenne. Aber solange das Wesen nicht meckert, finde ich das in Ordnung. Ich habe sogar eher das Gefühl, dass das Wesen mein Entlanggleiten genießt. Ich beginne, ein leises Schnurren zu hören wie es Katzen machen, wenn sie sich wohlfühlen.

Ich streiche weiter die Leitungen des Wesens entlang. Und ich finde es zunehmend faszinierend. Dieses leichte Prickeln, das Kribbeln in meinen Händen, die schönen Farben und das Schnurren des Wesens vermitteln mir ein Gefühl von tiefer Freude, ja sogar tiefe Vorfreude auf irgendetwas. Ich weiß noch nicht auf was. Ich bemerke jetzt, dass das Wesen durch das Entlangstreichen an den Leitungen immer "körperlicher" wird. Ich bin vollkommen fasziniert. Durch meine Aufmerksamkeit, durch meine Berührung scheint dieses Wesen immer mehr Materie anzunehmen. So entsteht langsam eine Form – und es ist genau die Form, die ich mit meinen Händen forme, indem ich an den elektrischen Leitungen entlangstreiche. Was ist das für ein Glücksgefühl. Ich kann etwas Elektrischem Form geben, indem ich es berühre, mich daran erfreue, dass es da ist, und eine starke Vorfreude darüber empfinde, was vielleicht noch passieren wird. Mein Leben ist ein Gottesgeschenk, es ist nie langweilig und immer wieder voller faszinierender Wunder.

Ich beginne jetzt, mir richtig Mühe zu geben, diesem Wesen eine schöne Form zu geben. Die Konturen, oder auch die Blaupause, war ja schon da, ich gebe dem Wesen sozusagen den Feinschliff und durch meine Aufmerksamkeit die Möglichkeit einer stofflicheren Form. Ich freue mich, ich erschaffe! Das Schnurren des Wesens steigert sich, es wird immer lauter, und je mehr ich im Bereich des Gesichtes arbeite und streiche, als würde ich Ton formen, desto lauter wird das Schnurren. Und nun wird es zu einem Kichern, ja ihr habt richtig gelesen: Das Wesen fängt an zu kichern. Ihr kennt das bestimmt, so ein richtig tiefes Kichern, das aus dem Inneren kommt und langsam hochsteigt, um zu einem großen Gelächter zu werden. Genau so geschieht es nun auch hier, das Wesen kann nicht mehr an sich halten vor lauter Lachen. Ich fühle mich gut dabei, wertgeschätzt, auf keinen Fall ausgelacht. Ich habe etwas oder jemandem dazu verholfen, Spaß zu haben. Einfach klasse!

Mittlerweile habe ich aufgehört zu streichen. Das Wesen ist wunderbar greifbar, und so langsam klingt auch das Lachen ab. Das Wesen schaut mich schelmisch aus großen runden braunen Augen an. Es nimmt seine Hand und ist ganz entzückt über die Festigkeit, es bewegt die Hand und probiert sie aus. Es freut sich eindeutig. Es nimmt seine Hand und berührt mich in meinem Gesicht. Es will sich bedanken. Es will berühren, und es hat ihm

Spaß gemacht, berührt zu werden. Nun spricht es zu mir: "Ich freue mich, dass du hier bist. Ich bin froh, dass es Menschen gibt, die so neugierig und wissbegierig sind wie du. Sonst könntet ihr das alte Wissen gar nicht abrufen, das in euch zu finden ist, genauso wie die Freude. Sie war immer da, sie ist ständig präsent und sie wird immer da sein. Deine Aufgabe ist es, die große Freude in den Herzen der Menschen wiederzuerwecken.

Nimm nun deine rechte Hand und lege sie mir auf mein Herz. Du spürst in diesem ewigen Moment tiefe Freude, du nimmst dir einen ewigen Moment Zeit und riechst nun diese göttliche Freude, du atmest sie tief ein in deine Lungen, in jede Zelle deines Körpers. Du spürst, wie die Energie aus meinem Herzen über deine Hand übertragen wird in jede Zelle deines Körpers, du spürst und weißt nun, dass in jeder Zelle und in deinem Herzen diese Energie erweckt worden ist. Du nimmst dir nun einen ewigen Moment Zeit und nimmst die Energie der göttlichen Freude mit deinem Sehsinn wahr. Du siehst jetzt das leuchtende Glück in jeder deiner Zellen, du erfreust dich daran. Dein Körper strahlt vor göttlicher Freude und in lichtvollem Glanz. Du nimmst dir jetzt einen ewigen Moment Zeit und hörst die göttliche Freude in dir. Du hörst das ewige Kichern, das zu einem wunderschönen Lachen anschwillt in diesem ewigen Moment in deinem Sein. Dein Gesicht trägt jetzt in diesem ewigen Moment ein göttliches Lächeln. Du nimmst dir jetzt einen ewigen Moment Zeit und schmeckst die göttliche Freude. Du schmeckst die göttliche Freude in all dem, was du zu dir nimmst. Du schmeckst den ewigen Moment göttlicher Freude in deinem Mund. Du nimmst dir nun einen ewigen Moment Zeit und hörst die göttliche Freude. Du hörst die göttliche Freude in jedem gesprochenem Wort, in jedem singenden Vogel, im Rauschen der Blätter an den Bäumen, im Wind, im Rauschen der Brandung und der Wellen am Strand. Du hörst in allem die göttliche Freude über die Manifestation des ewigen Seins. Dein Herz ist erfüllt mit Freude. Du nimmst dir nun einen ewigen Moment Zeit und erfährst die göttliche Freude in dieser so schönen Zeit, in der ihr unterwegs seid. Du bist ein gesegneter Geist Gottes.

Du hast mich gefunden, und du hast das getan, was dein Herz und dein Impuls dir zugeflüstert haben. Es ist sehr schön, wenn du mich berührst, mich damit zum Leben erweckst, mir die Möglichkeit gibst, mich in der festen Materie zu erfahren. Lieber, guter Geist, genau das macht ihr ständig. Ihr gebt Aufmerksamkeit in elektrische Bahnen, und sie werden zu Materie. Ihr formt den Geist. Ihr seid begnadete Schöpfer von Geist. Hast du deine Freude wahrgenommen? Hast du das Kribbeln gespürt, das in deinen Händen und in deinen Armen war? Das ist das, was euch ausmacht! Die große Freude über das, was ihr erschaffen könnt - und euch selbst dabei zu fühlen. Ihr nehmt euer Leben oft als leidvoll wahr, aber ich sage dir nun, was für eine große Freude ihr daran haben könnt, zu erschaffen, zu manifestieren, in der Materie unterwegs zu sein und Geist Form zu geben. Ja, so ist es, ihr selbst wählt es, und ihr habt Freude und viel Vorfreude daran. Tiefe Freude ist impulsgebend, und in der Verbindung mit Berührung, mit Handlung hat sie materialisierenden Charakter.

Du bist immer so ein wunderbares Beispiel. Ja, ja, du hast das schon viele Male gemacht und hast immer noch großen Spaß am Manifestieren, am Spiel des Lebens. Du hast gerne erst einmal Angst, doch dann traust du dich, zu forschen, zu erforschen, was um dich herum vor sich geht. Du machst dich auf die Suche nach Möglichkeiten und fängst an, sie zu erforschen mit deinem Geist und mit deinem Körper, so auch hier im Punkt Mobilität Yang Blase 62, rechte Seite. Unter dieser Angst liegt das wohl größte Geschenk, was ihr euch selbst mitgebracht habt in eure Welt. Dort liegt der Forschergeist, der Entdecker, der erkennt, was wirklich ist. Unter der für euch oft so elementaren Angst liegt eine große

Freude am Erschaffen und am Schöpfungsprozess. Ich stehe für diese große Freude, die tief in eurem Herzen wohnt. Im Gleichgewicht bist du in jedem Moment in göttlicher Freude. Was auch immer dir im Leben widerfährt oder was du erlebst, wie du es erlebst, es ist von göttlicher Freude. Ziehe noch nicht deine Hand fort. Ich will dir noch mehr mitgeben. Du bist ein reiches Geschöpf, ein gesegnetes Gotteskind. Du bist fortwährend, du bist ewig."

Dieses wundervolle Wesen hört auf zu sprechen, und ich fühle die tiefe Freude in mir, mein wunderbares Wesen, meine Einzigartigkeit in diesem Körper. Ich spüre, ich rieche, ich sehe, ich höre, ich schmecke und ich erlebe im Gleichgewicht in diesem ewigen Moment meine Göttlichkeit. Meine Hand scheint einen Moment vollständig mit dem Wesen zu verschmelzen, ein wunderbares Gefühl, ein Kribbeln, eine tiefe Freude und Vorfreude auf die Dinge, die noch zu manifestieren sind. Das Wesen schaut mir noch einen Moment tief in die Augen und spricht diese Worte: "Es ist Zeit, du guter Geist, dass sich unsere Erfahrungsebenen an dieser Stelle wieder trennen. Möge dir der ewige Moment der tiefen Freude deines Seins und deiner Göttlichkeit immer präsent sein. Ich bin von nun an immer in dir präsent, wir sind eins."

Das Wesen fasst langsam nach meiner Hand, es drückt sie fest und legt sie mir in den Schoß. Ich möchte noch so viel sagen, aber kein Wort kommt über meine Lippen. Ich habe das Gefühl, dass ich noch nicht gehen möchte. Ich mag mich kaum trennen. Ich kenne das schon von mir, das Gefühl von Heimat, von Angekommensein ist immer sehr stark in der geistigen Welt. Ich kann nun mit meinen Augen sehen, wie dieses wunderbare Geschöpf allmählich immer weniger manifest wird, bis es sich schließlich ganz aufgelöst hat. Ich kann es nicht mehr sehen. Aber ich fühle es in jeder Zelle meines Körpers, und ich bin mir sicher, dass ich es rieche in meinem Alltag, dass ich es höre, dass ich es sehe, schmecke und mich an es erinnere, wenn mich wieder einmal mein Erleben so schüttelt, dass ich aus meinem inneren Gleichgewicht zu rutschen drohe. Ich nehme hier eine ganz wunderbare Erfahrung mit, und sie ist immer bei mir. Wer immer diese Erfahrung machen möchte, der braucht nur zu mir zu kommen und ich lege gerne meine Hand auf sein Herz. Oder er möge diese Zeilen lesen und die Energie wird übertragen.

Ich bin zurück in meiner Welt und mache mich auf, meinen Alltag zu meistern.

Schlüsselpunkt
Mobilität Yin Niere 6, linke Seite:

Ich freue mich und ich bin neugierig, was mich erwartet. Hier ist nur ein grün bewachsener, offener Eingang. Ich stehe vor einer sehr alten Tür, mit Rundbogen oben. Sie ist aus sehr dunklem Holz gemacht. Ich kenne mich da nicht so gut aus, sonst würde ich es bestimmen. Es ist fast schwarz. Die Tür selbst ist eingeteilt in acht Quadrate, wobei ich die beiden oberen Quadrate in den Türbogen eingefügt worden sind. Sie sind also abgerundet und schließen mit dem Bogen ab. Das Faszinierende an diesen Quadraten sind die Symbole, die darauf zu sehen sind. Sie sind wahrscheinlich mit feinsten Werkzeugen eingearbeitet worden. Ganz oben links kann ich die Gestirne erkennen, ich sehe die Sonne, den Mond und ganz viele Sterne. Rechts daneben erkenne ich im Hintergrund das Strahlen der Ursonne, und darauf ist der Davidstern zu sehen. Links darunter in dem Quadrat sehe ich einen Pharao, der nach oben in einen Lichtstrom schaut, der aus dem Kosmos kommt und auf die Erde trifft. In dem Lichtstrom sehe ich verschiedene Symbole, die von Wesen zum Pharao hinab auf die Erde gebracht werden. Das mittlere Quadrat in der zweiten Reihe zeigt einen See oder

Teich, der in der Mitte durch einen Tropfen unterbrochen wird. Dieser Tropfen schlägt Wellen auf dem See, eine gleichmäßige Wellenbewegung. Das rechte Quadrat in der zweiten Reihe ist ein Meisterwerk an Schnitzarbeit. Es zeigt einen Kreis von Menschen, die alle um einen Altar stehen, mit gefalteten Händen, nach unten schauend, betend. Auf dem Altar liegt friedlich ein Baby. Es hat die Augen geschlossen und ist eingehüllt von Licht. Dieses Licht strömt aus allen Herzen der Menschen, hüllt das Baby ein, und es sieht so aus, als ob ein Wesen, nicht von dieser Erde und nur durchscheinend im Licht sichtbar, an dem Baby arbeitet. Ich kann die betenden Menschen in meinem Kopf murmeln hören. Hier werden Mantras in der gleichen Tonlage wiederholt und wiederholt. Die untere Reihe der Quadrate ist auch gut zu sehen. Links unten sehe ich Erde, eine Art Acker. Ein Mann ist auf dieser Erde. Er hält in seiner Hand ein wenig Erde, wie um sie zu prüfen. Er lobt und preist die Erde. Das mittlere Quadrat zeigt einen Geist. Dieser Geist ist immer. Aus seinem offenen Mund kommen Lebewesen. Ich habe den Eindruck, er haucht Leben ein. Das rechte Quadrat in der unteren Reihe weist nichts auf. Hier ist nichts zu sehen. Ich wundere mich ein bisschen, doch wenn ich näher hinschaue, merke ich, dass das das Nichts ist. Das ist das, wo kein Ding ist, noch nicht geformte, reine Energie.

So, nun habe ich mir die Zeit vertrieben, habe mir alles angesehen - und noch immer ist niemand gekommen, um mich abzuholen, mir die Tür aufzumachen, mich hereinzubitten. Es ist interessant, dass es hier keinen Türknauf gibt. Ich sehe auch kein Schloss. Entweder ist das eine geheime Tür mit einem verborgenen Schließmechanismus oder sie geht wirklich nur von innen auf. Bei all meinen Reisen durch die Extrameridiane hatte ich nie das Bedürfnis zu rufen, mich bemerkbar zu machen oder einfach ungebeten irgendwo einzutreten. Hier bin ich unruhig und ungeduldig. Es reizt mich herauszufinden, wie die Tür aufgeht. Ich komme mir vor wie jemand, der an einer Schlossführung teilnimmt und zufällig eine Geheimtür entdeckt. Mein Herz pocht und ich trete von einem Fuß auf den anderen. Ich möchte so gern die Bilder berühren, möchte fühlen, was ich sehe. Als nun wirklich immer noch niemand kommt - ich habe mich mehrmals umgeschaut und habe auch versucht, etwas zu hören durch die Tür -, greife ich zögerlich mit der rechten Hand auf eines der schönen Bilder. Vielleicht gibt es ja auch einen Druckmechanismus, wer weiß? Ich will gerade das Bild befühlen, als ich vollkommen überrascht meine Hand zurückziehe. Ich habe gar keinen Widerstand gespürt. Ich berühre noch einmal eine der Darstellungen - und wieder ist da kein Widerstand.

Ich bohre meinen rechten Zeigefinger tief in das Bild, und er scheint wie verschluckt. Er ist schlichtweg weg. Ich stecke nun meine ganze rechte Hand durch die Intarsie. Die Hand ist weg, verschwunden. O.k., anscheinend ist diese Tür eine Projektion oder ein Hologramm, nur ein täuschend echtes Bild. Ich stecke nun meinen ganzen rechten Arm durch die Tür. Nichts Schlimmes passiert mit ihm. Aber bevor ich meinen Kopf durchstecke, nehme ich meinen Fuß. Auch damit ist alles gut. Also gut, ich fasse meinen ganzen Mut zusammen und trete durch die Tür. Es ist vollkommen dunkel hier, kein Licht. Mir ist das unheimlich. Ich habe mir gemerkt, wo es rausgeht. Ich entscheide mich, ruhig durchzuatmen und zu warten. Ich werde immer ruhiger.

Dann höre ich plötzlich ein leises Glucksen, als ob jemand sich kaum das Lachen verkneifen kann. Eine Stimme sagt: "Du bist mutig, es ist lange her, dass jemand hier war!" Während derjenige spricht, fängt sein Körper an zu glühen wie ein Glühwürmchen. Dieser Jemand ist nicht sehr groß, er sieht aus wie ein Gnom. Sein Kopf scheint etwas zu groß für seinen Körper. Seine Arme und Beine sind nur kurz und wurstig. Er klopft sich mit der Hand auf seinen Oberschenkel und freut sich. Ich bekomme das Gefühl, dass er seinen Trick mit der Tür liebt. Er scheint etwas schelmisch zu sein. Mit einem Mal hört er auf zu lachen und sagt anscheinend zu jemandem, den ich nicht sehen kann: "Ja, ja, ich weiß, ich zeige ihr den Weg und bringe sie zu dir!" Er drückt mir eine Lampe in die Hand, die ich vorher gar nicht gesehen hatte. Er entzündet den Docht und sagt: "Achte auf den Weg, er ist uneben. Folge mir!"

Ich trippele hinter ihm her, er glüht immer noch wie ein Würmchen und scheint die ganze Zeit mit sich selbst zu sprechen. Manchmal lacht er, manchmal klopft er sich auf den Oberschenkel und manchmal springt er sogar in die Luft vor lauter Freude. Ich habe gut damit zu tun, ihm zu folgen und auf den Weg zu achten. Er ist wirklich sehr uneben, ich möchte nicht stolpern. Hier habe ich das Gefühl, dass ich am längsten unterwegs bin, und es scheint auch vollkommen anders zu sein. Mit einem Mal kommen wir in eine andere Energie. Das Äußere, der Gang, die Wände werden anders. Ich sehe hier hell strahlende Adern im Gestein der Gänge, der Decke, der Wände und des Bodens. Der Gnom vor mir hält an und sagt: "Nun können wir das Licht löschen, wir kommen in den Elementarbereich."

Es ist hell genug, um gut sehen zu können, und ich fange langsam an zu begreifen, was mich hier umgibt. Dieser Gang ist reich an wertvollen Metallen, wertvoll in meiner Welt. Hier gibt es jede Menge Gold und Silber, das kann ich erkennen. Und es gibt auch Kristalle in den verschiedensten Farben. Ich bin in eine buntschillernde Welt eingetreten. Schön ist es hier, ich glaube, jedes menschliche Auge wäre fasziniert. Beim Vorbeigehen berühre ich den einen oder anderen Kristall.

Der Gang wird allmählich immer breiter, bis er schließlich in eine riesige Halle mündet. Ich bin ganz geblendet, all dieses Strahlen und Leuchten von dem Gold und den Kristallen. Ich bin völlig fasziniert und nehme gar nicht die abwartende Stille wahr, die auch um mich herum ist. In der Mitte der Halle nehme ich eine Ansammlung von Gnomen und Fabelwesen wahr. Ihr wisst schon, solche, die wir aus Büchern kennen. Der Gnom vor mir führt mich genau auf die Wesen zu. Sie verhalten sich still und abwartend. Niemand spricht, selbst der Gnom vor mir hat seine pausenlosen Selbstgespräche eingestellt. Ich sehe verschiedenste Wesen, einige kenne ich oder ich habe schon von ihnen gehört. So sehe ich Einhörner, Zwerge, Zentauren, Gnome, Elfen, Feen, Engel und einige Wesen mehr, die ich nicht zuordnen kann.

Ich habe nicht das Gefühl, als ob das hier ein Empfangskomitee wäre, es ist eher so, als ob sie alle etwas oder jemanden schützten. Die Gruppe dieser Wesen teilt sich nach rechts und links zur Seite. Sie geben mir den Blick frei auf eine Art kristallenen Ring, er hat bestimmt einen Durchmesser von drei bis vier Metern. Die verschiedensten Kristalle schimmern in diesem Ring. Ihre Farben kommen gut zur Geltung. Es scheint, als ob unter den Kristallen eine Lichtquelle sei, die die Farben anstrahlt. Im Zentrum dieses kristallenen Rings kommt langsam ein sehr großer Kristall, ich denke mal, es ist ein Diamant, zum Vorschein. Er ist riesig und sieht aus wie ein Stalaktit. Auch dieser Kristall scheint eine Lichtquelle in sich zu tragen. Er strahlt in wunderbar hellem Licht.

Die Wesen verneigen sich vor dem großen Kristall. Ich tue es ihnen gleich. Ich will mich ihren Ritualen und Gebräuchen anpassen. Der große Kristall fängt an zu blinken, und ich habe das Gefühl, in ihm ist ein Wesen - oder der Kristall selbst ist eine Wesenheit. Diese Wesenheit spricht zu mir. Sie bittet mich, ganz nahe zu ihr zu treten. Sie spricht mit kristallklarer Stimme. Ja, ja, tatsächlich spricht dieser Kristall zu mir. "Ich bin Wire Deve, eine Kristallwesenheit. Sei willkommen in meiner Welt!" Ich verneige mich noch einmal vor ihr und sage: "Ich bin Christiane. Danke, dass ich hier sein darf."

Die Wesenheit des Kristalls fängt an, sich vor unseren Augen um sich selbst zu drehen. Sie dreht sich immer schneller und schneller, bis ich das Gefühl habe, noch schneller gehe es nicht, sonst hebe der Kristall ab wie eine Rakete. Plötzlich wird aus dem Inneren des Kristalls, so sieht es auf jeden Fall für mich aus, etwas herausgeschleudert. Das Etwas landet vor meinen Füßen. Der Kristall hört nun auf, sich zu drehen und steht still. Vor mir steht ein Mann mit weißen wallenden Gewändern, dunklem Haar und einem dunklen Schnauzbart. Hier ist nichts von der Güte und Sanftmut der anderen Wesen zu spüren, denen ich schon begegnet bin. Dieser Mann strahlt eine kühle, klare Energie aus. Er macht keinen besonders emotionalen Eindruck auf mich, sondern ist einfach sehr klar, wie ein Kristall. Er spricht zu mir: "Ich möchte dich einladen, mir zu folgen in meinen Kristall. Ich bin ein ewiges Wesen, und ich habe eine Botschaft für dich." Ich antworte ihm mit klarer Stimme: "Ich komme gern."

Er nimmt meine Hände in die seinen. Sie sind sehr kühl und glatt. Er umschließt mich mit seinen Armen, die sind auch kühl und irgendwie glatt. Noch ehe eine Sekunde vergangen ist und noch ehe ich begreifen kann, wie er das gemacht hat, finde ich mich in einer anderen Welt wieder. So etwas habe ich noch nicht gesehen, auch nicht im Fernsehen. Ich bin mitten in einer kristallenen Welt. Der Mann hält mich an seiner Hand. Er führt mich durch diese Welt. Alles ist Kristall, wo ich auch hinschaue, alles ist Kristall. Er sieht mich an und sagt: "Nun will ich dir die Botschaft übergeben. Du wirst sie so nicht wahrnehmen können. Schließe deine Augen für einen kurzen Moment." Ich tue, wie mir geheißen, und spüre seine kalten Hände direkt auf meinen Augen. Dann nimmt er seine Hände weg, und ich öffne langsam meine Augen. Es ist ein komisches Gefühl, sie fühlen sich kalt an und sehr klar. Ich glaube fast, er hat mir Kristalle in die Augen gesetzt. Geht so etwas überhaupt? Auf dieser Ebene ist viel möglich.

Ich öffne meine Augen und bin erst einmal sprachlos. Was ich hier vor mir sehe, verwirrt mich erst einmal komplett. Ich kann es nicht einordnen. Es ist, als ob ich einen klaren, scharfen Blick hätte. Ich sehe ganz scharf und sehr klar verschiedene Phasen der Erde. Ich kann den jungen Planeten Erde sehen mit einem niedrigen Schwingungsfeld. Und ich kann den alten, gasförmigen Planeten Erde sehen mit seiner lichtvollen Schwingung. Dazwischen gibt es ewig viele andere Stationen, Entwicklungsstufen, Schwingungsfelder und Ebenen. All diese Kristalle, die hier sind, scheinen Zeugnisse von diesen "Erden" zu sein.

Ich habe ja schon viele Menschen und Epochen gesehen. Hier sehe ich nun die Erde selbst in ihren verschiedensten Feldern. Aber ich erkenne die Botschaft nicht. Ich habe schon davon gehört und ich weiß, dass es sozusagen parallele Universen gibt, die gleichzeitig sind. Also, warum soll es nicht viele Erden geben, die auch gleichzeitig sind? Das passt doch, nicht wahr? Der Mann sieht mich an, als könne er meine Gedanken lesen, und antwortet mir Folgendes: "Ja, du hast Recht. Aber wenn wir mit kristallklaren Augen schauen, können wir unseren Winkel verändern, wir haben die Macht und die Möglichkeit, unseren Fokus zu verändern. Schau auf meine Augen." Ist ganz witzig. Ihr kennt doch gewiss ein Kaleidoskop. Da schaut man auch durch, oft auf Muster, die sich dann beim Drehen des Kaleidoskops verändern. Hier sieht das fast genauso aus. Der Mann "dreht" seine Kristallaugen und schaut mich dabei an. "Mach es auch so, drehe." Jetzt bin ich natürlich neugierig. Kommt nun auch ein anderes Muster, vielleicht eine neue Welt, eine neue Erde? Diese neue Erde, von der schon so viel gesprochen wird? Ich sehe es ja gleich!

Also drehe ich meine Augen, bis sie ganz von selbst einrasten. Und dann schaue ich mich um. Doch ich sehe jetzt gar nichts mehr, da gibt es keine Erde, weder eine noch viele Erden. Da ist kein Mann mehr da, es gibt auch keine Kristalle mehr. Ich stehe im Nichts. Hier ist nichts außer mir. Das Nichts ist nicht dunkel, es ist hell und erscheint mir freundlich. Ich fühle nicht mehr die Kälte und die Klarheit der Kristalle. Ich fühle mich eher "am Platz", an meinem Platz. Ich nehme einen leichten Strom von Elektrizität wahr. Nicht viel, gerade nur so viel, dass etwas Bewegung zu spüren ist. Also, ich fühle mich hier wohl, ich habe es ja schon gesagt. Ich bin hier selbstverständlich. Vielleicht kennen einige von euch das Gefühl eines intakten Elternhauses und Familienlebens. So kommt mir das hier vor.

Ich nähere mich diesem lichtvollen, elektrischen Strom. Ich schließe einen Moment meine Augen, und dieses Licht dringt ein in jede meiner Zellen. Dieses Licht ist mein Zuhause, ich weiß es nun ganz sicher. Ich kann jederzeit an diesen Ort kommen und mich und meinen Körper mit diesem Licht füllen, mich fluten, mich zurückerinnern, woher ist stamme, diese Selbstverständlichkeit für mein Wesen spüren. In meinen Zellen nehme ich nun wahr, wie ein Schlüssel in meine DNS gesetzt wird. Dieser Schlüssel meiner ewigen Heimat, meine selbstverständliche Quelle ewigen Lichts öffnet nun einen der Stege in meiner Helix der DNS. Ich spüre, wie ich mich ausdehne, mich ausbreite. Ich spüre, wie dieser Teil meiner DNS aktiviert wird und wie dieser Teil in ewiger Kommunikation mit dem ewigen Sein ist. Jederzeit bin ich selbstverständlich und jederzeit verbunden. Neue Gehirnbereiche sind jetzt aktiviert und freigeschaltet. Danke!

Ich öffne meine Augen und stehe neben dem Mann in der großen Halle vor dem riesigen Kristall. Ich kenne das schon. Meine Reise ist nun fast vorbei. Der Mann hält einen Schlüssel in der Hand. Er sagt: "Dieses hier ist der Schlüssel, der die Botschaft bei den Menschen, die es möchten, und bei denen, die so weit sind und für die sie vorgesehen ist, aktiviert und freischaltet.

Es ist der Schlüssel, der Teile der DNS aktiviert und Gehirnbereiche freischaltet. Ich gebe ihn dir auf deine Zunge. Du reichst ihn weiter durch deinen Atem und durch deine Worte." Ich spüre etwas Kaltes, Klares auf meiner Zunge, erst nur obendrauf, dann immer tiefer, so als ob der Schlüssel auf meiner Zunge einfriert. Meine Zunge kribbelt und kommt mir sehr lichtvoll vor, auch ist mein Atem leicht durchwirkt. Ich bedanke mich bei dem Mann. Er spricht: "Nun geh mit Gott!" Dann ist er verschwunden in seinem Kristall.

Der Gnom führt mich zurück. Ich werfe noch einen letzten Blick zurück auf die Fabelwesen. Ich sehe ihr inneres Leuchten und verabschiede mich in Gedanken. Ich bitte sie in Gedanken, mir auf meinem irdischen Weg hilfreich zur Seite zu stehen. Dann wende ich mich ab und schreite zurück zum Tor. Von innen kann ich erkennen, dass die Tür eine Projektion ist, das Tageslicht scheint durch. Ich verneige mich vor dem Gnom und schreite durch die Tür.

Schlüsselpunkt
Mobilität Yin Niere 6, rechte Seite:

Hier ist es richtig heiß, oh je! Ein großes Feuer brennt genau vor mir. Es ist riesig und unglaublich heiß. Es gibt keine Landschaft um mich herum. Da ist nur das große Feuer.

Ich stehe davor, und es raubt mir fast den Atem. Wie kann das sein, was ist das hier? Wofür steht es? Ich kenne so große Feuer aus Deutschland, die Deutschen entzünden zu Ostern ein großes Feuer. Das ist auch immer ganz warm, aber nicht zu vergleichen mit dieser Gluthitze - und hier ist es auch ziemlich einsam. Niemand sonst ist zu sehen. Das ist auch das erste Mal, dass ich nicht neugierig bin und mich frage, was ich hier zu suchen habe. Mir ist sogar langweilig. Ich werde etwas ungeduldig, ich habe keine Lust, hier zu sein, und ich zappele von einem Bein auf das andere, als ich plötzlich Geräusche vernehme.

Ich höre Gesang, es hört sich an, als ob mehrere Menschen singen und sich dazu bewegen. Ja, da, sie kommen von rechts um das Feuer herum. Es sind mehrere Menschen, die alle hintereinandergehen und singen. Der Erste in der Reihe trägt etwas in seiner rechten Hand. Beim Näherkommen sehe ich, dass es ein kleines Kohlebecken ist, das auch in der Kirche benutzt wird. Darin wird Weihrauch abgebrannt. Ich benutze das auch manchmal zum Reinigen von Energien. Der Erste in der Reihe schwenkt dieses Gefäß, das qualmt. Die Menschen singen ein Lied, dessen Text ich nicht verstehen kann. Sie gehen auch so nah am Feuer, dass ich mich ohnehin wundere, dass sie nicht verbrennen. Die Menschen bewegen sich rhythmisch zu ihrem Lied und scheinen in eine Art Trance gefallen zu sein. Niemand schaut hoch oder nimmt mich wahr. Ist mir auch lieber so, sie sind mir etwas unheimlich. Auch tragen sie keine Kleider wie ich, sondern alte Gewänder. Es sind ungefähr 20 Menschen, die nun ziemlich nah singend an mir vorbeikommen. Ich kann den Weihrauch jetzt riechen.

Sie ziehen an mir vorbei, und schnell wird mir wieder langweilig. Komisch dieser Schlüsselpunkt Niere 6, rechte Seite. Die singenden Menschen kommen auch nicht wieder. Ich weiß nicht, wo sie geblieben sind. Kaum waren sie an mir vorbei, habe ich ihre Stimmen schon nicht mehr gehört. Ich stehe noch immer unschlüssig und unruhig vor dem Feuer, als ich wieder etwas höre. Ich höre ein Rascheln, als ob dicker Stoff sich bewegen würde. Und ja tatsächlich, da kommt wieder jemand. Dieser ist festlich geschmückt. Wahrlich macht der dicke Stoff das raschelnde Geräusch. Wow, ich bin fasziniert, das ist das Festgewand des Papstes. Ich bin nicht katholisch und gehöre keiner Konfession an, aber ich habe den Papst schon in diesem Gewand im Fernsehen gesehen. Das ist wirklich der Papst. Er trägt etwas in seiner Hand, es sieht aus wie eine Schriftrolle. Sie ist nicht viel breiter als zehn Zentimeter, aber von einiger Länge. Es sieht so aus, als bereite sich der Papst auf einen Auftritt vor. Er liest, was auf der Schriftrolle steht, und brabbelt vor sich hin.

Ihr wisst das nicht, aber ich bin sehr daran interessiert, eines Tages den Vatikan zu besichtigen. Ich interessiere mich für Geschichte, vor allen Dingen auch dafür, warum sich Menschenmassen für die Institution Kirche und somit für den Papst interessieren. Ich will es verstehen, und ich erhoffe mir Antworten auf meine Fragen, wenn ich den Vatikan sehen kann, die Energie spüre, die dort vorhanden ist. Ich will spüren, ob dort wirklich Gott ist oder ob alles ein großer Schwindel ist. Darum bin ich jetzt so fasziniert von dem Papst in seinem Gewand. Ich trete ganz langsam vor, ich möchte sein Gewand berühren und ihm ganz nahe kommen, um zu fühlen, zu riechen und besser sehen zu können. Er nimmt mich nicht wahr, genauso wie zuvor die singenden Menschen. So, ich bin dem Papst nun ganz nah und ich rieche das Gewand. Es riecht etwas alt und moderig, nicht so, wie ich es mir vorgestellt hatte. Der Mensch darin hat jedoch eine sehr schöne, klare Schwingung. Langsam geht er auch an mir vorbei und verschwindet schließlich um die Kurve hinter dem Feuer.

Mmmmh, ich überlege, ob ich auch weitergehen sollte, am Feuer entlang. Irgendetwas hält mich davon ab. Langweilig ist mir jedoch nicht mehr. Was ist das? Ich höre wieder etwas, ich höre Schritte, viele Schritte, viele Füße, die sich bewegen. Und schon kommt rechts neben dem Feuer eine Prozession entlang. Es sind sechs Menschen, alle in schwarz gekleidet, mit Hüten auf ihren Köpfen. Sie tragen einen Sarg mit einer Schärpe und einem Blumenbouquet darauf. Die Stimmung ist gedrückt, die Schritte sind schwer. Es folgt eine lange Gefolgschaft. Viele der

Frauen tragen Schleier und Hüte, ich kann ihre Gesichter nicht erkennen. Die Männer tragen schwarze Anzüge und einige von ihnen auch Hüte. Alles in allem eine sehr düstere Prozession. Ich möchte da nicht näher herantreten, ich kann förmlich ihre Trauer spüren. So, nun sind sie auch um die Kurve, und es kehrt wieder Ruhe ein hier an meinem Feuer. Ich bin nicht mehr so begeistert von diesem Punkt.

Aha, wieder kommt Bewegung, ein kleines Kind kommt rechts um das Feuer. Es ist vielleicht drei Jahre alt und hat schöne blonde Haare, die es zu einem gedrehten Pferdeschwanz trägt. Die kleine Maus ist gut angezogen, sie leidet keine Not. Sie trägt weiße Strumpfhosen und einen weißen Trägerrock zu schwarzen Lackschühchen. Niedlich sieht sie aus, die Kleine. Sie zieht an einer Schnur einen kleinen Spielhund auf Rädern hinter sich her. Die Räder machen leise quietschende Geräusche. Sie spricht mit dem Hund, als wäre er lebendig. Ich kann ihr Puder riechen, sie riecht wohlbehütet und geliebt.

Wenn das nun die ganze Zeit so weiter geht, ist mir das hier doch zu langweilig. Da werden sicherlich immer mal wieder Menschen vorbeikommen, die mich zwar nicht sehen, die ich aber sehe. Und was soll mir das sagen? Ich habe keine Ahnung. Aber ich habe eine Entscheidung getroffen. Ich will mich auf das Feuer konzentrieren, mich ganz darauf einlassen und mich nicht mehr ablenken lassen von dem, was da am Feuer vorbeikommt. Also setze ich mich hin und nehme eine aufrechte Haltung an. Ich schaue tief in die Flammen hinein, ganz tief und immer tiefer. Ich atme dabei tief ein und aus. Ich sinke mit meiner Aufmerksamkeit immer tiefer in die Flammen, immer tiefer und immer tiefer. So tief, dass ich mich mitten in ihnen befinde. Hier drinnen ist es nicht heiß. Es ist sehr hell, ja, aber nicht heiß! Ich fühle mich allein, ich höre gelegentlich, wenn draußen Menschen vorbeiziehen. Ich fühle mich ein bisschen eingesperrt, vom Leben getrennt, als ich plötzlich neben mir eine Energie spüre. Sie umschleicht und umschmeichelt mich. Sie flüstert mir zu: "Ich habe schon gedacht, du kommst gar nicht mehr. Ich habe gedacht, du verstehst nicht. Nun, ich habe mich geirrt. Du hast zu mir gefunden, und nun bist du da." Sie erscheint mir tückisch, nicht wirklich ehrlich, so wie eine Versuchung, der ich nicht nachgeben darf. Darum antworte ich nicht und bleibe abwartend. Die Energie umschleicht mich weiter, sie ist nicht von fester Form. Ihr glaubt es wahrscheinlich nicht, aber sie scheint Feuer zu sein. Sie scheint mich zu erforschen, zu befühlen, sie scheint herausfinden zu wollen, was und wie ich genau bin. Sie kommt mir dabei sehr nah, dringt fast in mich ein. Ich halte ganz still und bin einfach nur. Ich denke, ich bin, was ich bin - und das bin ich.

So langsam macht mir das Ganze immer weniger Spaß. Die Energie fängt nun langsam an, in mich einzudringen. Ich denke ganz fest: 'Ich bin, was ich bin, das bin ich.' Und ich lasse das Eindringen zu. Ich lasse die Neugier der Energie zu. Die Energie fängt an, sich langsam in mir auszubreiten. Das ist kein schönes Gefühl. Sie fühlt sich immer noch so an, als ob sie mich taxiere, als ob sie mich in Versuchung führen wolle. Aber ich bleibe ganz fest dabei: Ich bin, was ich bin, das ich bin. Die Energie kriecht in jede meiner Zellen, sie probiert mich aus, sie spioniert mich aus. Ich bleibe trotzdem dabei: Ich bin, was ich bin, das ich bin. Ich mache mich ganz frei von allen Anhaftungen. Ich bin ein göttlicher Funke, ich bin göttliches Licht, manifestiert in einem Körper.

Ich bleibe ganz fest bei diesem Gedanken, und ich bin frei, frei von allen Anhaftungen, frei von allen Illusionen. Ich fühle mich nun sehr wohl, ich nehme die Energie kaum noch in mir wahr. Ich fokussiere mich auf das, was ich wirklich bin, und auf das, was wahrhaftig ist. Das ist das reine Licht, der göttliche Funke, nichts anderes. Ich merke, wie ich immer weiter werde, wie meine Energie immer weiter wird. Die Energie aus dem Feuer zieht sich immer mehr zurück, immer mehr und immer mehr – bis sie vollkommen verschwunden ist aus meinem Körper.

Ich komme langsam zurück in die Situation. Ich bin inmitten des Feuers, und das Feuer selbst hat mich erforscht, mich herausgefordert, mich ausspioniert, es wollte mich in Versuchung führen. Aber ich habe mich darauf besonnen, was ich wirklich bin. Ich bin, was ich bin, das ich bin. So sei es! Das Feuer, in dem ich mich aufhalte, weicht immer mehr, bis es schließlich nur noch ganz sacht im Hintergrund lodert.

Auf mich zu kommt der wohl schönste Engel, den ich je in meinen Träumen gesehen habe. Ein wunderschönes, warmes, strahlendes Licht umgibt dieses Himmelswesen. Mir kommen sofort die Tränen, ich fühle mich diesem Wesen so nah. Sofort werde ich in die Arme gezogen von diesem Engel, werde an seine Brust gedrückt und kann die Energie dieses Lichtwesens ganz in mich aufsaugen. Sofort gehen meine Zellen, jawohl meine Körperzellen, in Resonanz mit dieser Schwingung. Meine Zellen fangen sogleich an, das Lied, den Rhythmus der Engelebene zu singen. Mein ganzes Sein geht in Resonanz mit der Engelebene. Ich bin nicht mehr getrennt. Was für ein Wohlgefühl durchströmt mein Sein, mein Hologramm, meine Blaupause und schließlich meinen irdischen Körper. Der Engel nimmt mich mit auf eine Reise. Ich sehe meinen irdischen Körper dort unten im Feuer stehen. Ich sehe, wie ich hinaufsehe zum Himmel, wo wir beide, der Engel und ich, gerade verschwinden. Das erste Mal in meinem Leben nehme ich wahr, dass ich nicht Körper bin. Ihr werdet es kaum glauben, aber so ist es. Ich bin Seele, und ich bin frei, dorthin zu gehen, wohin ich eingeladen werde. Ich bin frei, mit diesem Engel zu gehen.

Er bringt mich auf eine Ebene, die ich nicht kenne, auf jeden Fall nicht bewusst kenne. Ich kann mich nicht erinnern, hier schon einmal gewesen zu sein. Der Engel platziert mich an einem Schultisch. Ja, ich sitze an einem Tisch wie in der Schule, und der Engel steht vor mir, wie vor einer Schulklasse. Er hat eine Schulfibel in der Hand und reicht mir auch ein Exemplar. Nun bin ich wirklich erstaunt. Er spricht die folgenden Worte zu mir: "Geliebte Schwester, wir lieben dich so sehr, dass wir dir die Feuerprobe geschickt haben. Du hast sie mit Bravour bestanden. Genauso hast du es dir gewünscht, so hattest du es geplant und so ist es geschehen. Nun ist es an der Zeit, dass du dein neues Ziel in Empfang nimmst. Hier in deiner Fibel steht alles, was du dafür brauchst. Wir wollen sie nun zusammen durchsehen." Ich halte die Fibel in meiner Hand und fühle gleich, dass sie für mich kostbar ist. Sie sieht glitzernd und strahlend aus. Ich traue mich nur nicht, sie aufzuschlagen. Vielleicht gefällt mir nicht, was darin steht. Vielleicht kann ich es mir nicht vorstellen und denke, ich bilde mir alles nur ein. Aber der Engel steht mit weisem Gesichtsausdruck vor mir, so als kenne er alle meine Gedanken. Er spricht: "Ich kenne alle deine Gedanken, deine Gedanken sind auch meine Gedanken. Lass uns nun die Fibel öffnen."

Ich bin voller Erwartung und voller Angst, aber ich schlage die erste Seite auf - und was sehe ich dort, was steht dort geschrieben? Dort steht in großen, wunderschönen, silbernen Buchstaben: "Wir lieben dich, willkommen zu Hause. Du hast ein großes Stück des Weges hinter dich gebracht und bist in ein neues Bewusstsein eingetreten. Du hast viele Male auf der Erde gelebt, warst verschollen im Unbewussten und hast dich wiedergefunden im Bewussten. Wir sind sehr stolz auf dich und wir lieben dich." Das sind die Worte auf der ersten Seite. Mir geht das Herz auf, ich war mir nicht sicher, ob es wirklich stimmt. Ich fühle mich frei und noch mal frei. Der Engel schaut mich mit wissenden Augen an. Auch er kennt das, das Nicht-glauben-Wollen. Er sieht, wie mir die Tränen die Wangen herunterlaufen. Er sagt: "Jede Träne, liebes Wesen, kommt einer Erkenntnis gleich."

Der Engel lässt mich nun allein, er weiß, dass ich mir die Fibel ohne ihn anschauen kann. Ich werde alles verstehen, was darin geschrieben steht. Ich öffne die nächste Seite und bin sofort umfangen und mittendrin in verschiedenen Stationen meines irdischen Lebens. Ich erkenne direkt wichtige Stationen, die ich genauso geplant hatte, wie sie auch passiert sind. Wenn ich möchte, kann ich mich noch einmal hineinfließen lassen in diese Stationen.

Jedoch bleibe ich für den Moment nur Beobachter. Auf der linken Seite im Buch erfahre und erlebe ich noch einmal verschiedene Stationen, die auch immer wieder variieren. Auf der rechten Seite steht der nächste Text. Dieser ist in goldenen Lettern geschrieben. Er besagt Folgendes: "Geliebtes Wesen, du hast eine Bewusstseinsstufe erreicht, auf der du erkannt hast, dass du nicht Körper bist, sondern dass dein Körper das Fahrwerk im Leben darstellt und dir hilft, schneller zu manifestieren, was du dir ersehnst. Du hast lange, lange Zeit Leid und Schmerz ersehnt. Du hast das wunderbar manifestiert. Nun bricht eine neue Ära an. Die Zeit für die Manifestation von Leid und Schmerz ist vorbei. Noch heute Nacht bist du von deinen körperlichen Leiden und von Schmerz befreit." Ich befühle die goldenen Buchstaben mit meinen Fingern und ich denke: 'Kann das wirklich stimmen?' Ich schlage die nächste Seite auf, und dort ist der nächste Text zu lesen: "Ja, du kannst es wirklich glauben, denn so steht es geschrieben und so ist es." Das sind die Worte, die dort stehen. Mmmh, merkwürdig, wie kann die Antwort auf meine innere Frage in dieser Fibel stehen? Der Engel steht neben mir und sagt: "Die Antworten auf alle Fragen sind schon geschrieben, sie wurden vor langer Zeit geschrieben, im ewigen Moment alles Seins." Ich weiß, was er meint, so steht es geschrieben – und so sei es.

Ich drücke die Fibel an mein Herz und befühle sie immer noch etwas ungläubig mit meinen Händen. Da erscheint vor mir ein kleines Mädchen, sie sieht aus wie ein Mensch. Sie gibt mir einen Ring, es ist ein goldener Ring. Sie sagt zu mir: "Du hast mir diesen Ring gegeben, weil du wusstest, dass du nicht glauben würdest." Ich nehme den Ring in meine Hand und sehe ihn mir genauer an. Es ist ein schöner goldener Ring und innen ist eine Inschrift: "Glaube an mich, dein Jesus." Ich lese diese Inschrift und erinnere mich sofort an diese Worte. Ich schaue das Mädchen an, bedanke mich und stecke den Ring in meine Tasche. Ich selbst habe diesen Ring angefertigt für den Mann, dessen Name darauf steht. Er selbst hat ihn mir gegeben, um mich später, nach vielen Leben, wieder glaubend zu machen. Mir stehen die Tränen in den Augen. Ich spüre die starke Kraft des Glaubens und die Stärke von Jesus. Sein Glaube war, ist und wird immer ungebrochen sein. Er hilft, wo immer nach ihm gerufen wird und er eingeladen ist. Ich weiß nun und ich glaube nun, dass ich in dieser Nacht genese. Der Engel steht neben mir und streichelt meine Schulter. Er gibt mir zu verstehen, die Botschaft des Ringes weiterzutragen an alle Menschen, die nun so weit sind, sie zu verstehen.

Ich verneige mich tief vor der wunderbaren Kraft und Energie des Engels und mache mich auf den Weg zurück in meinen Alltag.

Schlüsselpunkt
Vitalgefäß MP 4, linke Seite:

Oh, ist das schön hier. Ich stehe mitten auf einer wunderschönen grünen Wiese, die mit Blumen und Wildkräutern nur so übersät ist. Kennt ihr auch dieses innere Bild vom Paradies, vom Angekommensein – dort, wo alles gut ist? Ich verbinde meine innere Vorstellung mit einer grünen Blumenwiese, mit Wildkräutern, die im Sonnenlicht erstrahlen. Genau so ist es hier. Ich fühle mich gefordert, tief einzuatmen, diesen Frieden tief in mich einzusaugen, diese Farbenpracht der verschiedenen Blumen und Kräuter in mich aufzunehmen, sie in meinem Inneren zum Erblühen zu bringen. Ja, so fühlt es sich an.

Kein Tor ist hier zu sehen, kein Durchgang, keine unbekannten, mit mir fremden Fähigkeiten ausgestatteten Wesen. Was für ein Unterschied. Es reizt mich immer wieder und wieder, tief einzuatmen. Ich gebe meinem Reiz gern nach. Ich atme tief ein, nehme all diese wunderbare Energie in mich auf, ziehe sie mithilfe meines Atems bis tief in jede Zelle hinein, bis sie abgefüllt ist mit Kraft, Frieden, Verständnis und Liebe. Ich atme tief aus, und alles, was mich bekümmert, verlässt mich sanft, mit Achtung, Erlösung, Wertschätzung und Hingabe. Jede einzelne Zelle in meinem Körper lässt Kümmernisse sanft, mit Achtung, Erlösung, Wertschätzung und Hingabe los. Mein Zellgedächtnis im ganzen Körper nimmt nun diese wunderbare Energie hier auf. Kraft, Frieden, Verständnis und Liebe füllen nun mein Zellgedächtnis. Ich fühle mich gestärkt wie schon lange nicht mehr. 'Na ja', denke ich, 'vielleicht war es das ja schon. Vielleicht ist das die Botschaft des Vitalgefäßes. Wenn es das ist, was ich hier erfahren soll, dann will ich es noch eine Weile auf meine ganz eigene Art genießen.'

Ich lasse mich inmitten dieser schönen Blumen und Kräuter nieder. Meine Hände befühlen die Blumen, die geschmeidigen Blütenblätter, die etwas festeren Blätter und Stängel. Alles fühlt sich gut und richtig an. Ich staune über die Pracht! Meine Augen sehen die Vielfalt der Natur, jede Blume ist etwas anders als die andere. Ich bewundere die Schöpfung in ihrer Vielfalt. Auch rieche ich an den Kräutern, der Wiese und den Blumen. Jedes einzelne Etwas hier hat doch seinen ganz eigenen Geruch. Was für eine Vielfalt ... Ich rieche begeistert und versuche, mir

Düfte zu merken. Ihr kennt mich nun schon ein bisschen besser als zu Beginn des Buches, und ich bin schon auch ein ganz eigenes Wesen. Ich nehme mir die Freiheit heraus, mit allen hier auf der Erde und auch oft im Himmel und in den Regionen dazwischen zu "sprechen". Ich mache das schon ganz lange so. Wenn ich will, dann kommuniziere ich. Und eines könnt ihr mir glauben, ich bin geboren, um mit mir und meiner Umwelt zu kommunizieren und sie zu spüren. Auf jeden Fall will ich mit diesen schönen Blumen, mit den Kräutern und der Wiese sprechen. Einige Blumen singen das Lied ihres Seins, andere beklagen sich über mangelnde Fürsorge und wieder andere liegen in ihren letzten Zügen und lassen ihr Leben noch einmal Revue passieren. Ich bin immer wieder beeindruckt von der Vielfalt unserer Schöpfung.

Ich lege mich zurück. Ich liege nun mitten in dieser Farbenpracht und in diesem Grün. Es ist ein wunderbares Gefühl. Ich fühle die Blumen und die Kräuter auf meiner Haut. Der leise Wind streicht sie zärtlich immer wieder in mein Gesicht und lässt sie meine Arme berühren. Das kitzelt ein bisschen. Ich bin beglückt. Mit all meinen Sinnen diese Pracht wahrzunehmen, ist einfach einmalig, und ich muss dafür nicht einmal gestorben sein. Ich liege da, ich höre, ich sehe, ich rieche und ich berühre und werde berührt von diesen kraftvollen Energien, einfach wunderbar. Ich genieße noch eine kleine Weile, dann will ich mich wieder auf den Weg machen, als ich plötzlich ein anderes Geräusch wahrnehme. Es hebt sich ab von dem Rauschen, dem Raunen und dem Singen der Wiese. Hier spricht etwas, zwar mit puppiger Stimme, aber es spricht eindeutig und sogar meine Sprache.

Ich setze mich auf und lege meinen Kopf schief, um besser lauschen zu können und um zu sehen und zu hören, aus welcher Richtung dieser Sprecher kommt. Gleichzeitig nehme ich im Augenwinkel wahr, wie eine Person lässig auf mich zuschlendert. Es ist ein Mann. Er trägt ein weißes Hemd und eine weiße Hose. Er fesselt nun meine Aufmerksamkeit, obwohl das Sprechende sich immer mehr Mühe gibt, wahrgenommen zu werden. Der Mann bewegt sich lässig und hat ein freundliches Lächeln im Gesicht. Ich schaue ihn an, nicke kurz und wende mich dann endlich dem Sprechenden zu. Der oder das ist jetzt so laut und eindringlich geworden, dass ich nicht mehr anders kann. Zu gleicher Zeit kommt der Mann bei mir an, und ich habe endlich die Quelle des Gezeters ausgemacht. Ihr werdet es nicht glauben - es handelt sich um ein Kleeblatt. Ja, ihr habt richtig gehört, ein Kleeblatt. Nicht etwa eines mit vier Blättern, dass uns Menschen Glück bringen soll, nein, es ist eines mit zwei Blättern und einem halben, sieht etwas angefressen aus.

Triumphierend sagt das Kleeblatt: "Ich wusste, dass du mich schließlich doch hörst. Sieh mich an, ich bin das einzige Wesen auf dieser Wiese, das nicht schön und vollkommen ist. Sieh mich nur an, ich bin nicht vierblättrig und ich singe nicht, ich dufte nicht, keiner will mich hochnehmen und sich an mir erfreuen. Hey du, schau nicht genervt weg, schau her! Siehst du mein angenagtes drittes Blatt? Siehst du das? Glaube ja nicht, dass das ein Käfer oder ein anderes Tier war, dem das vielleicht geschmeckt hat! Nein, so ist das nicht, ich bin schon so auf die Welt gekommen! Ja, ja, unvollkommen, vollkommen nutzlos!" Ich kann gar nicht antworten auf diesen Monolog von Selbstmitleid, und scheinbar erwartet das Kleeblatt das auch gar nicht von mir. Ich will das alles gar nicht hören, es passt nicht in meine Vorstellung vom Himmel und vom Paradies. Wahrscheinlich ist dieses Kleeblatt hier fälschlicherweise. Es zetert und zetert immer weiter ohne Unterlass.

Nur ist es so, dass ich nach einer Weile nicht mehr zuhöre. Ich empfinde kein Mitleid mit dem Kleeblatt, es ist eher so etwas wie ein Wiedererkennen. Das kenne ich, dieses ständige Klagen über das eigene Schicksal, über seinen nicht der aktuellen Norm entsprechenden Körper, über Gebrechen oder Schicksalsschläge. Ich kenne das von vielen Menschen und auch von mir selbst. Ich glaube fast, jeder Mensch hat diese kleine Stimme in sich drin, die gerne alles infrage stellt, die nur so nach Mitleid schreit und das Opfer ihres Schicksals geworden ist. Das ist mir alles vertraut und schreckt mich nicht. Ich denke dann immer nur: 'Willkommen im Club!' Aber was ich nun wirklich ungewöhnlich finde, ist die Tatsache, dass mir dieses Phänomen auch in diesem Paradies begegnet.

Der Typ da vor mir, der sieht irgendwie aus, als stünde er über den Dingen. Warum greift er nicht ein und hilft diesem armen Wesen? Was ist das hier für ein Himmel?

Der Mann schaut mich an, er sieht direkt in meine Augen und er lächelt noch immer. Auch seine Augen lächeln mich an, obwohl ich eigentlich genervt bin. Spürt der Typ gar nicht meine Stimmung? Merkt der das denn nicht? Ich will nicht mehr konfrontiert werden mit "schweren Fällen", mit "unlösbaren Problemen", weder von mir noch von anderen, deswegen bin ich ja hier! Ich glaube, der Mann kann meine Gedanken lesen. Auf jeden Fall lacht er nur laut und herzhaft. Er kriegt sich kaum mehr ein. Ich denke: 'Na super, wo ist hier bitte die Sanftmut, das Verständnis, die unendliche Liebe? Wo bitteschön?' Der Mann hält sich mittlerweile den Bauch vor Lachen. Ich komme mir inzwischen schon ziemlich dämlich vor, unwissend!

Na endlich, er hat sich beruhigt und hat aufgehört zu lachen. Ich schaue ihn misstrauisch an. Wisst ihr, manchmal bin ich misstrauisch, ob die geistige Welt uns wirklich versteht oder ob sie wirklich helfen wollen und können. Ist es nicht eher so, dass sie auf einer lichteren Ebene viel höher schwingen? Wie können sie uns da helfen in unserer niedrigeren körperlichen Erdenschwingung? Ich weiß es nicht! Der Mann schaut mich an und lächelt. Er sagt: "Komm mit mir. Ich bin gekommen, um dir einen Schlüssel zu geben. Ich freue mich, dass du da bist, und finde deine Art sehr erfrischend." Ich nicke. Aha, jetzt versteht er mich.

Ohne dass er mich berührt oder dass ich wahrgenommen hätte, dass er überhaupt etwas tat, sind wir mitten in einer anderen Szene, in einem anderen Umfeld. Wir gehen auf ein weißes, halbrundes Sofa im Nichts zu. Da sind keine Wände, da ist kein Fußboden. Hier steht nur ein Sofa - etwa wie in einer Talkshow im Fernsehen. Ein Sofa, auf das sich Moderator und Gast setzen, um zu reden. Mich überrascht das gar nicht. Ich bin eher neugierig. Ich hoffe, dass er mir jetzt nichts von dieser Egonummer erzählt. Ich weiß das schon und bin mir dessen bewusst. Aber nein, ihr Lieben, dieser Moderator hier spricht gar nicht zu mir. Er zeigt mir etwas. Vor uns sind mit einem Mal ganz viele Bildschirme. Es sind bestimmt 200. Ich bekomme hier nicht verschiedene Szenen zu sehen. Nein, ich sehe immer nur ein Motiv. Ich sehe immer einen Menschen auf jedem Bildschirm. Es ist alles Mögliche dabei, vom Kind bis zum Erwachsenen, Frau oder Mann, dick oder dünn, schön oder hässlich, grimmig oder nachdenklich dreinschauend. Ich sehe immer den Oberkörper ganz deutlich. Der Unterkörper scheint meinem Moderator, ich nenne ihn mal so, nicht wichtig zu sein. Er ist nur verschwommen zu sehen.

Bei allen Personen ist etwas gleich. Bei ihnen ist eine Art Kreislauf von Energie zu sehen, nicht etwa ein Meridian, also eine energetische Leitbahn. Nein, es sieht eher so aus, als ob mir hier etwas erklärt werden soll. Der Kreislauf ist gut gekennzeichnet, er sieht aus wie eingezeichnet oder aufgemalt. Insgesamt sind dort drei Schleifen. Der Kreislauf beginnt im Herzen, geht dann hoch zum Gehirn und wieder zurück zum Herzen. Von dort geht es zur rechten Niere. Dann wieder zurück zum Herzen. Das Herz schickt die Energie zum Gehirn. Das Gehirn sendet wieder ans

Herz. Und das Herz sendet an die linke Niere. Der Umschlagpunkt oder der wichtigste Punkt ist das Herz. Immer wieder ist es der Mittelpunkt des Flusses der Energie. Diese Schleife sieht aus wie ein dreiblättriges Kleeblatt. Ich bin ganz verwundert. Für mich hat das Kleeblatt eine ganz besondere Bedeutung. Schon von klein auf weiß ich, dass das vierblättrige Kleeblatt angeblich Glück bringt. Meine Mutter war ein wandelndes Wunder für mich. Sie konnte in jedem Haufen Kleeblätter ein vierblättriges finden. Oft hat sie mir eines geschenkt und gehofft, es möge mir Glück bringen. Deshalb bin ich jetzt so erstaunt.

Mein Moderator erhebt nun das Wort: "Das, liebe Christiane, ist der Kreislauf, den ihr lebt. Eure Gedanken, eure Vorstellungen, eure Lebenssätze, eure Gedankenmuster nehmen diesen Weg in eurem Körper. Denkt, fühlt, lebt ihr Liebe, Wertschätzung, Annahme, Erfüllung und Sanftmut, dehnt sich dieser Kreislauf aus und wächst. Fühlt ihr Wut, Ablehnung, Depression, Ärger, Eifersucht, Neid und Zorn verkümmert dieser Kreislauf. Stell es dir so vor, als trockne er aus. Dieses System funktioniert wie eine Maschine, die gespeist wird oder informiert. Sie produziert genau das, was du hineingibst. Ja, du Liebe, so viel zur Funktionsweise, sieh es dir an bei verschiedenen Menschen!" Er zeigt mir nun Menschen, bei denen dieser Kreislauf stärker oder auch weniger stark ausgebildet ist. Da kann ich genau erkennen, dass bei Menschen, die ausgeglichen sind, der Kreislauf wunderbar ausgebildet ist. Er leuchtet dann in verschiedenen Farben. Bei Menschen jedoch, die viele destruktive Gedanken, Glaubenssysteme und Lebenssätze haben, sind die Farben sehr blass. Es ist, als ob die Leuchtkraft immer mehr schwindet. Ich habe so etwas noch nie gesehen, und es macht mich etwas betroffen. Ich weiß natürlich, dass wir allein verantwortlich sind für unser Tun. Aber ich weiß auch, dass vieles unbewusst abläuft. Manchmal merken wir gar nicht, wenn Gedanken, Gefühle und Glaubenssätze destruktiv sind, oder wir sind uns ihrer nicht bewusst, weil wir sie schon immer haben. Ich schaue den Moderator an und nicke bedächtig. "Danke für die Bilder." Er fragt mich, wohin ich das Kleeblatt von vorhin einordnen würde. Ich sage: "Natürlich bei den sehr Hellen, ohne viel Farbintensität, einschränkend, nicht wachsend."

Ich fühle mich nun ausgepowert. Nichts im Vergleich zu den anderen Extrameridianen. Ich schaue den Moderator an und sage: "Ich kenne die Zusammenhänge von Energie, Wachstum, Entwicklung und Potenzial und so weiter. Aber ich habe noch keinen einfachen und wirkungsvollen Weg gefunden, um aus dieser Nummer auszusteigen. Es ist eher so, dass ich immer wieder meine Gedanken und meine Gefühle zu bestimmten Themen neu ausrichte, um etwas anderes wahrzunehmen und leben zu können. Nun frage ich dich: Muss das immer so schwierig sein, mit so viel Denken zu tun haben, mit einer ständigen Kontrolle von sich selbst, seinen Gedanken, seinen Gefühlen? Oder gibt es eine 'Abkürzung', eine Formel, einen Schlüssel, ein Zauberwort? Wie funktioniert das? Viele Menschen, Energie- oder Lichtarbeiter und auch Mediziner, forschen schon so lange. Wir haben ja auch das Gefühl, dass manches leichter wird, dass wir den Dingen immer mehr auf den Grund gehen. Und auf den Grund gehen bedeutet für mich nichts anderes, als diesen Urgrund wiederzufinden."

Der Moderator nickt bedächtig und verständnisvoll. "Ich sehe euch und beobachte euch. Ich weiß über euren Wissensstand Bescheid. Du hast vorhin einen Gedanken gehabt, den ich hier aufgreifen möchte. Es ging dir darum, die hohe Lichtschwingung oder andere Frequenzebenen in die physische Ebene zu ziehen. Dieses Licht oder andere Frequenzen zu nutzen für Heilprozesse, für neue Technologien, für neue außerkörperliche Erfahrungen. Und da will ich dir sagen, dass das geht. Es gibt einen Transformator dafür. Es ist etwas, was die hohe Energie kanalisiert und sozusagen auf eurer Frequenzebene manifestiert. Ich weiß, dass du deswegen hier bist, und ich freue mich für dich! Bevor du das verstehen kannst - denn ich weiß, dass du und viele andere immer alles verstehen wollen -, will ich dir noch etwas auf den Schirmen zeigen."

Der Moderator schaltet die Bildschirme schärfer und macht die Bilder kleiner. Dadurch kann ich ganz gut erkennen, dass das Herz der wichtigste Bestandteil des Kreislaufes ist. Die Energie dort scheint geballter. Nun zoomt der Moderator in das Herz. Ich bin erstaunt über das, was ich da erkennen kann. Es gibt nicht nur den großen Kreislauf. Es scheint auch noch einen kleinen, herzinternen Kreislauf zu geben. Er besteht auch aus drei Schleifen. Diese Schleifen oder Knotenpunkte sind drei Gefühle: Liebe, Glaube und Zweifel. Sie sind genauso angeordnet wie das Herz, das Gehirn und die Nieren. Die Liebe steht für das Zentrum, für das Herz, der Zweifel für das Gehirn und der Glaube für die Nieren. Ich bin fasziniert und will das einen Moment sacken lassen. Das bedeutet, dass die Energie von der Liebe zum Zweifel wechselt, vom Zweifel zurück zur Liebe. Von der Liebe zum Glauben. Vom Glauben zur Liebe, von der Liebe zum Zweifel und so weiter. "Es gibt noch mehr solcher Kreisläufe in euren Körpern. Auch das Meridiansystem ist ein solcher Kreislauf!" Ja, das ist mir klar und bei weiterem Überlegen wird mir noch etwas klar: Der Mittelpunkt des kleinen Kreislaufs ist die Emotion Liebe, und der Mittelpunkt des großen Kreislaufs ist das Herz. Ein hermetisches Gesetz besagt: wie im Großen, so auch im Kleinen. Das bedeutet für mich, dass Herz und Liebe gleichzusetzen sind, genauso das Gehirn und der Zweifel sowie die Nieren und der Glaube. Das finde ich sehr logisch. Das Herz wird mit Liebe in Verbindung gebracht, der Zweifel kommt vom Kopf, ganz klar. Und ich kann mir vorstellen, dass, wenn ich glaube, ich meine Nieren stärke.

Der Moderator verfolgt meine Gedanken mit Interesse. Er lächelt zufrieden. "Du hast schon viel gelernt über Zusammenhänge und Kreisläufe. Vielleicht wird es jetzt noch etwas interessanter für dich. Schau!" Fasziniert schaue ich, wie er die Bilder noch näher heranzoomt. Wir bleiben beim kleinen Kreislauf und gehen tief in die Emotion Liebe. Es ist für mich so wie 3D, als ich hineinfühle in die Emotion Liebe. Ich sehe Planeten, Sterne, Galaxien, Nebel und Sonnen an mir vorüberziehen. Dann komme ich an einer Stelle oder an einen Ort, den ich durchquere, der nur schwarz ist. Ich kann gar nichts sehen. Und nun sehe ich in der Ferne einen lichtvollen Punkt. Er kommt immer näher, oder ich komme immer näher. Ich kann es gar nicht sagen. Ich trete ein in diesen Punkt. Alles ist voller Licht um mich herum, überall, ich sitze nicht mehr auf dem Sofa, ich bin inmitten von Licht. Das bedeutet für mich, dass Liebe in seiner Urform aus Licht besteht. Wenn ich liebe, bin ich automatisch im Licht. Eine gute Erkenntnis. Ich bin natürlich neugierig und will wissen, was das Licht mit mir macht. Zuerst kann ich gar nichts wahrnehmen, aber nach einem kleinen Moment sehe und fühle ich, wie das Licht in mich, in meinen Körper eindringt. Es ist ein schneller Vorgang. Ich fühle mich lichtvoll, liebe(s)voll, beweglich, leicht und selbstverständlich. Der Moderator zoomt das Bild wieder zurück, und ich sitze wieder auf dem Sofa. Er lächelt mich an, ich bin wohl selten so lange angelächelt worden. Es gibt mir mittlerweile ein gutes Gefühl.

Dann zoomt er das Gefühl des Zweifels. Wow, das ist interessant. Hier habe ich das Gefühl, ich durchforste in einer Wahnsinnsgeschwindigkeit Gedankenfetzen. Und nicht wenige, das könnt ihr mir glauben. Mal sind es mehr, mal weniger, ganz selten gar keine. Er zoomt immer tiefer und tiefer. Jetzt wird es richtig spannend. Plötzlich kommen Planeten zum Vorschein, ich rausche an Sonnen vorbei, an Sternen, Sternbildern, Supernoven und so weiter. Dann kommt das schwarze Nichts, und ich ahne schon, was danach kommt. Und ihr wisst es auch schon, oder? Ja, genau, das Licht folgt. Genau das gleiche Licht, das auch schon beim Zoomen des Gefühls Liebe der Ursprung war. Auch hier tauche ich ein ins Licht. Es ist ein schneller Vorgang. Es ist, als ob es keine Strecke und auch keine Zeit zurücklegen müsste. Es ist sofort.

Der Moderator zoomt zurück und lächelt.

Nun fehlt ja nur noch die dritte Emotion, der Glaube. Ihr könnt euch bestimmt schon ausrechnen, mit was ich rechne. Aber es kommt oft anders, als man denkt. Das hier ist nicht das gleiche Bild wie bei den anderen Emotionen. Nein, hier nehme ich Planeten, Sonnensysteme, Sterne, Galaxien, Supernoven nur am Rande des Geschehens wahr. Fokussiert bin ich auf eine Lichtspur, die mich durch all das mitten hindurch führt. Diese Lichtspur führt mich direkt ins Licht. Eigentlich kann ich sagen, dass ich sofort da bin. Ihr Lieben, ihr könnt euch sicher vorstellen, dass ich stark beeindruckt bin. Sich tief in den Glauben zu versenken, ist damit eine direkte Verbindung zum Licht. Im Licht steht Jesus vor mir und lächelt mich an. Noch ein Lächeln, wow! Er spricht zu mir: "Ich habe diese Lichtspur durch meinen Glauben gelegt. Von Herzen gebe ich dir den Schlüssel zu deinem Glauben in deinem Herzen. Reiche ihn weiter an alle Menschen, alle Wesen, die daran interessiert sind, meinem Weg zu folgen, und an alle, für die es nun vorgesehen ist."

Mir kommen die Tränen, ich liebe Jesus, seine Art, seinen Humor, seinen Werdegang, sein ganzes Wesen. Er nimmt seine rechte Hand und berührt mein Herz. Er spricht nur ein Wort und das ist: "Glaube!" Ich spüre angenehme Wärme auf meinem Herzen und schließlich auch im Herzen, es leuchtet intensiv und ist offen für die Liebe. Ich bin mehr als nur gerührt. Jesus streicht mit seiner anderen Hand über meine Wange und über meinen Kopf, er sagt: "Ich bin euch allen in ewiger Liebe verbunden!" Dann verschwindet er vor meinen Augen, und ich finde mich wieder auf der Wiese, die aussieht wie das Paradies. Der Moderator ist nicht mehr da, und ich mache mich auf den Weg nach Hause.

Schlüsselpunkt
Vitalgefäß MP 4, rechte Seite:

Oh je, oh je, was ist das denn für ein Durcheinander! Alles ist laut und irgendwie undurchsichtig! So etwas hatte ich noch gar nicht. Es ist fast so, wie mein Leben oft ist. Viel Lärm um nichts. So sieht es hier aus. Es ist laut, es scheint viel los zu sein, viel Unruhe. Das äußert sich durch Krach, ich sehe viel dunklen Nebel und viel unruhige Bewegung. Hier sind keine Menschen oder Wesen außer mir. Mir gefällt es hier auch gar nicht gut. Wo ist das Licht, wo ist die Freude, wo die schöne Blumenwiese? Ich werde bestimmt gleich abgeholt und zu einem schönen Platz gebracht ...!

So hätte ich es gerne. Ich stehe hier an diesem Ort und warte, es gibt nichts zu sehen außer der Dämmerung, und das Gefühl von Unruhe wird immer stärker. Dafür ist der Krach etwas in den Hintergrund getreten. So langsam verschwindet er vollständig. Oh, das ist schön, eine Verbesserung um mindestens 50 Prozent. Aber nun zieht eine Kälte auf, auf die ich gar nicht vorbereitet bin. Ich habe keine Jacke dabei, und jetzt wird es empfindlich kühl hier. Ich bekomme eine Gänsehaut.

Oh je, oh je, eigentlich will ich nicht hier sein. Nun gut, ich habe eine Vision, ich habe die Vision von Heilung an Körper, Geist und Seele. Diese Vision hält mich hier. Ich bin mir ganz sicher, dass ich es in diesem Leben schaffe, vielen Menschen zu helfen, ihr Licht wieder wahrzunehmen. Deswegen bin ich hier und deswegen halte ich aus. Komme, was da wolle. So stehe ich in der Kälte mit einer Gänsehaut und schaue in die Dämmerung, die für mich einen sehr unruhigen Charakter hat. Ich habe meine Arme vor der Brust verschränkt und verweile, mittlerweile mit einem Lächeln auf meinem Gesicht. Ich verstehe das Bild hier, ich fühle mich ihm so nahe. Auch uns Menschen geht es im Leben oft so, uns ist kalt, innerlich, und bei vielen Themen sehen wir das Licht nicht mehr, wir sehen und fokussieren stetig das Problem. So kommt es mir hier vor. Ich kenne das so genau. Ich freue mich jetzt richtig, das kann nur noch besser werden.

Ich höre jetzt ein Rascheln, so als ob jemand einen Vorhang ein wenig zur Seite schiebt. Und so ist es auch, ihr Lieben, der Vorhang der Dämmerung wird zur Seite geschoben und ein Mann tritt hervor. Er hat ein strahlendes Lächeln auf seinem Gesicht. Ein sehr sympathisches Lächeln, seine Augen strahlen und sein Körper, ein menschlicher Körper, drückt Leichtigkeit, Licht und Freude aus. Das steckt mich sofort an, und ich gehe auf den Mann zu, um ihn zu begrüßen. Wir fallen uns in die Arme, als würden wir uns schon ewig kennen. Er schaut mir in die Augen, er hat wunderschöne strahlend blaue Augen. Er nickt wissend. "Wir kennen uns schon ewig, wir sind uns schon viele Male begegnet. Ich freue mich immer wieder, wenn ich dich sehe. Du bist so fleißig und emsig am Finden, am Forschen, am Entdecken, am Erfahren und am Sein, dass es mir eine Freude ist, dir zur Seite zu stehen, wann immer du mich brauchst." Ich bin etwas verwundert, ich fühle mich ganz stark zu dem Mann hingezogen, nicht sexuell, sondern so, als ob ich mit jemandem sehr vertraut bin. So wie mit jemandem, mit dem man aufgewachsen ist, man kennt ihn eben ganz genau und kann sich in allen Bereichen so geben, wie man ist. Das fühlt sich an wie zu Hause zu sein. Ein schönes Gefühl. Wir küssen uns auf beide Wangen, und ich bin sehr gespannt, was nun geschehen wird.

Der Mann führt mich durch den Vorhang hindurch. Ich komme mir vor, als würde ich hinter eine Bühne gehen. So ist es hier auch, ich sehe in den Seitenschiffen dieser Bühne viele Requisiten. Der Mann lacht: "Ja, das hast du alles gebraucht, du kannst es auch jederzeit wieder benutzen, wenn du magst, oder es für andere freigeben." Das scheinen also die Requisiten meines Lebens zu sein, interessant. Ich habe leider keine Zeit, einen genaueren Blick darauf zu werfen. Der Mann zieht mich gleich weiter hinter die Bühne. Ich habe noch kein Wort mit ihm gesprochen. Das brauche ich auch nicht, ich glaube, er kann meine Gedanken lesen. Auf jeden Fall sagt er das Richtige zur rechten Zeit. Er führt mich noch ein kleines Stückchen weiter, bis wir an einen Felsen kommen. Ja, ihr habt richtig gehört, einen Felsen. Ich höre das Meer rauschen und kann es nun auch mit meinen Augen sehen. Wir sind am Meer, ich habe den salzigen Geruch in der Nase und ich höre die Brandung, die leise immer wieder an die Felsen schlägt. Die Sonne scheint und ich fühle mich wieder wohlig und warm. Ich bin überrascht, der Mann setzt sich auf den Felsen und bietet mir dort auch einen Platz an. Ich nehme natürlich an und wundere mich ein wenig, weil er eine Kladde bei sich hat. Sie ist bestimmt für mich, oder dort steht etwas über mich drin. Oh, das ist cool. So harre ich der Dinge, die da kommen. Wir sitzen sehr nah beieinander, geht auch gar nicht anders, hier auf den Felsen ist nicht so viel Platz. Ich warte und warte, aber es passiert gar nichts. Der Mann sagt nichts, er schaut mich nicht einmal an. Oh je, jetzt muss ich ihn wohl doch ansprechen. Ich traue mich das manchmal gar nicht.

Er schaut mich mit liebevollen Augen an: "Es gibt nichts zu fragen, geliebte Freundin. Und es gibt nichts zu sagen." Na gut, dann schweige ich eben und warte weiter. So warte ich nun schon eine ganze Weile und nichts passiert. Das Meer schlägt unermüdlich mit seinen Wellen an die Felsen, und der Mann sitzt neben mir und schweigt. Es ist kein unangenehmes Schweigen, sondern ein einvernehmliches Schweigen. Ich bemühe mich auch, nicht ungeduldig zu werden. So allmählich fange ich an, mich zu entspannen, ich lausche auf die immer wiederkehrenden Wellen. Ich höre ihren Gesang, ihre Gleichmäßigkeit, es erinnert mich an unseren Atem, den menschlichen Atem, und ich erinnere mich, dass es mir hier in den Extrameridianen immer wieder geholfen hat zu atmen, wenn es nicht weiterging. So mache ich es nun auch. Ich atme tief ein und aus, ich bleibe ganz bei meinem Atem, ich lausche auf ihn in meinem Körper. Er fließt ein in meinen Körper, schwingt alle Atome an, verteilt sich bis tief in mein Sein, bis tief in meine Aura. Dann verlässt er meine Atome, meine Zellen, meine Aura, um sich im göttlichen Feld zu verflüchtigen. Dann kommt er zurück und bringt neue Energie mit, er fließt ein in meinen Körper, in jede Körperzelle, in meine Atome und versorgt mich mit frischer göttlicher Kraft. Alles Alte entweicht mit dem Atem, der meinen Körper verlässt. Ich fühle mich zunehmend erfrischt. So ist eine kleine Weile vergangen, und ich schaue wieder zu dem Mann hinüber. Ich kann gerade noch wahrnehmen, wie er sich verflüchtigt. Er wird immer durchscheinender, und schließlich kann ich auch seine Umrisse nicht mehr erkennen. "Ich bin dein Atem, dein bester Freund, ich bin immer bei dir und freue mich, dir zu dienen." Ich denke: 'Oh je, das Atmen ist so selbstverständlich für mich ... Wer will schon seinem besten Freund zumuten, nichts Besonderes zu sein?' Und in diesem Moment nehme ich mir vor, öfter auf meinen Atem zu lauschen, die Kraft darin zu spüren, das göttliche Feld.

Mittlerweile sehe ich auch kein Meer mehr, ich sitze nicht mehr auf dem Felsen und das Geräusch der Brandung ist verschwunden. Es herrscht Stille, vollkommene Stille. Alles ist ganz hell und vollkommen still. Ich glaube, ich bekomme etwas gezeigt. Ich finde das wunderschön. In dieser Helligkeit nehme ich nun Wesen wahr ohne klare Konturen. Vielleicht so, wie wir uns Seelen vorstellen. Diese Wesen sind sehr lichtvoll und ein wenig durchscheinend, wie elektrische Felder. Sie huschen hin und her und vermitteln mir ein bisschen das Gefühl von Geschäftigkeit. Keines dieser Wesen zollt mir Aufmerksamkeit. Ich schaue ihnen ein wenig zu. Ich kann nicht erkennen, was sie eigentlich machen. Ich weiß es nicht, es gibt auch keine Möbel oder Anzeichen für eine Wohnstätte, so wie wir das von der Erde kennen. Es sieht so aus, als ob die Wesen im Licht geschäftig tätig sind. Auf jeden Fall ziehen sie mich magisch an, ich wäre auch gerne dort, wo sie sind. Und schließlich frage ich mich, was mich eigentlich davon abhält, mich zu ihnen zu gesellen, mich unter sie zu mischen. Nichts spricht dagegen, und so mache ich mich auf den Weg zu ihnen. Es sind auch nur ein paar wenige Schritte, dann schon erreiche ich ihr Reich.

Und was für ein Reich das ist! Ich liebe es sofort. Alles ist sanft und weich, sogar das Licht hier ist sanft und weich. Ich fühle es auf meiner Haut, es fühlt sich an, als würde ich stetig umarmt werden. Ein ganz seidiges, weiches, heimeliges Gefühl nimmt Raum in meinem ganzen Sein ein. Ich fühle mich rundherum geliebt und in Licht gehüllt, beschützt und behütet. Ich hätte nie vermutet, dass man Liebe riechen kann, aber ich rieche hier die Liebe. Es riecht viel besser als jede Weihnachtsbäckerei! Die Wesen nehmen mich immer noch nicht zur Kenntnis, aber das ist mir egal, ich bin ja vollkommen integriert in diese wunderbare Energie. Sie spendet mir Kraft, Selbstverständnis und vertrautes Sein. Ich nehme das in all meine Körperzellen auf.

So, nun habe ich das Gefühl, vollkommen angekommen zu sein in diesem Reich. Nun kann ich mich etwas mehr auf die Wesen konzentrieren. Ich habe mich entschieden, einem der Wesen zu folgen, um herauszufinden, was es eigentlich macht. Ich habe mir eines ausgesucht und hefte mich an seine Fersen. Ihr kennt mich ja nun schon ein bisschen und wisst, dass es mir leicht fällt, bei anderen anzudocken. Ich frage das Wesen in meinen Gedanken, ob das in Ordnung ist, um seine Welt so wahrzunehmen, wie es es tut. Ich bekomme sofort eine Einladung. Und so geschieht es auch, ich gehe mit meinem Sein in den "Körper" des Wesens. Ich fühle mich ganz leicht und lichtvoll, keine Schwere mehr, keine Schwerkraft, oh wie schön. Ich schwebe so dahin. Das Wesen denkt etwas - und schon passiert es. Es muss nicht gehen wie wir, es denkt und schon ist es geschehen. Es denkt: 'Ich wechsle den Ort.' Und schon ist der Ort gewechselt. Wie cool ist das denn!?

So in dem Wesen drin sehe ich auch, was es die ganze Zeit macht. Es betreut mehrere Schaltpulte. Dort gibt es Lichter und verschiedene Knöpfe, die bedient werden. Das hatte ich vorher gar nicht gesehen. Das Wesen ist ziemlich konzentriert bei der Sache und drückt verschiedene Knöpfe. Ich verstehe nicht, nach welchem Schema das passiert. Aber ich nehme wahr, dass elektrische Impulse hier eintreffen, auf die das Wesen reagiert. Was das für Impulse sind, kann ich nicht wahrnehmen. Ich ahne es aber und finde es spannend. Die anderen Wesen machen das Gleiche und sind emsig bei der Arbeit. Ich denke mal, dass es ihre Arbeit ist. Ich verbinde mich in Gedanken mit dem Sein des Wesens, in dem ich bin. Ich bitte es um Auskunft. Ich möchte gerne wissen, was hier genau geschieht. Das Wesen hört mich und nimmt mich wahr, es ist aber zu beschäftigt damit, immer wieder auf die Schalttafeln zu reagieren. Ich gehe mit meinem Sein wieder aus dem Wesen heraus in mich hinein. Ich bin neugierig und wünsche mir in diesem Moment jemanden herbei, der mich unterweist, der mir sagt, was das hier zu bedeuten hat.

Kaum gedacht, so ist es auch schon geschehen. Plötzlich, wie aus heiterem Himmel steht ein Wesen neben mir. Es ist extra für mich da, glaube ich. Das ist super. Das Wesen geleitet mich ein wenig weg von den anderen, und ich kann nun wieder nur erkennen, wie alle hin und her huschen, aber ich weiß ja nun, dass sie die Schalttafeln betreuen. Das Wesen schaut mich an und fängt an zu erklären, dass die Wesen hier Energieströme weiterleiten, sie werden je nach Impuls weitergeleitet in verschiedene Kanäle. Ich verstehe nur Bahnhof – oder sagen wir mal so, ich bekomme eine ganz leise Vorstellung davon, was das Wesen meint. Und es erklärt mir auch sofort, was damit gemeint ist. Es sagt, dass alles, was es im Universum gibt, Schwingung ist. Diese Schwingung sucht sich Raum und wird dann von ihnen weitergeleitet. Diese Station hier ist nur eine von unendlich vielen Helferstationen.

Ha, nun bin ich neugierig, ich hatte schon die ganze Zeit so eine Vermutung, ich glaube, jetzt wird sie bestätigt. So ist es auch tatsächlich. Die Wesen hier sind alle Schutzengel und Begleiter von gerade inkarnierten Seelen auf der Erde. Hier laufen die elektrischen Impulse, die Schwingungen zusammen, und die Wesen, die Engel, leiten sie dem Impuls entsprechend in die richtigen Bahnen, damit die inkarnierte Seele ihre Erfahrungen machen kann auf der irdischen Ebene. Wow, das ist spannend. Ich weiß, dass es Schutzengel und Begleiter gibt, ich bespreche mich auch manchmal mit meinen. Ich verstehe, dass hinter den Kulissen unseres menschlichen Seins viele andere Seelen mitwirken, damit wir unser Leben leben können.

Das Wesen führt mich noch ein ganzes Stückchen weiter weg von den anderen Engeln. Es möchte mir etwas zeigen. Es gibt hier zwei ganz besondere energetische Stränge, die wie dicke Seile auf eine kleine Schalttafel zulaufen. Sie sehen auch so aus und sind im Moment gar nicht energiegeladen. Sie sehen aus, als ruhten sie gerade. Es gibt hier auch nur zwei Schalter. Der Engel lässt mich wissen, dass das sein Platz ist, hier sorgt er für die Weiterleitung der elektrischen Impulse von diesen beiden Leitungen, die viel dicker sind als die anderen, die ich gesehen habe. Der Engel erklärt mir, dass diese beiden Leitungen nicht so arbeitsintensiv sind wie die anderen. Hier gehen alle Impulse ein, die direkt weitergeleitet werden an das höchste Wohl der inkarnierten Seele. Das Wesen schaut mich an und grinst breit, als es mir erklärt, dass diese beiden Stränge zu mir gehören - neben vielen anderen, Gott sei Dank, sonst würde ich gerade eine Krise kriegen. Es sind die Stränge, die genutzt werden für mein höchstes Wohl. Die Stränge, die immer bereit stehen für die göttliche Liebe.

Ich schaue etwas verzweifelt, da an den Strängen keinerlei Impulse eingehen. Ich frage den Engel, ob überhaupt schon einmal Impulse eingegangen sind. Er bejaht das sofort. Er möchte mich trösten und umschwingt mich liebevoll. Ich fühle mich manchmal so dumm, so als würde ich nichts verstehen oder ewig dafür brauchen, Dinge oder Zusammenhänge zu verstehen und für mich nutzbar zu machen. Es tröstet mich, diese Energie um mich zu fühlen, und ich muss euch sagen, ich kenne diese Energie. Wenn ich ganz traurig bin, spüre ich sie um mich herum, und sie veranlasst mich immer zu beten. Ich bete und bitte sehr gerne die geistige Welt um Hilfe. Der Engel umfließt mich nun mit erstaunlicher Kraft, die hätte ich ihm gar nicht zugetraut. Mit einem Mal werde ich ganz traurig, mir laufen die Tränen die Wangen hinunter. Ich kenne dieses Gefühl, ich weiß, wie das ist, von Engeln im Arm gehalten zu werden, und dann fühle ich sofort Heimweh. Der Engel summt ein Lied für mich, und ich kann tief durchatmen, das hilft. Ich bin ein menschliches Wesen in einem menschlichen Körper und ich finde alles heraus, was wichtig ist, um in diesem Leben Freiheit, Liebe, Glück und Segen zu leben. Das weiß ich. Ich weiß auch, dass die geistige Welt mich in all diesen Dingen mit all ihrer Kraft unterstützt. Ich bin gut aufgehoben, beschützt und getragen von meinen Schutzengeln, von meinen Begleitern, von den Erzengeln, von allen göttlichen Helfern, von den Aufgestiegenen Meistern und von Gott selbst. Ich weiß das, ich bin einer von ihnen, sie sind viele von mir. Wir sind eins, wir gehören zusammen und arbeiten an der gleichen Sache. Ihr werdet es nicht glauben, aber die beiden elektrischen Leitungen glühen jetzt richtig vor lauter Impulsen. Der Engel hat nun gut damit zu tun, alles sinngemäß weiterzuleiten. Und ich kann mit meinen eigenen Augen sehen, was geschieht, wenn ich mich angebunden fühle, geliebt, beschützt, getragen und unterstützt in meinem Sein.

Der Engel erklärt mir, dass alle inkarnierten Seelen solche zwei festen Stränge haben, mit denen sie direkt mit der "Geschäftsleitung" verbunden sind. Nur viele nutzen diese Stränge nicht. Viele Begleiter und Helfer werden nicht angefordert. Und darum gibt mein Engel mir in diesem Moment die Info für alle Menschen mit, die so weit sind, ihre Begleiter, ihre Engel zu nutzen. Er gibt mir die Info mit für alle Menschen, für die sie nun vorgesehen ist. Mein Engel berührt mich mit seiner Energie an meinem Herzen und kurz unter meinem Hara. In meinem Herzen und unter meinem Hara sehe ich nun ganz klar die Energie von zwei Strängen, die geformt sind wie ein "V". Diese Energie fließt ein in mein Sein und sinkt immer tiefer in mein Bewusstsein. Ich spüre, wie der Engel die vollkommene Kraft der Unterstützung und der Liebe in meine Zellen einfließen lässt. Ich fühle mich sofort getragen, geliebt, behütet und geführt auf meinem Weg. Ich erkenne sofort die Verbindung zu Gott und all seinen Helfern hinter den Kulissen unseres menschlichen Seins, hinter den Kulissen unserer menschlichen Erfahrungswelt. Ich fühle mich aufgehoben und getragen, und ich weiß, dass ich nun den Ort der Göttlichkeit, den Ort der Anbindung tief in meinem Herzen und tief in meinem zweiten Chakra verwurzelt habe. Ich spüre und sehe sofort, wie meine Aura lichtvoll schwingt. Leichtigkeit, Freude und Beschwingtheit fluten mein Sein. Der Engel lässt ab von mir und verschwindet langsam im Nirwana. Seine Umrisse werden immer blasser, und schließlich ist er nicht mehr zu sehen. Aber ich spüre ihn, und ich habe seine Kraft immer bei mir. Ich bedanke mich für diese tolle Erfahrung und gebe die

Energie an die Menschen weiter, die sie möchten, und an die, für die sie nun vorgesehen ist. Ich liebe euch.

Schlüsselpunkt Gürtelgefäß Gb 41, linke Seite:

Ups, wo bin ich hier gelandet? Ich stehe so ein bisschen in einem Dunstschleier, wie eine Nebelbank, die um mich herumwabert. Darum kann ich auch den Fußboden nicht erkennen. Aber ich sehe so viel, dass ich erkennen kann, dass hier kein Tunneleingang ist, sondern eher so etwas wie eine Plattform im Nirgendwo. Der Nebel oder Dunst ist auch nicht kalt, feucht oder klamm. Nein, er ist eher trocken. Ich weiß, das ist physikalisch nicht möglich. Auf jeden Fall im Irdischen nicht.

Vor mir sitzen mehrere Frauen im Kreis auf Stühlen. Ja, das sieht aus, als sitze jede der Frauen auf einem Stuhl. Es ist ganz interessant, die vorderen, dort, wo ich stehe, sehe ich ganz deutlich. Den hinteren Teil des Kreises sehe ich nur durch Nebel oder Dunst.

Ich kann nicht sagen, wie viele Frauen da sind, aber ich denke mindestens 40. Sie alle haben etwas gemeinsam. Sie sind alle nicht mehr jung, alle haben graue oder weiße Haare und tragen eher helle, unauffällige Kleidung. Ich kann auch nicht ihr genaues Alter bestimmen, das scheint nicht wichtig. Es gibt noch eine Sache, die alle Frauen eint. Alle scheinen mit Handarbeiten beschäftigt zu sein. Alle halten etwas in den Händen und bewegen Nadel und Faden. Ja, es sieht fast so aus, als wäre ich hier in einem Strickklub gelandet. Die Frauen sprechen nicht miteinander. Es ist eher so, als ob sie alle in ihre Arbeit vertieft sind. Sie beachten mich auch gar nicht. Irgendwie scheinen sie zusammenzugehören. Ich habe den Eindruck, sie arbeiten alle an einer Sache, jedoch jede für sich allein.

Ich stehe da und schaue, ich bin neugierig und versuche, mit einer Frau Augenkontakt herzustellen, aber sie schaut mich nicht an, sie schaut auf die Arbeit in ihren Händen. In der Mitte, im Zentrum des Kreises, nehme ich eine Bewegung wahr. Jemand oder etwas scheint aus dem Nebel emporzusteigen. Schemenhaft kann ich eine Gestalt erkennen. Langsam steigt sie immer höher empor, bis sie in der Mitte des Kreises zu erkennen ist. Die Frauen schauen nicht hoch, sie sind immer noch in ihre Arbeit vertieft. Derjenige im Zentrum des Kreises scheint ein Mann zu sein. Er trägt weiße Kleidung. Kein Gewand, sondern eher einen modernen weißen Anzug. Er ist nicht von großer Statur. Er schaut nicht auf die Frauen, sondern direkt auf mich.

Ich blicke in ein neutrales Gesicht, hier ist kein Lächeln. Kein sanfter, gutmütiger Ausdruck, eher emotionslos. Geht das überhaupt? Ja, bei diesem Mann schon. Er streckt seine Hand aus und weist auf die Stufen, die er emporgekommen ist. Er möchte wohl, dass ich zu ihm komme und ihm die Stufen hinunter folge. Finde ich auch gut, ich bin neugierig, was mich erwartet. Ich weiß nur nicht, wie ich durch die Frauen kommen soll. Sie sitzen dicht beieinander. Da ist kein Platz zum Durchgehen. Sie schauen auch immer noch nicht auf, sind ganz vertieft in ihre Arbeit.

Der Mann im Anzug neigt seinen Kopf leicht zur Seite und streckt mir nochmals die Hand hin, um mich zu ihm zu bitten. Unerbittlich weist er mir den Weg. Ich habe auf meiner Reise durch die Extrameridiane schon einiges Ungewöhnliches erlebt, warum sollten sich daher hier nicht gleich die Reihen öffnen, wenn ich hindurchschreiten will? Also setze ich mich in Bewegung und gehe mutig auf die Frauen vor mir zu. Ich will mich irgendwo zwischen den Frauen durchquetschen, als ich plötzlich merke, dass da gar kein Widerstand ist. Die emsig arbeitenden Frauen sind nicht materiell. Sie haben keinen festen Körper, vielleicht sind sie auch gar nicht da. Ich gehe zwischen und irgendwie durch

Frauen durch und sehe mich noch einmal um. Alles ist unverändert, sie sitzen noch immer da, vertieft in ihre Arbeit. Der Mann steht geduldig an der Treppe und wartet auf mich. Er spricht nicht mit mir, sondern bittet mich mit Handzeichen, ihm zu folgen.

Hier ist auch alles neblig. Ich kann die Stufen, die ebenfalls weiß sind, nur schemenhaft erkennen. Darum ist mein Gang etwas unsicher. Ich habe das Gefühl, als müsse ich mich die Stufen heruntertasten. Bei der ersten Stufe jedoch bemerke ich, dass die Stufen nicht wirklich Stufen sind. Hier sind keine Absätze, hier geht es nur schräg hinunter, immer weiter, immer weiter. Ich habe das ziemlich schnell verstanden und kann dem Mann zügig folgen. Auch hier auf dem Weg ist eine richtige Nebelsuppe. Ich kann nichts klar erkennen, darum kann ich euch gar nicht berichten, aus welchem Material alles gemacht zu sein scheint. Wie ich so in Gedanken bin, renne ich in den Mann hinein. Aha, er ist durchaus Körper, Materie. Ich entschuldige mich murmelnd und trete wieder einen Schritt zurück. Was ich nun sehe, dass glaube ich einfach nicht, das passt gar nicht in diese Welt. Der Mann steht vor einem Schaltpult, vor Zeichen und Symbolen. Er gibt einen Code ein, ja genau so sieht es aus. Ich dachte, das gibt es nur bei uns auf der Erde, bei Banktresoren oder vor Hochsicherheitsräumen oder eben bei ganz geheimen Projekten. Aber ganz bestimmt nicht auf dieser Ebene. Ich dachte immer, dass hier viel mehr möglich ist. Na ja, egal, schauen wir mal, was passiert.

Zunächst passiert gar nichts, ich habe das Gefühl, wir stehen eine ganze Weile unverrichteter Dinge herum, bestimmt drei bis vier Minuten. Ich merke, dass ich ungeduldig werde und von einem auf den anderen Fuß trete. Plötzlich merke ich, dass sich alles um mich herum verändert - als ob jemand anderes viele Schachteln öffnet, schließt, ineinanderpackt und neu sortiert. Das Fleckchen, auf dem wir stehen, ist nicht betroffen. Es ist so, dass alles um uns herum passiert. Wirklich ungewöhnlich, das gibt mir das Gefühl, dass hier kein Boden ist, da ist nichts, auf dem geöffnet, geschlossen, ineinandergepackt und sortiert werden kann. Für irdische Verhältnisse undenkbar und unvorstellbar. Aber jetzt kommt alles zu einem Stopp.

Wir sind dort, wo der Mann mit mir hin wollte. Es ist komisch hier, ich kann mich nicht zurechtfinden. Ich kann nicht einmal sagen, was ich hier sehe. Ich habe nur ein vages Gefühl, wieder von arbeitenden Wesen. Hier wird gearbeitet, emsig und vertieft. Ich schaue den Mann fragend an, und er weist mit seiner Hand um mich herum. Ich zucke nur mit den Schultern, kann mir die Situation hier nicht erklären. Bei den anderen Meridianen haben mir die Helfer immer etwas freigeschaltet oder so. Doch dieser Mann hier macht keinerlei Anstalten, so etwas auch nur in Erwägung zu ziehen. O.k., denke ich, dann warte ich einfach, glaube und vertraue, dass genau das passiert und sich genau das zeigt, was jetzt an der Reihe ist.

Ich stehe da, ohne Eile – und so auch der Mann. Je mehr ich in die Energie komme, zu glauben und zu vertrauen, desto ruhiger werde ich und desto mehr kann ich etwas wahrnehmen, was ich auch einschätzen kann. So kann ich ein Geräusch hören – ein Geräusch, das von einer riesengroßen Maschine zeugt. Ja, ich bin mir jetzt ganz sicher, es wird immer deutlicher. Es ist das Geräusch einer Maschine. Immer im gleichen Rhythmus höre ich sie arbeiten. Ganz allmählich lichtet sich der Nebel oder Dunst ein wenig, und ich finde mich vor und sogar fast inmitten einer riesigen Maschine wieder. Staunend stehe ich vor diesem Wunderwerk. So etwas Großes habe ich noch nie gesehen. Die Maschine ist für mich nicht überschaubar, ich kann weder ihren Anfang noch ihr Ende sehen. Ich kann aber wunderbar erkennen, dass sie sehr gleichmäßig, immer im selben Rhythmus arbeitet. Sie ist nicht sehr laut, ich kann kein Geräusch von Antriebsmotoren oder Antriebsrotoren hören. Eher wie ein Uhrwerk, alles greift ineinander, das eine geht nicht ohne das andere. Manchmal, wenn der Nebel oder Dunst durchlässiger wird, kann ich tatsächlich so etwas wie Zahnräder, Schellen und Schlägel sehen, die unaufhörlich immer im gleichen Rhythmus ihr Werk verrichten. Wenn ich das Ganze zusammenfasse, kann ich mit Sicherheit sagen, dass es keinen Motor oder strombetriebenen Antrieb gibt. Trotzdem läuft das Ganze wie geschmiert, wie von selbst. Kennt ihr ein Perpetuum mobile, ein Teil, das in Gang gesetzt wird und dann zum Selbstläufer wird? Nur der erste Impuls wird gegeben, und dann geht es unaufhörlich weiter. So ein Ding scheint das hier zu sein. Interessant. Ich schaue noch eine Weile zu, der Mann hat keine Eile. Er steht an meiner Seite. Er spricht kein Wort und lässt mich einfach schauen und mir selbst Gedanken machen.

Ich habe schon einmal von diesem Phänomen auf der Erde gelesen. Im Zusammenhang mit einer Gruppe von Menschen, die sogenannte Selbstläufer installiert haben, um ihre Machtpositionen zu festigen. Kein schöner Gedanke, dass wir so etwas in uns tragen, in unseren Extrameridianen. Andererseits wäre all so etwas auf der Erde nicht möglich, wenn nicht irgendwie und irgendwo die Ressource in unseren Körpern vorhanden wäre. Na ja, auf jeden Fall gibt es Menschen, die geholfen haben, solche Selbstläufer zu installieren, die dann aber wiederum selbst zum Opfer dieser Systeme wurden. Einige von ihnen sind ausgestiegen und haben sozusagen eine Gegenbewegung installiert. So haben wir Menschen die Möglichkeit, erst ein Extrem zu leben und dann das andere. Ich glaube, eine kleine Weile existieren beide Systeme, bis die Menschen sich daraus zu etwas Neuem hin entwickeln. So hat all das den Sinn und Zweck, Erfahrungen zu sammeln.

Aha, denke ich nun, das Gürtelgefäß ist also dafür da, dass wir polare Erfahrungen machen können und hinterher neue Schlussfolgerungen und neue Bewertungen für unsere Entwicklung ziehen können. Ich fühle mich ganz beglückt, dass ich das herausgefunden habe. Ich höre ein Klatschen im Hintergrund, ja, ihr habt richtig gelesen: ein Klatschen, Beifall. Im Nebel vor mir taucht ein Mann auf. Das ist zumindest der erste Eindruck, den ich habe. Er sagt zu mir: "Ich liebe den menschlichen Verstand." Er weist stolz auf die riesige Maschine und dann auf mich. Er sagt: "Herzlichen Glückwunsch, so tief ist noch nie ein menschliches Wesen vorgedrungen. Fühle dich herzlich willkommen."

Ich neige leicht mein Haupt, um dem Mann Ehrerbietung zu erweisen. "Wir haben dir das hier in dieser Form gezeigt, damit du verstehst. Nun hast du verstanden, und wir zeigen dir unser wahres Sein."

Die Maschine verschwindet im Nebel, der Mann verschwindet und stattdessen sehe ich ein Netzwerk aus Farben und Lichtern, die alle miteinander verbunden sind. Sie greifen und wirken ineinander im gleichen Rhythmus. Mir steht der Mund offen vor Staunen.

Inmitten dieser Lichter kann ich in regelmäßigen Abständen Wesen sehen, die mit all dem verbunden - oder besser gesagt: verwoben - sind. Ein interessantes, mehr als ungewöhnliches Bild. Die Wesen haben wenig bis gar nichts Menschliches. Sie sind durchscheinend und haben die Form von halben Kreisen. Es gibt zwei Augen, sie sehen ein bisschen glubschig aus und stehen in alle Richtungen, ja in alle Richtungen, auch nach hinten. Die Wesen haben keinen Mund oder sichtbare Organe oder so etwas. Was sie haben, sind zwei Arme mit einer kleinen Greifhand am Ende. Mit diesen "Armen" sind sie das Bindeglied zwischen all diesen Farben und Lichtern.

Ich bin fasziniert und freue mich, dass ich all das sehen und wahrnehmen darf. Na ja, aber das kann noch nicht alles gewesen sein. Irgendwie fühlt es sich noch nicht fertig an. Also stehe ich inmitten dieser Wesen, die emsig "arbeiten", und warte. Ich glaube und vertraue darauf, dass sich das zeigt, was sich hier noch zeigen will. Je mehr ich mich auf Glauben und Vertrauen einlasse, desto mehr bekomme ich das Gefühl, dass in der Ferne etwas in Bewegung kommt. Jemand oder etwas, man weiß es hier ja nicht so genau, kommt mit schnellen Schritten auf mich zu. Es hört sich an, als ob eine Frau mit Schuhen mit Absätzen über einen Marmorboden geht. Dieses Etwas kommt auf mich zu und präsentiert sich tatsächlich als Frau. Sie ist in mittlerem Alter, trägt ein langes schwarzes Kleid, unter der Brust geschnürt. Ihr dunkles Haar ist zu einem Knoten am Hinterkopf zusammengebunden. Und sie trägt, ich schaue extra nach, Schuhe mit einem kleinen Absatz.

Ich bin wirklich erstaunt, die Frau sieht so irdisch aus ...! Sie gehört wahrscheinlich nicht in mein Jahrhundert, aber ich denke ins 18. Jahrhundert. Sie ist menschlich und lächelt mich offen und entwaffnend an. Sie sagt: “Schön, dass du da bist. Du hast nun schon viel gesehen. Aber eben nur einen Teil dessen, was hier verwahrt wird. Ich möchte dir jemanden vorstellen.” Sie dreht sich leicht zur Seite, und ich sehe sozusagen die andere Hälfte des Halbkreises. Ich sehe ein durchscheinendes Wesen mit Beinen, na ja, so etwas Ähnliches wie Beine. Die Füße daran haben kleine Schäufelchen. Ja, so will ich sie nennen. Hier sehe ich kein Auge, nur so etwas wie einen kleinen Schnorchel. Er sitzt ziemlich mit der Mitte des Halbkreises. Ich verneige mich höflich, sage aber nichts. Die Frau nennt auch keinen Namen. Die scheint es hier nicht zu geben. Auch gut. Dieses Wesen sieht aus wie aus einem Science-Fiction-Film.

Irgendwie scheint sich etwas Wichtiges anzubahnen. Aber ich kann es noch nicht fassen. Ich habe so eine Ahnung, was jetzt kommen könnte. Die Frau sieht mich an und sagt: “Du bist hier, weil du bereit bist, eine Datenübertragung zu bekommen.” Mir ist ein bisschen mulmig zumute. Aber aus der Nummer kann ich mich nicht herauswinden, glaube ich. Ich ahne schon, wie das geschehen soll. Der Schnorchel dieses Wesens, des Halbkreises, sieht so aus, als ob er genau in meinen Bauchnabel passt. 'O.k.', denke ich, 'bei den anderen bin ich auch berührt worden oder ich habe Infos bekommen. Das ist schon in Ordnung.' Ich nicke der Frau und dem Wesen zu, und das Wesen und ich legen uns in den Nebel. Wir liegen nebeneinander und mein Pulli rutscht automatisch hoch, bis mein Bauchnabel frei ist. Noch ehe ich es mir anders überlegen kann, bewegt sich der Schnorchel auf meinen Nabel zu. Mir bricht ein bisschen der Schweiß aus, irgendwie ist mein Bauchnabel unglaublich verletzlich und er stellt die Verbindung zu meiner Mutter dar. Ohne dass ich den Gedanken zu Ende denken könnte, bin ich schon fest verbunden mit dem Schnorchel und somit auch mit dem Wesen. Ich kann mich nicht bewegen, keinen Zentimeter wegrücken. Ich muss jetzt einfach vertrauen und sehen, was passiert. Ich werde immer müder und müder. Ich habe noch kurz den Gedanken an eine allergische Reaktion auf den Schnorchel, als ich merke, dass ich meine Augen nicht mehr aufhalten kann. Schließlich fallen sie ganz zu, und ich bin in einer anderen Welt.

"Du reagierst nicht allergisch auf mich. Ich kann nur so mit dir kommunizieren, indem ich dich in tiefen Schlaf versetze. Keine Sorge, du wirst dich an alles erinnern können. Du sollst nur wissen, dass du mir zu 100 Prozent vertrauen kannst. Das ist schon richtig, dass du hier bist, glaube mir." Ich schwebe zeit- und schwerelos im All, so kommt es mir vor. Mit nur leichter Bewegung kann ich mich in alle Richtungen drehen. So richte ich mich auf. Ich sehe in der Ferne ein rotes Licht blinken. Ich schwebe darauf zu, unaufhaltsam. Ich kann nichts dagegen tun. Ich komme dem blinkenden Licht immer näher. Es ist von richtig leuchtendem Rot. Nun bin ich fast da und merke, wie es mich stetig näher zu sich zieht, bis ich in das Licht hineingleite. Hier drinnen nehme ich das Blinken nicht mehr wahr. Hier ist wohlige Wärme. Alles scheint gedämpft und fühlt sich gut an. Ich merke, dass es hier etwas "schwerer" zu geht. Ich schwebe nicht, ich stehe still. Nun merke ich, dass ich mich richtig aufrichten kann, und ich habe Boden unter meinen Füßen. Ich erkenne einen Schreibtisch unmittelbar vor mir. Ich gehe darauf zu und begebe mich dahinter, damit ich gut sehen kann, was darauf liegt. Auf dem Schreibtisch selbst kann ich eine Zeichnung sehen. Ich kann ein Firmament erkennen, ich sehe viele Sterne, Sternbilder und viele Verbindungslinien. Das sagt mir alles nichts. Ich erkenne keine mir bekannten Sternbilder oder gar die Erde und unser Sonnensystem. Etwas ratlos stehe ich vor dieser Karte, als ich den Impuls bekomme, die rechte Schreibtischschublade zu öffnen. Darin liegt ein Gegenstand. Er ist ungefähr handgroß und eine Art Zeicheninstrument. Ich nehme ihn hoch und betrachte ihn genauer. Das Material, aus dem er besteht, kenne ich nicht. Es fühlt sich neutral an, wie ein Werkzeug eben. Es fügt sich wunderbar in meine rechte Hand und hat eine gezackte lange Kante, die, wie mir jetzt schon klar wird, auf das Bild mit den Sternen gelegt werden soll. Ich tue, was ich denke, lege das Werkzeug auf das Bild - und vor meinen Augen passiert Unglaubliches. Das Bild teilt sich sogleich in zwei Hälften. Das hier ist ein Schneidwerkzeug. Jede Hälfte besteht weiterhin für sich und formt sich vor meinen Augen zu einem eigenständigen Sternenbild. Ich kann diesen Prozess immer wieder wiederholen. Es passiert immer dasselbe, das neu entstandene Sternenbild teilt sich, und es entstehen zwei neue, die vollkommen identisch sind. Ich glaube, ich könnte das immer so weiterführen. Ich könnte dabei sogar einen eigenen Rhythmus entwickeln. Plötzlich bemerke ich die Frau hinter mir. Sie lächelt mir zu und sagt: "Genauso bist du aufgebaut - und deine Welt auch. Im Gleichklang des ewigen Seins vervielfältigt ihr euch immer weiter, bis ihr ganz weit von dem entfernt seid, was euer Ursprung ist. Aber alles in dir ist Teil diesen Ursprungs und vollkommen identisch mit ihm."

Mit einem Mal liege ich wieder neben dem Halbkreiswesen, über den Schnorchel noch immer mit mir verbunden. Ich liege noch tief im Schlaf, denn eine Stimme spricht nun zu mir. Es ist die Stimme des Wesens. "Um den rückwärtigen Zyklus zu gehen, übergebe ich dir nun über deinen Bauchnabel einen wichtigen Schlüssel für deine DNA. Dieser Schlüssel setzt automatisch den rückwärtigen Kreislauf in Bewegung. Er programmiert Teile deiner DNA neu. Gib diesen Schlüssel weiter an alle Menschen, die daran interessiert sind, ihren Ursprung, ihre Ursprungsenergie bewusst zu leben, an die, die zusammenfügen wollen, was zusammengehört. Und an all diejenigen, für die es nun vorgesehen ist."

Ich habe das Gefühl, etwas Großes bahnt sich an durch den Schnorchel in meinen Nabel, so fühlt es sich auf jeden Fall an. Aber so ist es nicht, ihr Lieben. Nichts großes Sperriges bahnt sich seinen Weg in mich und durch mich hindurch. Nein, es ist, ich kann es ganz genau sehen, eine wunderschöne Kugel aus Licht. Sie dringt ein in meinen Bauchnabel und gibt mir das Gefühl von Aufatmen, von Freiheit und von Kraft. Auf ihrem Weg durch meinen Körper hinterlässt sie eine unauslöschbare Lichtspur. Ich schwöre euch, mein Inneres leuchtet und so auch meine DNA, die sich nun nach oben hin öffnet in jeder Zelle und zweischenklig ist. Nun passiert das Gleiche nach unten hin. Die DNA öffnet sich und ist zweischenklig. Faszinierend, es macht mich ein bisschen schwindlig. Nun ist der Prozess in meinem Körper abgeschlossen und die Stimme in meinem Kopf spricht noch einmal zu mir: "In deinen beiden Händen und unter deinen Füßen liegen nun die gleichen Lichtkugeln. Gib sie weiter, wann immer es gewünscht und vorgesehen ist. Schreite nun immer voran in deinem Leben. Gesegnet seist du."

Der Schnorchel erschlafft und gleitet zurück. Ich merke, dass ich mich vom Kreis der arbeitenden Frauen entferne. Sie sehen mich dieses Mal an, lächeln mir zu, packen ihre Handarbeiten ein und verschwinden gänzlich. Statt ihrer erscheint eine goldene Kugel, die in ihrem Inneren eine erweiterte DNA aufweist. Oben und unten ist sie zweischenklig.

Ich lächele und gehe leichten Fußes nach Hause.

Schlüsselpunkt
Gürtelgefäß Gb 41, rechte Seite:

Ein strahlender Sonnenaufgang in Orange ist am Horizont in einem ersten Streifen zu sehen. Die Sonne kündigt sich an. Langsam wird das Orange immer mehr, es nimmt an Farbintensität zu und auch an Größe. Ein wunderbares Naturschauspiel, das wir Menschen bei klarem Himmel bewundern können. So auch ich heute. Ich stehe hier und bin vertieft in diesen prächtigen Sonnenaufgang. Ich glaube, meine Reise geht heute nach oben, zur Sonne, zum Licht. Ein schöner Gedanke und ein schönes Gefühl für mich. Weiterhin schaue ich gebannt auf den Sonnenaufgang.

Ich bin glücklich. Hätte mir jemand vor zehn Jahren prophezeit, dass mich nur allein der Anblick der aufgehenden Sonne glücklich macht, ich hätte demjenigen nicht geglaubt. Ich war genauso wie viele andere: nur im Außen unterwegs. Das Bewusstsein, mein Bewusstsein, dass ich mich verändert habe, trägt zu meinem Glück bei. Langsam erlischt die Farbe Orange, und die ersten blassgelben Strahlen der Sonne verteilen sich am Himmel. Zunehmend werden die Strahlen immer mehr goldgelb. Das sieht schön aus. Es löst bei mir ein Gefühl von Wohlbehagen aus. Langsam beginnt die Sonne, mich zu wärmen. Die Kühle der Nacht schwindet, und die Wärme des Tages findet ihren

Platz. Ich fühle die Sonnenstrahlen auf meinem Körper, in meinen Gedanken, in meinem Sein. In jeder Zelle spüre ich nun ihre wohlige Wärme, ich spüre die Vertrautheit des goldgelben Lichtes in jeder Zelle meines Körpers.

Ich fühle mich rundum wohl. Ich bin froh, Mensch zu sein. Nur hier auf der Erde gibt es diese wundergleiche Erfahrung. Ich bin Teil des großen Ganzen. Ich bin Teil der Sonne, des Universums, des ewigen Liedes des Seins. Das gibt mir ein starkes Gefühl von Einheit, von Vertrautheit, von tiefer Zugehörigkeit und von ewiger Liebe. Die Sonnenstrahlen kitzeln meine Haut und ich lache. Ich habe das Gefühl, dass mich viele Engel auskitzeln. Sie entlocken mir ein unbeschwertes, glockenhelles Kichern. Erst kichere ich nur leise, dann schwillt mein Kichern zu einem lauten, lebensbejahenden Lachen an. Es ist ein wundervolles Gefühl. Die Sonne, ihre Wärme breitet sich in meinem ganzen Körper aus. Jegliche Spannung hat mein Sein verlassen. In mir drinnen ist Licht, Wärme, Behaglichkeit und unendlicher Genuss. Ein Wohlgefühl sondergleichen.

Mittlerweile liege ich vollkommen gelöst auf dem Rasen und bin. Alles um mich herum und in mir drinnen ist lichtvoll. Ich spüre eine Leichtigkeit, von der ich schon lange geträumt habe. Aber selbst meine kühnsten Träume haben mich nicht auf dieses Wunder vorbereiten können. Ich sage euch, wir sind viel mehr, als wir jemals geglaubt haben. Und das Gute daran ist, dass wir es nicht im Außen suchen müssen. All diese Leichtigkeit, die Sonne, das Lichtvolle ist in uns. Es ist in uns gespeichert für alle Zeiten, alle Äonen. Wir brauchen uns nur zu erinnern, wir müssen nur unseren Fokus auf das Licht richten. Jeder von euch, der diese Zeilen liest, ist so weit, das zu schaffen. Seid herzlich willkommen in der Zeit des Lichtes. Ich bin froh, dass ihr dabei seid. Einen jeden Einzelnen von euch kenne ich, denn ihr seid genau wie alles dem Licht entsprungen.

Ich bin nun nicht mehr allein, neben euch allen ist noch jemand hier bei mir. Jemand, den ihr auch alle kennt. Es ist einer der Erzengel, der sich zu mir begeben hat. Und was soll ich euch sagen, ihr ahnt es wahrscheinlich schon? Für mich und bestimmt auch für euch ist sein Anblick eine Augenweide. Mir geht das Herz vollkommen auf. Ich weiß, hier bin ich zu Hause – so wie viele von euch auch. Ich will euch die Gestalt, das Wesen, diesen lichtvollen Engel mit meinen Worten beschreiben: Aus prächtigem Licht, in den schönsten schillernden Farben des uns bekannten Regenbogens und in Farben, die wir auf der Erde nicht kennen, zeigt sich dieses prächtige Wesen. Es trägt ein Gewand, gemacht aus Licht, aus all diesen erwähnten Farben. Bei sich trägt es einen wunderschönen, bronze-, silber- und goldfarbenen Stab. Der Stab ist fast so groß wie der Erzengel. Er zeigt mir auch ein Gesicht, ein männliches Antlitz. Weißes, wallendes Haar und ein weißer Bart sind zu sehen. Aber das wohl Beeindruckendste sind die Augen und sein Mund. In diesen Augen spiegelt sich die Liebe und die Güte des Universums, auch die Liebe und die Güte für uns Menschen, die wir im irdischen Spiel unterwegs sind. Ich schaue in diese Augen, und ich weiß, ich bin angekommen. Es fällt mir leicht, mich in ihnen zu verlieren, zu verlieren im Licht, in der Heimat. Auch der Mund dieses Erzengels zieht mich magisch an. Er ist zu einem so unbeschwerten Lächeln verzogen, dass es mich mit tiefer Freude erfüllt hinzuschauen. Ich kann gar nicht abwarten, diesen Mund sprechen zu hören.

Der Engel schaut mich an und sagt: "Du darfst mich natürlich berühren. Ich lade dich herzlich ein, mich zu berühren." Ups, ich bin erstaunt, oder vielleicht auch nicht. Ich kenne das ja schon, dass auf diesen Ebenen Telepathie vollkommen natürlich ist. Er hat meine Gedanken gelesen, er hat meine Sehnsucht gespürt, ihn zu berühren. Ich lasse mich nicht lange bitten. Ich trete zu ihm, ganz staunend und wie ein Kind, ganz ehrfürchtig wie am Heiligen Abend zu Weihnachten, wenn es all die Pracht unter dem Weihnachtsbaum sieht. Und ganz so ist es für mich. Ich stehe vor einem großen Geschenk. Meine Hände gleiten zum Gesicht des Erzengels. Ich fühle die Haare, den Bart. Ich habe noch nie etwas Vergleichbares gefühlt. Es fühlt sich ganz leicht an und ganz weich. Fast so, als ob jedes einzelne Haar voller Liebe, Musik und Klang seinen Platz gefunden hat. Zusammen ergeben alle Haare so etwas wie einen Ton. Einfach schön! Die Haut des Erzengels, ich nenne sie so, damit ihr eine Vorstellung habt, ist unglaublich weich, glatt und sehr rein. Keine einzige Falte ist zu sehen, obwohl ich den Eindruck habe, vor einem ewigen Wesen zu stehen, das Äonen überdauert hat und einfach ist. Der Erzengel lächelt mich gütig an. Er streckt mir seine Hände hin, damit ich auch sie berühren kann. Dabei gibt er mir immer wieder telepathisch seinen Namen durch. Ich antworte in Gedanken: "Ich habe dich verstanden, Jophiel. Ich liebe dich."

Seine Hände liegen glatt und fein in meinen. Es fühlt sich so gut an. Er greift meine Hände und legt sie sich auf das Herz, also dort, wo wir Menschen unser Herz haben. Ich bin wie elektrisiert. Fast ist es zu viel für mich. Aber Jophiel weiß, was er tut. Ich vertraue ihm vollkommen. Er hält meine Hände fest und sicher auf seinem Herzen, und ich darf, nachdem ich mich auf die hohe Schwingung eingeschwungen habe, einen Blick auf das Universum werfen. Es ist, als ob ich hineingezogen werde. Ich sehe eine große elektrische, ellipsenförmige Lichtenergie. Sie ist stabil, sie ist die ganze Zeit da, wenn ich schaue, aber sie scheint nicht von fester Form zu sein. Jophiel lässt mich wissen, dass ich daraus gemacht bin. "Das bist du. Das ist deine Essenz. Du bist ein ewiges Wesen." Ich fühle leider keinen Zusammenhang mit mir, bin ich doch aus Fleisch und Blut, mit Schmerzen am Körper und emotionalen Belastungen. Ich bin hellsichtig und sehr eng mit den Engeln und anderen Wesenheiten verbunden. Aber mit dieser reinen Lichtform kann ich im Moment wenig anfangen. Das ist für mich auch in Ordnung. Es wirft mich nicht in ein Loch oder in vollkommene Verzweiflung. Ich weiß um all diese Zusammenhänge. Und doch fehlt der Bezug dazu in meinem Leben. Wenn ich entlassen werde oder wenn ich meine, keine gute Arbeit abgeliefert zu haben, dann nützt es mir wenig zu wissen, dass ich diese lichtvolle Essenz bin. Ich nehme dann ja eher Probleme wahr. Ich glaube Jophiel, dass diese lichtvolle Energie unser aller Essenz ist. "Das alles bist du." Ich nicke und glaube ihm. Aber wie gesagt, ich habe keinen Bezug dazu.

Ich spüre, dass ich am Arm berührt werde. Meine Hände liegen noch immer in den Händen des Erzengels. Die Hand, die mich leicht und sanft am Arm berührt, ist auch voller Licht und Leuchten. Sie gehört nicht zu Jophiel, das steht fest! Ich folge mit den Augen der Hand und sehe ein wunderschönes Engelwesen. Dieses Wesen zeigt sich mir in Frauengestalt. Sie sieht sehr schön aus, mit goldenem langem Haar und einem ebenmäßigen klaren Gesicht. Auch bei ihr ist das Alter nicht bestimmbar. Ich spüre hier eher wieder die Ewigkeit dieses Wesens und auch die Wandelbarkeit. Ich bin mir sicher, wenn es gewollt hätte, hätte es sich mir auch in einer anderen Gestalt zeigen können. Bei ihr sind neben Liebe und Güte eine Cleverness und ein Wissen erkennbar, die von einer Absicht zeugen. Also ich glaube, dass mir hier Yin und Yang gezeigt werden. Das väterliche, gütige, liebevolle Prinzip und das mütterliche, liebevolle, gütige und sehr schlaue Prinzip. So kommt es mir vor. Diese sanfte Berührung zeugt gleichzeitig auch von vollkommener Klarheit und Frische.

Dieses wunderbare Wesen zwinkert mir zu und legt seine Hände auf meine Schultern. Sanfter Druck wird ausgeübt. Ich merke, dass ich nicht weichen kann. Sie sagt zu mir: "Schau nun noch einmal in die Wolke." Ich tue, wir mir geheißen, und ich staune. Plötzlich nehme ich wahr, wie sich die ellipsenförmige lichte Energie bewegt, ich nehme wahr, wie sie aufgebaut ist und was das mit mir zu tun hat. Es ist, als ob meine Sinne geschärft sind durch die Berührung des Engels auf meiner Schulter. Sie lächelt wissend, ich spüre es in meinem Rücken. Ich sehe jetzt den Schleier der Illusion, der auf meiner Essenz liegt. Ich sehe verschiedene Formen, die sich immer wieder mit meiner Essenz bewegen. Sie dehnen sich aus, und je mehr sie sich ausdehnen, je mehr meine Essenz sich ausdehnt und wächst, desto weniger, desto verschwommener werden diese Formen. So lüftet sich der Schleier des Vergessens, und Erinnerung und Erkenntnis nehmen seinen Platz ein. Ich sehe nun, wie meine Essenz, diese ellipsenförmige Energie, in ein wunderbares Leuchten übergeht. Mit dieser Wandlung zeigt sich auf meinem Gesicht ein breites Lächeln. Ich fühle mich gut und beschenkt, weil ich diese Entwicklung wahrnehmen darf. "Liebe Christiane", sagt Jophiel zu mir. "Du darfst diese Entwicklung nicht nur wahrnehmen. Es ist vorgesehen, dass du sie erlebst, um davon zu berichten."

Mit einem Mal spüre ich nicht mehr die Hände der zwei Engel auf meinem Körper, sondern ich befinde mich inmitten dieses ellipsenförmigen Energiekreises. Ich erlebe, wie meine Form sich immer mehr ausdehnt. Ich erfahre, wie sich alles, was mit mir, mit der Person Christiane zu tun hat, auflöst. Die Schleier des Vergessens werden dünner. Ich fürchte mich ein bisschen. Wenn ich mich immer mehr ausdehne, platze ich dann nicht? Bin ich dann noch wichtig? Vor allen Dingen: Bin ich dann noch ein Mensch? Muss ich dann all meine Lieben verlassen, kann ich sie dann nie wieder fühlen oder berühren?

Eine große warme Energie streift mich. Ich spüre die Güte und die Liebe Jophiels und die Cleverness Ariels. Und mit einem Mal weiß ich, dass alles gut ist, dass ich richtig bin an dieser Stelle, an diesem Ort. Ich bin zutiefst geliebt, ewiglich. Ich bin

Liebe, ich bin Licht. Ich bin göttliche Präsenz. Ich bin! Nun habe ich jegliche Form abgelegt, und ich streife umher mit Jophiel und Ariel. Ich liebe sie sehr, genauso wie ich mich selbst liebe. Ich bin leicht und licht, hier ist keine Schwerkraft, hier ist Sein. Beide geben mir zu verstehen, dass dieses Erlebnis meine Lichtkörper in den Veränderungsprozess geleitet.

Ich mag mich nur ungern aus dieser Energie verabschieden. Wieder hinabzusteigen in die Form, scheint mir wenig anziehend. Aber ich weiß auch, dass ich den Vertrag eingegangen bin, das Wissen um meine Essenz auf die Erde zu bringen. Den Menschen ihr Licht wieder bewusst zu machen, ist meine Aufgabe. So komme ich langsam in mein irdisches Bewusstsein zurück und sehe noch, wie die Sonne am Himmel hinter einer Wolke verschwindet.

Schlüsselpunkt
Regulationsgefäß Yang 3E 5, linke Seite:

Ich fühle mich unendlich traurig, so einen schweren Gang bin ich noch nie gegangen. Hier ist alles schwarz, pechschwarz und unglaublich schwer. Es kommt mir fast so vor, als käme ich nicht vorwärts. Bei uns auf der Erde bewegst du deinen Körper, das ist normal und in der Ordnung, wenn es ihm gut geht und du genug Energie hast. Aber kennt ihr auch dieses Gefühl, wenn der Körper sich schwer wie Blei anfühlt, und du hast das Empfinden, du kannst trotz großer Anstrengung immer nur ganz wenig schaffen, dich nur minimal, kaum bemerkenswert voranbewegen? So ist das hier, so könnt ihr euch das vorstellen. Ich hätte nie damit gerechnet, dass es eine Spähre gibt, die noch mehr Schwerkraft aufweist als die Erde. Ich bin erstaunt und etwas genervt. Schwerkraft, Schwere, drei Entwicklungsschritte zurück und dann erst wieder einen voran, das kenne ich zur Genüge, aber kaum oder gar nicht voranzukommen, ist wirklich frustrierend. Ich habe eigentlich keine Lust, mich so abzustrampeln. Aber ich will natürlich wissen, was es hier zu erfahren gibt. Es ist interessant, dass es mich gar nicht stört, dass es stockdunkel ist und ich gar nichts sehen kann. Ich sehe vor meinem inneren Auge meine Beine, meine Arme und meinen Körper, der irgendwie voll mit Klebstoff zu sein scheint, fast wie festgeklebt! Ich bin vollkommen darauf konzentriert vorwärtszukommen. Meine Beine sind dabei sehr wichtig, und gerade sie scheinen besonders gut verklebt zu sein. Aber ich mache immer weiter.

Wenn es hier hell wäre, würde ich zwischendurch immer schauen, wie viel ich schon geschafft habe. Das geht im Dunkeln nicht, ist wahrscheinlich auch besser so, sonst müsste ich aufgeben. Aber so geht ja nur eines: immer weiter und weiter. Ich überlege gerade, warum es mich immer weiterzieht, ohne dass ich wüsste, wo es langgeht, als ich plötzlich wahrnehme, dass ich in dieser schweren Ebene nicht alleine bin. Da ist noch etwas, es ist vor mir und hat auch zu tun mit der enormen Schwerkraft. Es ist so: Eigentlich sehe ich nicht, dass da jemand vor mir geht. Es ist eher so wie bei mir, ich nehme die Anstrengung desjenigen wahr, der da vor mir geht. Ich nehme wahr, wie sich die Schwerkraft an einem massigen Körper bricht, wie der Kleber extrem an diesem schweren Körper zieht. Durch die Anstrengung, die ich hier wahrnehme, kann ich wie mit einem Echolot Rückschlüsse auf den Körper desjenigen ziehen. Danach zu urteilen handelt es sich um eine massige Gestalt. Mit "massig" meine ich so etwas wie einen Fleischberg. Er oder es, was immer es auch ist, ist auch nicht menschlich. Es ist sehr massig, ohne Arme und Beine, aber mit einem Kopf. Anscheinend hat das alles hier seine Richtigkeit. Ich gehe hinter etwas her. Wir haben nur versäumt, uns vorher zu sehen oder zu sprechen. Vielleicht ja doch, und ich habe es nur nicht mitbekommen. Ich höre nämlich in diesem Moment einen empörten Laut von dem Fleischberg. O.k., dann haben wir uns also doch schon gesprochen, und ich habe es nur nicht bemerkt. Auch gut!

Unaufhaltsam und stetig bewegen wir uns voran, ich langsam und schleppend, der Fleischberg zäh und eher rollend. Ich würde ja fast sagen fließend rollend, aber genau kann ich das nicht sagen, weil alles so lange dauert! Nun scheinen wir, nach einer mir ewig erscheinenden Zeit, endlich angekommen zu sein. Auf jeden Fall höre ich - oder besser: fühle ich - in meinem ganzen Körper schwere Vibrationen. Ich kann den Ton dazu nicht hören, aber die Auswirkungen davon fühlen. Ihr wart sicher schon einmal in einer Disco und habt neben den Boxen gestanden. Da vibriert auch der ganze Körper. So könnt ihr euch das hier vorstellen, nur viel stärker. Na ja, es geht trotzdem noch weiter, wir bewegen uns noch voran. Die Vibration wird immer stärker. Ist vielleicht auch gut zur Gewichtsreduktion, denn bei mir vibriert mittlerweile alles.

Das hier ist mir sehr fremd, ohne Schwingung; Engel und andere Wesen sind mir vertrauter. Da habe ich öfter mit zu tun. Na gut, nun kann ich mit meinen Augen etwas sehen. Hier ist ein Lichtschein. Alles ist stockfinster, nur vor mir und dem Fleischberg ist ein Lichtschein in der Größe des Fleischberges. Die Vibration ist nun sehr stark. Ich bleibe stehen. Ich kann nicht sagen, warum, aber an dieser Stelle geht es für mich erst einmal nicht weiter. Meine Trauer ist auch vollkommen verflogen. Ich bin jetzt neugierig und stehe staunend vor dem, was sich mir hier zeigt. Die Vibration ist überall um mich herum, nur der helle Schein, so groß wie der Fleischberg, vibriert nicht. Das kann ich erkennen. Auch wenn ich angehalten habe, bedeutet das nicht, dass der Fleischberg sich nicht mehr voranbewegt.

Es ist, als würde er angezogen von dem hellen Schein in der vollkommenen Schwärze. Interessiert, stetig, langsam rollend ist der Fleischberg unterwegs in Richtung heller Schein.

Ich schaue vollkommen fasziniert zu, wie er sich schließlich wie dafür gemacht, wie ein Schlüssel in den hellen Schein begibt. Er ist wahrlich wie ein Schlüssel, der mithilfe von Vibration in sein Schloss geschoben wird. Ruhig sitzt der Fleischberg nun und füllt den hellen Schein vollständig aus, so ist es wieder stockfinster um mich herum, und die Vibration ist zu einem sofortigen Ende gekommen. Für mich ist es, als ob jemand oder etwas einen Schlüssel in ein Schloss gesteckt und ihn umgedreht hätte, um entweder etwas zu aktivieren oder um eine Tür zu öffnen. Ich weiß nicht, was hier gerade geschehen ist. Ich habe aber das Gefühl, dass vor meinen Augen ein Wunder geschieht. Es ist plötzlich, als hätte jemand das Licht angeschaltet. Kennt ihr die Sparlampen, die auch erst immer nur mit geringer Leuchtkraft brennen? Nun, hier ist es auch so. Zuerst brennt das Licht nur mit geringer Kraft, es wird jedoch nach und nach immer heller. Ich stehe nun wie in einem riesigen gewölbten Zelt, wie in einem Firmament und erfreue mich an ewig vielen funkelnden, irgendwie fröhlich wirkenden Sternen. Sie scheinen keine Sterne zu sein, wie wir sie von unserem Abendhimmel kennen. Nein, so etwas ist das hier nicht. Ich glaube, diese hier sind Wesenheiten. Sie machen einen fröhlichen Eindruck, und obwohl sie sich nicht bewegen, machen sie auch einen fleißigen Eindruck. Ich glaube auch, dass sie auf mich gewartet haben. Sie strahlen so eine Freundlichkeit aus, dass ich mich mehr als willkommen fühle.

Ich stehe da und nehme das erst einmal in mich auf. Es ist ein wunderschönes Bild, und es erfüllt mich etwas mit Wehmut, diese Energie hier zu spüren. Alle funkelnden Sterne, ich nenne die Lichtquellen jetzt so, sind mir sehr zugetan und wohlgesonnen. Sie strahlen eine Leichtigkeit aus, die ich mir auf der Erde in meinem täglichen Leben oft wünsche. Ihr kennt das bestimmt auch, dass viele Widrigkeiten im Leben als störend oder schwer von euch empfunden werden. Ja, ja, mir geht es auch oft so.

Aber hier ist es so, als ob diese Sterne, diese Lichter, ihr Tagwerk mit Leichtigkeit vollbringen. Nicht dass ich hier irgendein Tagwerk erkennen könnte, das sie verrichten. So ist es nicht.

Aha, nun nach einer Weile des Zusehens und des Fühlendürfens, nachdem ich angekommen bin, sehe ich, wie ein Stern mich anblinkt. Sofort spüre ich den ganz starken Impuls, näher an ihn herantreten zu wollen. Es geht nicht, gibt es hier nicht. Auf magische Weise werde ich langsam zu diesem Stern hinbewegt. Ich mache gar nichts. Ich werde automatisch zu diesem Stern hingezogen. Ich habe wieder einmal keinen Boden unter den Füßen, auch kann ich nicht sehen oder erkennen, was mich bewegt, aber stetig komme ich dem blinkenden Stern näher. Und es ist ein schönes Gefühl, es ist voller Leichtigkeit, ich fühle mich leicht, einfach herrlich! Ich komme an mehreren Sternen vorbei. Sehr interessant! Sie sehen ganz klein aus, aber ich habe den Eindruck, als seien sie komprimiert. Denn wenn ich einen längeren Blick in sie erhaschen kann, nehme ich so eine Art Tür wahr, hinter der es, wie ich mir gut vorstellen kann, eine eigene Welt gibt.

Ich bin immer faszinierter und jetzt wirklich neugierig. Ich habe ja schon so manchen Science-Fiction-Film gesehen, aber so etwas kenne ich nicht aus den Filmen. Meistens oder oft sind die Energien dort auch kriegerisch und uns nicht wohlgesonnen. Das ist hier bei der Reise durch die Extrameridiane gar nicht der Fall. Der Stern, auf den ich mich zubewege, blinkt jetzt immer stärker und heller. Die Anziehung wird immer größer. Ich glaube, das ist eine Art Magnetismus, die mich dorthin zieht. Ja, mit dieser Erklärung kann ich erst einmal leben. So, nun bin ich fast da, und wie ich es euch schon gesagt habe, hier ist nichts klein, alles ist sehr groß.

Ich stehe in einer Art riesiger Schleuse. Ich schaue mich um, und alles glitzert, so als sei die Schleuse aus silbernem Material gefertigt. Ich bin nicht gerne in Fahrstühlen, ich habe dann immer Angst, stecken zu bleiben und nicht herauszukönnen, wenn ich will. Das Gefühl habe ich hier jedoch nicht. Der Fahrstuhl oder die Schleuse ist auch viel, viel größer. Hier passen bestimmt 100 Menschen hinein. Nein, nein, ich glaube sogar noch mehr. Hier ist Leichtigkeit und Freude, so fühle ich es. Ich warte darauf, dass ich irgendwohin transportiert werde. Hier ist keine Tür, aus der ich treten könnte. Und hier ist auch niemand, der mich in Empfang nimmt, mich abholt und an meinen Bestimmungsort bringt. Darum meine Vermutung, dass ich in einem Fahrstuhl oder in einer Art Schleuse bin. Langsam und stetig bekomme ich nun mit, was passiert. Ich bin vollkommen erstaunt, und ich schwöre euch, ich stehe hier mit aufgeklapptem Mund und nach unten hängendem Kiefer.

Man rechnet nicht mit so etwas, darum brauche ich eine Weile, bis ich das Geschehen wahrnehmen und einordnen kann. Also ich werde nicht irgendwohin transportiert, weit gefehlt. Dieser Fahrstuhl, diese Schleuse wird stetig immer größer und größer, und es ist, als ob das "Etwas", was da ist, zu mir kommt. Alles wird immer weiter und weiter. Die Wände dieses Fahrstuhls haben sich nun so weit entfernt, dass ich sie fast nicht mehr sehen kann. Nach nur einem Moment sind sie vollkommen verschwunden, und allmählich materialisiert sich vor meinen Augen eine ganze Welt. Eine Welt, wie ich sie noch nie gesehen habe. Ich bin inmitten eines geschäftigen Platzes und schaue an mir herunter. Ich will sehen, ob ich mich verändert habe, um hier sein zu können. Nein, habe ich nicht, ich trage meine übliche gemütliche Hose und eine Bluse darüber, sogar meine Schuhe kann ich gut erkennen. Ich habe extra nachgesehen, weil die Wesen, die hier sind, anders sind als wir Menschen. Und bislang habe ich immer nur einzelne Wesen getroffen. Ich war noch nie in einer Stadt. Oh, meine Freude wächst. Ich bin in einer Stadt! Hier sind viele fremde Wesen. Sie sind sehr durchscheinend. Sie haben auch keine Beine und Füße, auf jeden Fall sehe ich keine. Sie brauchen wahrscheinlich keine Beine und Füße, weil hier geschwebt wird! Ja, die Wesen schweben, und wenn ich es richtig erkenne, gibt es hier auch keinen Boden. Die Wesen tragen Kleider oder Gewänder, kann man sagen. Für mich sehen sie sich alle sehr ähnlich. Es gibt keine sichtbaren Unterschiede zwischen Mann und Frau. Diese Wesen scheinen geschlechtslos. Es gibt auch keinen Himmel und keine Erde wie bei uns. Hier scheint zudem keine Sonne, trotzdem ist es hell, und ich kann gut sehen.

Es ist interessant, diese Wesen hinterlassen eine Lichtspur, wenn sie sich fortbewegen. Wahrscheinlich ist es darum so hell hier. Faszinierend! Dinge sind zu sehen und dann wieder nicht. Eine eigentümliche Welt! Ich stehe hier, ich habe ja Füße, und ich merke, wie unter mir Boden, grüner Rasen entsteht. Ich hatte nur eine Sekunde daran gedacht – und schon war der Rasen da gewesen. Ich denke an ein Fußballtor, ich habe nämlich Fußball geschaut, und schwuppdiwupp entsteht in dieser Welt ein Fußballtor. Ich schüttele meinen Kopf und finde das alles sehr verwunderlich, aber gleichzeitig auch vollkommen faszinierend. Eine Welt der Imaginationen vielleicht?

Aha, nun nehme ich noch etwas anderes wahr, es ist wieder eine Bewegung: Der Rasen, auf dem ich mittlerweile stehe, gerät in Bewegung. Er bewegt sich immer weiter auseinander. Genauso wie im Fahrstuhl eben. Mir ist etwas mulmig zumute – was ist, wenn ich irgendwo hinunterfalle? Damit ist nicht zu spaßen! Ich brauche jedoch keine Sorge zu haben, der Boden hat eine unglaubliche Geschmeidigkeit, er streckt sich immer weiter aus, dehnt sich immer weiter, bis ich wirklich das Gefühl bekomme, dass ich gleich nichts mehr unter meinen Füßen habe. Ihr kennt doch bestimmt das Gefühl, dass ihr auf dünnem Eis wandelt und müsst megavorsichtig sein? So ist das hier auch.

Nun hat das Auseinanderziehen, das Stretchen ein Ende genommen. Wir haben sozusagen angehalten. Ich mag mich gar nicht richtig bewegen oder mich mit meinem ganzen Gewicht voller Vertrauen auf diesem Untergrund bewegen. Also bleibe ich erst einmal ziemlich still stehen und versuche, so wenig Gewicht wie möglich auf den Boden zu bringen. Und ich versuche, so flach wie möglich zu atmen. Ich spüre richtig, dass Gefahr und Angst im Anmarsch sind. Oh nein, bitte keine Angst. Dieses Gefühl ist nicht nett! Das macht mich sofort wütend. Habe ich nicht schon genug Angst in meinem Leben erfahren? Reicht es nicht langsam einmal? Geht das immer so weiter?

Mitten in meinen Gedanken, die nicht gerade sehr vertrauenerweckend sind, nehme ich eine leichte, lichtvolle Bewegung in meinem linken Augenwinkel wahr. Ein Lichtwesen ist auf dem Weg zu mir. Es schwebt leichten Seins heran. Ich spüre sofort seine Leichtigkeit und seine Freude, mich zu sehen und mich bei sich zu haben. Oh, da vergeht ein wenig die Angst, und auch bei mir kommt Freude und Erwartung auf. Das Wesen, das aussieht wie ein Wesen ohne Beine und Füße, ist in einen Lichtumhang gehüllt und hat ein breites Gesicht, sehr menschenähnlich, jedoch ohne Behaarung. Es lächelt mich freudig und erwartungsvoll an. Es streicht mir sanft über mein Gesicht und fragt mich, was es für mich tun könne. Na, jetzt bin ich erst einmal platt. Ich dachte, das Wesen weiß, wieso ich hier bin. Ich schaue es an und sage: "Ich bin hier, um die Extrameridiane zu erkunden. Ich wollte wissen, was sich hinter ihrer Kraft, hinter ihrer Energie verbirgt. Ich will es für alle Menschen wissen, die jetzt daran interessiert sind, es zu erfahren." "Ahhhh", antwortet das Wesen. Es faltet seine lichten Hände vor der Brust und starrt nachdenklich und auch zugleich fröhlich auf den dünnen Rasenboden, fast so, als wäre ich seine Gesellenprüfung.

"Hast du mein Zeichen denn nicht verstanden?", fragt es mich.

Ich sage: “Zeichen? Welches Zeichen? Was meinst du?”

Das Wesen schüttelt verwundert den Kopf. “Mmmhhh, also nicht verstanden. Wir sind der Sprache nicht so mächtig wie ihr. Wir nutzen Bilder und Bewegung, um zu erklären und zu kommunizieren.”

“O.k., dann hast du den Boden unter mir bewegt. Ich habe an Fußballspielen gedacht, und dann ist diese Szene hier entstanden. Dann hast du den Rasen unter mir immer weiter ausgedehnt, nicht wahr?”

“Ja, so ist es.”

“O.k., du willst mir also sagen, dass ich selbst in der Lage bin, Dinge zu manifestieren. Das weiß ich schon. Und dann erfahre ich sie immer tiefer, immer spezifischer, ist das richtig?”

Das Wesen schüttelt bedauernd mit dem Kopf. Plötzlich erhellt ein strahlendes Lächeln sein Gesicht, es lässt sich auf dem Rasen nieder und bietet mir an, in seine Arme zu kommen. Ich setze mich zwischen seine Beine und lehne mich entspannt zurück. Das Wesen lädt mich ein auf eine Reise. Wir fliegen zur Erde hinunter. Wir kommen immer näher und näher. Ich kann nun Konturen erkennen, ich kann Gebirge sehen, ich kann Wasser erkennen und ganz, ganz kleine Pünktchen, das sind Gebäude. Auf dieser Höhe bleibt das Wesen mit mir. Wir umrunden die Erde. Ein so schönes Bild habe ich bisher nur auf dem Computer gesehen. Es ist wahrscheinlich das, was unsere Astronauten auch immer zu sehen bekommen, wenn sie im All sind.

Nach einer Umrundung fliegt das Wesen mich in die Polargegend. Wow, dort ist alles weiß, dort leben bestimmt Eisbären. Cool! Es fliegt und fliegt mit mir mit ungeminderter Geschwindigkeit, und ich denke, dass wir gleich auf dem Boden aufprallen. Aber so ist es nicht. Im letzten Moment öffnen sich die Eismassen, die Gletscher öffnen sich vor unseren Augen und sie verschlucken uns regelrecht. Das Wesen weiß, was es tut, es strahlt Freude,

Leichtigkeit und Ruhe aus. Schließlich landen wir tief im Inneren der Gletscher, dieser jahrtausendealten Gesteinsschichten. Es ist ein erhebendes Gefühl für mich. Wir sind inmitten dieser alten Gesteinsschichten. Ich spüre ihr Wissen, ihre Weisheit und ihre unendliche Güte. Ich fühle mich umschmeichelt von ihnen. Sie umwehen mich und meinen Körper. Das Wesen neben mir strahlt nun in unermesslichem Glanz. Es ist fast so, als wäre es bei seinen Eltern zu Besuch.

Wir sind im Inneren eines dieser Berge, dieser Gletscher. Es ist nicht kalt hier, die Temperaturen sind angenehm. Aber außer der Tatsache, dass ich hier altes Wissen wahrnehme und Güte und Freude und auch Beständigkeit passiert gerade nichts. Das Wesen steht regungslos neben mir. Aber ihr werdet es nicht glauben, schon wieder passiert das Gleiche wie vorhin. Der Gletscher fängt an, sich auszudehnen, er wird innen immer größer und immer weiter. 'Mann', denke ich, 'was soll das bedeuten? Kann ich denn die Zeichen nicht richtig lesen? Ich stehe hier und nehme wieder das Gleiche wahr.' Der Boden wird immer dünner, und mir wird mal wieder mulmig in der Bauchgegend. Nun ist der Gletscher so weit auseinandergedriftet, wie es nur geht. Unter mir ist die Schicht unglaublich dünn.

Und dann sehe ich es, neben mir wächst eine Blume, eine kleine Blume, es ist ein Stängel zu sehen mit einer kleinen Blüte und einem Blatt. Ich gehe davor in die Hocke, und schließlich setze ich mich auf meinen Allerwertesten, um mir die Blume ganz genau anzusehen. Sie verneigt sich vor mir, jawohl. Ich staune auch nicht schlecht. Sie verneigt sich vor mir und lädt mich ein in ihre Blüte. Gesagt, getan, schon bin ich mittendrin. Dort ist es weich und warm. Es duftet gut, und es fühlt sich an wie eine Brutstation. Die Blüte spricht zu mir: "Die Lichtwesen beherrschen die Kommunikation der Menschen nicht so gut. Ich dagegen schon, sie haben mich gebeten auszuhelfen. Hier wird der Same des Lebens gezeigt. Der Same des Lebens hat sich unendlich weit ausgedehnt. Er hat sich so weit ausgedehnt, wie das Universum reicht. So ist das auch mit euch Menschen und mit allen Wesen im Universum. Wir haben uns alle bis zu unserem Äußersten ausgedehnt. Die Spannung ist groß geworden, unser Same hat sich am weitesten ausgedehnt. Mehr ist nicht möglich. Wir haben alle zusammen Erfahrungen gesammelt und waren alle zusammen schöpferisch tätig. Hier an diesem Punkt, in diesem Extrameridian, in dieser Energie fängt der Same langsam an, sich wieder zusammenzuziehen. Wir machen von da an wieder Erfahrungen und erschaffen wieder mehr Einheit. Die Energie, die erschaffende, die schöpfende, fängt an dieser Stelle an, sich wieder zusammenzuziehen. Oh, wie haben wir alle auf diesen Moment gewartet! Er gibt uns Kraft und Energie. Er gibt uns das Bewusstsein, das wir brauchen, um endlich zu sein, was wir uns ersehnen. Diese Kraft verbirgt sich hinter diesem Extrameridian. Hier ist die Kraft eingespeichert, auf jeden Fall den Rückweg zu gehen und dem ewigen Traum der Einheit zu folgen. Sieh nur, hier sind schon ganz viele Wesen, die schon darauf gewartet haben, sich wieder zu inkarnieren in dieser wunderbaren Zeit. Ja, ja, schau nur, das machen viele von euch so. Sie kommen explizit genau an dieser Schnittstelle, weil sie das wunderbare Gefühl von Verschmelzung erfahren möchten. Dieser eine kleine Moment, in dem das Universum verharrt, um dann mit einer sich zusammenziehenden Bewegung wieder den Rückweg anzutreten, ist vergleichbar mit dem menschlichen Orgasmus. Es ist das größte Entzücken überhaupt, das ein Mensch erleben kann. Wir stehen wieder kurz vor so einer Erfahrung. Daher die Spannung auf dem Boden, daher die Spannung bei euch Menschen auf dem ersten Chakra. Das ist die Kraft, die du hier mitnimmst, das große Entzücken über die Vereinigung, über die Erinnerung! Ich habe die ehrenvolle Aufgabe, dir einen Schlüssel zu überreichen. Er ist für alle Menschen, die nun so weit sind, und für all jene, für die es vorgesehen ist."

Die Blüte dehnt sich immer weiter aus und gebiert ein Samenkorn. Dieses Samenkorn fängt sofort an, sich zu entwickeln, Blütenblätter entstehen in Rekordgeschwindigkeit, ein großes Entzücken darüber bemächtigt sich meiner. Ich bin entzückt und fühle mich ganz tief dem Wunder des Lebens verbunden. Diese tiefe Verbundenheit und die große Entzückung brennen sich mir in mein Gedächtnis ein und legen sich liebevoll in mein Herz. Ich bin diese Entzückung über das Leben, über mein Leben. Das ist mir nun klar. Mir ist nun klar, was das Leben für ein Wunder ist, und ich bin froh, dass ich genau in diesem Moment an Ort und Stelle bin. Mein Herz erblüht vor Dankbarkeit und Weite. Vielen Dank dafür! Ich gebe die Entzückung gerne weiter.

Ich ziehe meine Aufmerksamkeit nun aus der Blüte zurück. Das Wesen reist mit mir zurück an seinen magischen Ort, und ich begebe mich wieder in die Dunkelheit und mache mich auf den Rückweg zum Eingang dieses Punktes.

Schlüsselpunkt Regulationsgefäß Yang 3E 5, rechte Seite:

Weite, ganz viel Weite. Alles ist weit, ich fühle Weite auch in mir drinnen. Ich habe in diesem Moment gar kein richtiges Bild, eher ein großes Gefühl von Weite, als ob ich gar nicht auf meinen Körper begrenzt wäre. Das ist ein schönes Gefühl, aber das Bild, welches sich dazu gerade in meinem Kopf formt, ist mehr als nur abstrakt. Ich bin weit ausgedehnt, als ob ich viel mehr umspannen würde als nur meinen Körper. Es ist gut, dass ich hier nicht in einen Gang muss oder durch einen Tunnel. Das würde nicht funktionieren – so weit, wie ich bin im Moment.

So langsam entsteht jetzt auch mehr als nur das abstrakte Bild von Weite in meinem Inneren. Es entsteht eine Szenerie vor meinen Augen, die mich an einen Cowboyfilm erinnert. Hier ist riesige Weite, eine wunderschöne Landschaft, sanfte Hügel, viel Grün, weites Land und viel Licht. Ich wollte schon immer einmal nach Amerika, um mir anzuschauen, wie weit und groß Landschaft sein kann. Ich könnte schwören, dass dieses Bild hier eine Landschaft in Amerika sein könnte.

Nur die Wesen, die jetzt auf mich zu kommen, die sind eindeutig nicht aus Amerika. Und ich kenne diese Wesen. Ich bin ihnen schon einmal begegnet, auf jeden Fall einem von ihnen. Ich habe öfter Begegnungen mit Wesen, die mich ansprechen. Sie wollen mich etwas fragen oder erbitten sich die Erlaubnis, eine Weile meinem Leben folgen zu dürfen. Ich stimme manchmal zu, manchmal auch nicht. Es kommt immer darauf an, wie sich alles anfühlt. Dieses Wesen hier kenne ich ganz gut. Ich war schon öfter mit ihm im Gespräch. Dabei ging es immer wieder um die Veränderungen der Menschheit und dass diese Spezies daran teilnimmt. Sie schaut zu und unterstützt zuweilen auch. Es ist ein sehr großes, dünnes Wesen. Seine Arme und Beine sehen sehr schlaksig aus, und sein ganzer Körper ist sehr dünn. Ich fühle, wie mich Freude durchflutet. Wir haben uns eine kleine Weile nicht gesehen oder gesprochen. Er ist jetzt fast auf gleicher Höhe mit mir und bleibt kurz vor mir stehen. Er neigt sein Haupt zum Gruß. Ich erwidere den Gruß. Ich fühle mich sofort verbunden und es ist sehr vertraut.

Hier steht ein Wesen mit einem großen Herzen und vollkommener Güte. Es strahlt das aus und lebt es auch. Er legt mir seine rechte große, knochige Hand auf meinen Kopf. Es ist eine zärtliche Geste. Ich fühle mich sofort gut aufgehoben, geliebt, wie ich bin, und wunderbar getröstet für alles, was ich je erleiden musste. Mir kommen doch tatsächlich die Tränen. Ich schäme mich ihrer nicht, das habe ich mir schon lange abgewöhnt. Er streichelt mit seiner Hand über meine Wange und wischt mir liebevoll die Tränen aus dem Gesicht. Sein Name ist Taimja. Er fasst mich bei der Hand und führt mich auf ein Tal zu. Wir sprechen kein Wort, das brauchen wir auch nicht. Es ist, als ob er alles versteht, was ich bin. Er versteht, warum ich bin, wie ich bin. Und da ist göttliche Akzeptanz. Da ist kein Anklagen, kein Rat, kein Urteilen, da ist einfach nur pure Liebe. Das Gefühl kommt dem am nächsten nach dem Geschlechtsakt mit einem geliebten Partner. Da ist auch Liebe pur.

Wir stehen auf einem kleinen Hügel und können nun ein Tal überblicken. Dort wollen wir wohl hin. Auf jeden Fall bleiben wir einen Moment stehen, und ich habe die Gelegenheit, kurz zu berichten, wie es hier aussieht. Es ist kein Tal mit grünen Wiesen und ein paar netten Bäumen. Nein, weit gefehlt. Hier ist eine richtig dicke Suppe, im Tal unter uns ist dicker Nebel, wie ich ihn selten auf der Erde erlebt habe. Da ist kaum etwas auszumachen. Ich sehe nur Nebel und nichts anderes. Ich überlege schon, ob ich mir Sorgen machen muss, da hinabzusteigen. Ich weiß ja gar nicht, was mich erwartet. Aber dann kommt sofort der beruhigende Gedanke der Extrameridiane, und ich spüre dieses Wesen an meiner Seite. Ich weiß einfach, dass ich hier vollkommen richtig bin. Ich erkunde die Schwingung der Extrameridiane. Das kann zuweilen anders sein als das irdische Erleben. Das ist ja auch das Schöne daran.

Ich schaue Taimja an und berühre seinen Arm, um zu signalisieren, dass ich bereit bin für ein Abenteuer. Ihr könnt es euch kaum vorstellen, aber als ich seinen Arm berührt habe, hatte ich gerade ein ganz merkwürdiges Gefühl. Er fühlt sich an wie ein uraltes Wesen, wie jemand, der ganz viel Weisheit gespeichert hat. Seine Knochen erzahlen eine uralte Geschichte, wahrscheinlich die Geschichte seines Seins. Kennt ihr das, habt ihr schon einmal jemanden berührt und gedacht: 'Wow, der fühlt sich ja ganz alt, weise und wertvoll an!'? Ich hatte einmal in meinem Leben so eine Begebenheit. Da habe ich meinen Vater berührt. Es war nur eine flüchtige Berührung an seinem Arm, auch mehr zufällig als geplant, und damals hatte ich ein ähnliches Gefühl von Weisheit, Vertrauen, Beständigkeit. Ich habe jetzt fast das Bedürfnis, das Wesen an meiner Seite zu schützen, dabei begeben wir uns in seinen Bereich. Da wird er sich gut auskennen und eher mich unter seine Fittiche nehmen. Ich sehe, wir er grinst, er weiß einfach, was ich denke. So ist das hier, hier gibt es keine Geheimnisse, schon gar keine geheimen Gedanken.

Wir begeben uns nun in das Tal. Es ist kalt hier, und ich sehe ganz wenig bis gar nichts. Ich vertraue vollkommen auf Taimja. Ich gehe langsam neben ihm her. Je weiter wir hinabsteigen, desto mehr habe ich das Gefühl, ich begebe mich in eine Traumwelt. Ich hatte noch bei keinem der Eintrittspunkte so sehr das Gefühl von Unwirklichkeit wie hier. Alles ist gedämpft, unsere Schritte, mein Atem, sogar meine Gedanken sind irgendwie gedämpft. Ich kann Taimja kaum erkennen in diesem Nebel. Wir sind irgendwo angekommen, auf jeden Fall bleiben wir stehen.

Taimja streicht mir über mein Gesicht, als wolle er sich erst einmal von mir verabschieden.

Und so ist es auch, er tritt von mir zurück und ich sehe wirklich nur noch seine Umrisse, die aber langsam im dicken Nebel verschwinden. Oh mann, jetzt lässt er mich hier alleine stehen ... Aber nein, ich fühle, wie sich jemand neben mir bemerkbar macht. Ich spüre, wie etwas oder jemand mein Bein entlangfährt. Er oder es berührt mich, um so meine Aufmerksamkeit zu erlangen. Dieses Etwas scheint der Nebel zu sein. Er streicht an meinen Beinen entlang. Ich bin noch gar nicht auf die Idee gekommen, dass der Nebel hier vielleicht ein Wesen sein könnte. Ich habe auch keine Vorstellung davon, wie mir miteinander kommunizieren könnten. Nun denn, die anderen Wesen wissen das immer. Sie sind viel erfahrener als ich. Dieses Wesen hier streicht sehr intensiv meine Beine entlang. Ich schaue nun genauer hin und kann in der Tat eine kleine Kontur erkennen. Dieser Nebel scheint die Möglichkeit zu haben, sich zu formen, sich zu verdichten. Und vor meinen Augen entsteht nun ein wunderschönes Bild. Der Nebel formt sich zu etwas, was wir unter Engeln verstehen. Ich liebe Engel. Das weiß er bestimmt. Dieses engelhafte Wesen manifestiert sich in meiner Größe, und allmählich entsteht auch ein liebliches Gesicht, ein liebevolles Antlitz.

Es verneigt sich vor mir und spricht. Es spricht zu mir und es sagt, dass das, was ich hier sehe, sein wahres Aussehen sei. Der Nebel sei eine Form von Ruhen, von Sich-wieder-Ausdehnen, mehr zu der Form werden, aus der es gemacht ist. Es ist seine Art des Ruhens. O.k., das ist interessant. Es ist ein feines Wesen. Es führt mich ein Stückchen weiter im Nebel. Ich nehme an, dass dieser andere Nebel, der ja noch immer da ist, auch Engelwesen sind, die gerade ruhen. Der Engel an meiner Seite nickt. “So ist es”, lässt er mich wissen. “Du kommst zu einer Zeit, in der wir viel ruhen, mehr als sonst.” “Komme ich ungünstig?”, will ich wissen. “Nein, ich habe auf dich gewartet, sonst hätte Taimja dich nicht zu mir gebracht. Er ist Bote und Wächter der Tore unserer Welt. Er wird dich auch später wieder abholen und zurückgeleiten in die Hügellandschaft und dann nach Hause. Aber zuerst habe ich die ehrenvolle Aufgabe, mich ganz dir zu widmen. Wir sind so froh, dass ihr als Menschengeschlecht eintretet in die Neuzeit. Ihr braucht dazu gewisse Erfahrungsebenen, ein gewisses Verständnis. Darum bist du unterwegs auf den Ebenen der geistigen Welt. Es gibt nicht nur die Welt der Physis, wie ihr sie wahrnehmt. Es gibt so viel mehr, was wir wählen können. Einiges davon wird euch zugänglich gemacht, damit ihr in die Neuzeit eintreten könnt.”

Wir stehen plötzlich vor einer Tür, und der Engel öffnet sie für uns. Wir treten ein in einen sehr schönen Raum. Für jene unter euch, die eine innere Vorstellung von Engeln haben: Es ist genau so, wie ihr denkt. Hier ist alles schön flauschig und urgemütlich. Es gibt dicke Kissen, auf jeden Fall etwas in der Art, auf denen wir uns nun niederlassen. Der Engel sitzt zu meiner Linken. Er dreht sich etwas zur Seite und greift mit seinen Händen nach einem sehr großen Buch. Es sieht sehr schön aus, ist reich verziert und mit edlem Material bedeckt, es glänzt golden. Einfach wunderschön anzusehen und auch bestimmt kostbar. Der Engel schaut mich an und reicht mir dieses Buch. Ich nehme es auf meinen Schoß, und es wiegt fast gar nichts, obwohl es sehr groß und auch dick ist. Ich halte es auf meinem Schoß und traue mich gar nicht, es zu öffnen. Ich weiß nicht, was mich hier erwartet. Vielleicht ist es die Akasha-Chronik, jene Chronik, in der alles geschrieben steht, was wir jemals erfahren und gelebt haben? Ich weiß es nicht.

Der Engel nickt mir wohlwollend zu. Ich soll das Buch öffnen. So mache ich es, ich öffne das Buch mit Ehrfurcht und voller Staunen. Dieses Buch ist kein gewöhnliches Buch, wie wir es kennen. Kaum habe ich es geöffnet, bin ich mitten in einem Bild drinnen, mitten in einer Seite. Hier steht keine Geschichte, hier spielt eine Geschichte. Ich bewege mich mitten in einer Szene, ich höre Menschen schreien, Türen knallen, es ist dunkel und ich spüre noch ein anderes Wesen in dieser Geschichte. Es atmet schnell und es weint. Sofort fühle ich Zuneigung zu diesem Wesen. Es ist ein kleines Kind von etwa acht Jahren, das hier ganz klar das Streitgespräch seiner Eltern hört. Ich bewege mich auf die Kleine zu und nehme sie tröstend in die Arme. Ich will ihr sagen, dass alles nicht so schlimm ist und dass alles wieder gut wird. Ich spüre sie auch, ihren kleinen Körper. Aber es wird mir ziemlich schnell klar, dass sie mich nicht spürt. Sie nimmt meine Gegenwart nicht wahr. Sie ruft nach ihrer Mutter. Ich ziehe mich etwas aus der Szene zurück und kann nun das Geschehen aus einer anderen Perspektive wahrnehmen.

Ich bin nicht mehr mitten drin im Geschehen, sondern ich schaue von oben zu. Ich erkenne den Vater und seine Spielzüge, das, was ihn ausmacht, was ihn bewogen hat, zu sein, was und wie er ist. Ich sehe die Mutter, die nun ihr Kind tröstet. Ich sehe auch ihre Spielzüge, ihren Hintergrund, die Verbindung zum Kind, und ich sehe, was sie ausmacht.

Mit Abstand betrachtet fühle ich immer noch Zuneigung zu dem Kind, aber ich sehe auch, was das Kind ausmacht, seinen Hintergrund und seine Erfahrungen. Hier ist ein großes, interessantes Geflecht von Erfahrungen, von Seinszuständen, von Zielen, die auf das Feinste alle miteinander verknüpft sind, damit jeder der Anwesenden genau das erleben kann, was das Seine ist. Ein interessanter Gedanke und ein wahrlich göttlich abgestimmtes Energiewerk, was hier sichtbar wird. Ich bin entzückt. Ich komme aus einer großen Familie mit sieben Geschwistern. Bei uns ging es auch oft hoch her, und da bin ich auch mal interessiert, ob es hier in diesem Buch dazu eine Seite gibt.

Ich ziehe mich noch weiter zurück und nehme mich nun wieder sitzend neben dem Engel wahr. Ich schlage die nächste Seite auf. Dort sehe ich eine Frau, die sich im Spiegel betrachtet. Ich schwebe oberhalb und kann so gut sehen. Sie steht vor einem langen Spiegel und summt fröhlich ein Lied. Sie hat sich schick gemacht. Es ist Abend. Sie wird bestimmt ausgehen. Plötzlich höre ich ein Geräusch, und die Frau hört es auch. Sie bewegt sich schnell in ein angrenzendes Zimmer. Ich bin ihr auf den Fersen, ich schwebe über ihr – ihr wisst schon, für den guten Überblick. Ich bin erstaunt, was sich mir dann offenbart. Hier liegt ein kleiner Junge in einem Bett. Es ist kein Bett, wie wir es kleinen Kindern wünschen würden. Es ist ein Krankenbett. Hier gibt es einige Schläuche und einen Apparat, der für Sauerstoff sorgt. Dieser Junge ist eindeutig sehr krank. Er schaut aus einem schmalen Gesicht seine Mutter voller Liebe an. "Du bist so schön, ich wollte dich so sehen, Mama", sagt er. "Ich wünsche dir ganz viel Spaß und habe Freude heute Abend." Die Mutter beugt sich zu ihrem Sohn hinunter und küsst ihn liebevoll auf beide Wangen. In dem Moment betritt eine dritte Person den Raum. Sie ist eine Pflegerin, sie trägt ein Fieberthermometer und hat etwas zu trinken in der Hand. "Nun gehen Sie schon, es ist alles in Ordnung, wir beide hier machen uns einen schönen Abend." Die Mutter nickt und verabschiedet sich. Sie braucht diese Pause, das ist mir ganz klar.

Interessanterweise habe ich keinerlei Emotionen. Normalerweise bin ich sehr mitfühlend und würde in Tränen ausbrechen bei einer so traurigen Szene. Aber durch den Abstand erkenne ich die Fäden, die hinter dem Geschehen liegen. Ich kann sie hier ganz klar sehen. Ich sehe den Hintergrund der Pflegerin, warum sie diese Arbeit tut. Ich sehe den Hintergrund des kleinen Jungen. Ich sehe sein Erleben und sehe die feinen Energiefäden, die gesponnen sind, damit all das, was hier zu sehen ist, auch gelebt werden kann. Ich gehe noch etwas weiter zurück, noch etwas höher sozusagen, noch mehr aus dem Geschehen. Hier kann ich das Tor des Wandelns sehen, ich sehe, dass der Junge nicht mehr lange zu leben hat. Ich sehe, mit welcher Freude und mit welchem Mut er dem Ereignis des Wandelns entgegensieht, und ich sehe, wie seine Ankunft auf der spirituellen Ebene vorbereitet wird. Ich sehe seinen Vater, verwandte Seelen und seine Großeltern, die sich bereit gemacht haben, ihn zu empfangen, seiner Seele zu helfen, sich zu erinnern. Ich sehe die Liebe, die hinter all dem Erfahren, all dem Erleben zum Ausdruck kommt.

Ich bewege mich noch weiter zurück und komme schließlich wieder neben dem Engel auf dem Kissen an. Ich schlage das Buch zu. Ich habe jetzt ein paar Fragen an den Engel: "Dieses

Buch ist ein aktueller Blick auf das, was ist. Stimmt das?" "Ja." Der Engel stimmt mir zu. Er erklärt mir sogar noch mehr. Das Buch sei ein aktueller Status quo von stetigen Entscheidungen des Moments. Im Buch selbst ist die göttliche Matrix, sie wird von jedem Menschen geformt durch seine Gedanken, seine Glaubensmuster und durch sein Erleben. In dem Moment, in dem ein Mensch seine Gedanken und Gefühle zu einer Sache oder bezüglich einer Person verändert, verändert sich auch sein Erleben. Und diese Fäden, die du gesehen hast, reichen bis weit ins Universum hinein. Sie sind hier an diesem Ort sehr intensiv, aber sie haben trotzdem auch eine Auswirkung an einem Ort, der nach eurem Erleben entfernter ist. All das, was du oder andere erleben, ist ein riesengroßes Netzwerk an elektrischen Verbindungen. Du selbst hast großen Einfluss auf dieses Netzwerk. Zu jedem Zeitpunkt deines Seins hast du den freien Willen. Das bedeutet, dass du dich jederzeit für ein anderes Erleben entscheiden kannst. Maßgeblich beeinflussen kannst du es durch deine Gedanken, deine Gefühle und deine Glaubensmuster. Ich weiß all das, aber ich weiß auch, wie schwierig mir das manchmal fällt im Alltag, mich zu erinnern an diese Weisheiten oder Gefühle und Gedanken auch wirklich zu verändern.

Der Engel schmunzelt: "Ja, ich weiß, was du meinst. Du sollst wissen, auch ich bin schon oft auf der Erde gewesen. Sei dir der göttlichen Matrix bewusst, des göttlichen Energiefeldes, gerade in solchen Momenten, in denen du das Gefühl hast, ein anderes Erlebe zu brauchen. Schon alleine das Bewusstsein der göttlichen Matrix verändert dein Erleben maßgeblich. Damit dir das leichtfällt, bekommst du hier bei mir einen weiteren Schlüssel. Du kennst das ja bereits. Ich gebe dir das Bewusstsein für das göttliche Energiefeld, für die göttliche Matrix mit." Der Engel schlägt das Buch auf einer Seite auf, auf der keine Geschichte gespielt wird, hier ist nichts zu sehen außer einer wunderschönen, glitzernden und flimmernden leeren Seite. Der Engel fordert mich auf, mich dort hineinzubegeben. Ich tue, wie mir gesagt wird. Ich begebe mich in die Seite, und ich spüre sofort Elektrizität um mich herum und in mir drinnen. Ein Kribbeln bemächtigt sich meiner, das mir Freude macht. Es schenkt mir Vorfreude auf ein Erleben, auf Manifestation und auch Erfahrungen.

Ich fühle mich sehr wohl in diesem elektrischen Feld, aus dem wir gemacht sind und das das formt, was wir wählen. Ich liege mittendrin in diesem Feld, als der Engel vor mir auftaucht. Er ist nicht alleine gekommen. Ganz viele andere Engel sind auch hier. Bestimmt hundert. Ich freue mich, und ich schäme mich auch ein bisschen, so viele Engel, alle für mich. Wow! Sie lassen sich alle um mich herum nieder. Sie breiten ihre großen Schwingen aus, und ich bin im Nu auf ihnen gebettet. Ich fühle mich wunderbar, wie im Himmel. Ich fühle die Schwingen der Engel, und gleichzeitig bin ich mir des göttlichen Feldes mehr denn je bewusst. Ich liebe es, ich liebe die Vorfreude auf mein Erleben, ich liebe das Kribbeln, ich liebe die Vorfreude auf mein Erfahren und auf mein Erinnern, auf mein bewusstes Erschaffen und auch auf einen bewussten Schöpfungsprozess. Ich schaue auf die Engel um mich herum, und sie sehen mich liebevoll und unterstützend an. Sie summen für mich einen Ton, der mich und meinen Körper in eine Schwingung versetzt, die ich noch nicht kenne. Sie tut mir gut und erinnert mich stark an das göttliche Feld. Ich verknüpfe die Schwingung der Engel mit dem göttlichen Feld und mit Liebe, mit ewiger Liebe. Diese Verknüpfung findet nun in all meinen Zellen statt, und mein Herz fängt an zu strahlen. Seine Hälften öffnen sich und strahlen in die Welt. Die Engel ziehen nun ihre Schwingen näher um mich und befördern mich dadurch ganz nah zu sich. Ich bin ihnen näher denn je. Ich bin so dankbar und voller Liebe für diese tolle Erfahrung.

“Dieser Schlüssel, liebe Christiane, liegt nun fest verankert in deinem Herzen, der Schlüssel für das Bewusstsein des göttlichen Feldes. Du nutzt ihn von nun an mit all deinen Sinnen. Koordiniert wird es über dein Herz.”

Ich bin unendlich dankbar, und die Engel lösen sich allmählich von mir. Ich steige langsam aus dem Buch aus und werfe nun von oben noch einen letzten Blick auf das göttliche Feld. Ich nehme es nicht mehr als von mir getrennt wahr. Ich bin dieses göttliche Feld, ich mache es aus. Ich bin voller Liebe über mein neu erschaffenes Sein. “Gib diesen Schlüssel weiter an alle Menschen, die nun so weit sind, und an alle Menschen, für die es nun vorgesehen ist. Amen.” Ich stimme zu und verneige mich tief vor dem Engel. Ich sehe, wie er sich wieder in Nebel verwandelt, um zu ruhen.

Schon steht Taimja vor mir und führt mich wieder zurück. Ich verstehe jetzt, warum er so ist, wie er ist. Er ist sich immer des Feldes bewusst, und er sich immer bewusst, dass er nichts anderes ist als dieses Feld, als personifizierte Göttlichkeit.

Schlüsselpunkt
Regulation Yin KS 6, linke Seite:

Ich stehe hier und überschaue eine riesige Lichtung, nur mit Licht angefüllt. Hier ist kein Fußboden und es gibt keinen Rasen, Felsen oder sonst irgendetwas, was ich kenne von der Erde. Ich stehe irgendwo im Nichts, und dieses Nichts ist hell – darum sage ich, ich stehe im Licht.

Vielleicht ist das der Ursprung, der Sitz von Gott? Ich weiß es nicht! Ich fühle hier auch keine besonders erhabenen Gefühle, ich spüre eher nichts. Kennt ihr dieses Gefühl, wenn ihr einen ganz normalen Arbeitstag vor euch habt und nichts anders ist als sonst oder nichts Aufregendes zu erwarten ist? Da fühlt man ja auch keine tiefe Freude oder große Trauer, sondern eher Gleichmut. So geht es mir hier. Und weil ich mich fühle, als warte ich auf den Bus und der habe meine Haltestelle übersprungen oder einfach nicht angehalten, wechselt mein Gleichmut so allmählich in Ungeduld. Ja, es macht mich ungeduldig, hier so zu warten, nur im Licht und nichts geschieht.

Ich bekomme immer mehr das Gefühl, als ob etwas Hämisches auf mich und meine Reaktionen lauert. So als ob ich ein Versuchskaninchen bin für irgendetwas, von dem ich nicht einmal im Entferntesten ahne, was es ist. Meine Ungeduld fängt an, sich zu regelrechter Nervosität zu steigern. Das hatte ich noch bei keinem Schlüsselpunkt. Ich fange an, mit meinem Fuß vor- und zurückzuwippen. So etwas mache ich nicht einmal auf der Erde, wenn ich nervös bin. Nun, ihr glaubt es nicht, aber jetzt kommt tatsächlich in der Ferne ein Bus auf mich zu. Ja, ein Bus, so wie wir ihn kennen, nur viel lichter, seine Konturen sind verschwommen.

Er kommt immer näher. Ich erkenne jetzt auch einen Busfahrer. Er trägt ein dunkles Cappy, tief in die Stirn gezogen und eine schwarze Jacke. Der Bus sieht nicht richtig wirklich aus, weil er so durchscheinend ist. Er sieht auch nicht so aus, als könnte er mich halten. Ich kann nun klar sehen, dass niemand außer dem Fahrer im Bus sitzt. Er ist jetzt fast bei mir angekommen, meine Nervosität ist fast verflogen, aber ich kann nicht sagen, dass ich ein wohliges Gefühl habe. Ich bin auch gar nicht so neugierig darauf, was ich erlebe und was mich erwartet. Es ist eher ein Gefühl, als würde ich meine Arbeit erledigen – und dann ist gut. Vielleicht habe ich mit diesem Meridian ein fettes Thema oder es ist diese Energie für den Moment. Ich weiß es nicht.

Der Bus hält nun vor mir an, die hintere Tür geht auf und ich steige ein. Ich falle nicht heraus, trotz der transparenten Energie des Busses ist er materiell genug, mein Körpergewicht zu halten. Der Busfahrer sagt nichts zu mir. Er macht wahrscheinlich auch nur seine Arbeit. Im Inneren des Busses spielt keine Musik und es ist ganz still. Es ist eine Stille, die für die Erde unerträglich wäre und ein Unheil anzukündigen scheint. So allmählich gewöhne ich mich an die Stille. Der Busfahrer hat die Tür längst wieder geschlossen, aber er ist noch nicht losgefahren. Keine Ahnung, worauf er wartet. Vielleicht ist das Innere des Busses schon der Ort, der mir einen Schlüssel gibt?

Mir wird nun immer klarer, dass diese Stille, von der ich sprach, eine Bedeutung hat. Sie scheint sich immer mehr auszudehnen, scheint zu wachsen und Raum einzunehmen. Irgendwie ist sie erdrückend. Ich wage es gar nicht, beim Atmen ein Geräusch zu machen. So lautlos wie möglich atme ich ein und aus. Ja, hier ist alles anders. Ich bin nicht mehr nervös, ich habe auch keine Angst. Ich bin jetzt neugierig, was passiert. Kennt ihr das auch, dass Stille so viel Raum einnimmt, dass ihr es nicht mehr aushalten könnt? Dass ihr losgeht und das Radio und den Fernseher einschaltet? Nur damit die Stille gefüllt wird und ihr nicht mehr das Gefühl habt, allein zu sein? Ja, so kommt es mir hier vor. Diese Stille hat nun einen Höhepunkt erreicht, der nicht mehr überboten werden kann. Meine Körperhaare stellen sich auf. Ich habe fast das Gefühl, als halte ich es nicht länger aus. Nur hier sind kein Radio und kein Fernseher, die ich anschalten könnte. Also aushalten und tief durchatmen ist meine Devise. Und darauf vertrauen, dass alles zu meinem Besten und zum Wohle der Entwicklung der Menschheit geschieht.

So sitze ich im Bus und atme ein und aus und vertraue. Mein Atem geht immer tiefer und tiefer. Tief atme ich ein, mein Bauch wölbt sich stark nach außen. Ich halte kurz den Atem an und lasse die Luft dann vollkommen aus meinem Körper entweichen. Mein Bauch zieht sich nach innen und nach oben zum Sternum. Ich wiederhole diesen Vorgang wieder und wieder. Ich atme tief ein, halte kurz die Luft an und atme dann sie vollkommen aus meinem Körper. Es entwickelt sich eine Regelmäßigkeit. Mir macht es nun auch nichts mehr aus, Geräusche beim Atmen zu machen. Ich atme stetig weiter in diesem Rhythmus. Mein Atem entwickelt eine eigene Dynamik, er scheint immer tiefer zu gehen und somit immer weiterzureichen. Es ist, als ob alles um mich herum in diesen Atemrhythmus gezogen wird. Wow, ich wusste gar nicht, wie kraftvoll tiefes Atmen ist. Der Bus und auch der Fahrer bewegen sich nun rhythmisch mit mir zusammen in meinem Atemrhythmus. Allmählich wird es für mich immer selbstverständlicher, so tief zu atmen, es passiert von ganz allein. Ich bin ganz versunken in das Atmen und lasse kraft- und machtvoll fließen, was mein Geburtsrecht ist.

Ich schließe meine Augen. Die Stille ist noch da, aber sie ist nun angefüllt mit Bewegung und Atem. Mit geschlossenen Augen sitze ich da und vernehme ein bisher undeutliches Geräusch. Aber es wird langsam immer klarer und klarer. Ich höre ein undefinierbares Pfeifen. Ich kann es nicht zuordnen. Das Pfeifen wird allmählich zu einem anschwellenden Geräusch. Es liegt unter meinem Atem. Es füllt und füllt immer mehr die Stille. Schließlich ist das Geräusch so klar, dass ich es zuordnen kann. Es hört sich an wie das Sprechen, Murmeln oder Kommunizieren von vielen, vielen Menschen. Das eine könnt ihr mir glauben: Das Kommunizieren von vielen Menschen erzeugt einen unglaublichen Lärm, der über allem liegt, vor allem über dem Geräusch meines Atems. Aber mein Atem hat sich irgendwie eingestellt auf diesen tiefen Rhythmus. Stetig, wie von selbst, fließt er. Das Murmeln der Menschen ist sehr laut, es ist, als ob es auf allem liegen würde, ich höre hinter dem Gemurmel, der Kommunikation nur flache Atemrhythmen.

"Geliebtes Wesen, wir geben dir den nächsten Schlüssel. Wir heißen dich willkommen auf dieser Ebene!" Mit einem Mal sitze ich nicht mehr im Bus, ich höre auch kein Gemurmel mehr, ich nehme auch meinen eigenen Atem nicht mehr wahr. Vielmehr sitze ich in der Mitte eines riesigen Saales. Kennt ihr die Plenarsäle der Regierung? So ein Ort ist das hier auch. Um mich herum sind, wie auf einer Tribüne, viele, viele Wesen. Sie sehen für mich alle wie Männer aus. Sie tragen dunkle Kleidung und sind etwa nur halb so groß wie wir Menschen. Sie sehen aber sehr menschenähnlich aus. Ein signifikanter Unterschied ist jedoch ihre Kopfform und die Größe des Kopfes in Relation zum Körper. Ihr Kopf scheint sehr groß zu sein, das Verhältnis ist in etwa so wie das bei menschlichen Babys. Auch haben ihre Köpfe keine Behaarung. Sie sind vollkommen nackt, sowohl das Gesicht wie auch auf dem Kopf. Auch scheint ihr Körperbau knöchriger zu sein als unserer. Alles in allem machen sie einen etwas gedrungenen Eindruck, ohne allerdings dick zu wirken. Sie erwecken den Anschein, sehr intelligent und von großer Wichtigkeit zu sein.

Wie schon gesagt, um mich herum auf der Tribüne ist alles voll mit diesen Wesen, und ich sitze ganz allein in ihrer Mitte. Mir ist nicht unheimlich zumute, und ich habe auch keine Angst. Ich fühle mich eher wichtig und mächtig mit all den Augen und all der Aufmerksamkeit, die auf mir ruhen. Es ist ganz still um mich herum, es ist eine freundliche Stille. Diese Wesen sind mir wohlgesonnen und freundlich gestimmt. Einer von ihnen, ich denke einmal, das war auch jene Stimme, die mich eben angesprochen hat, nimmt eine besondere Stellung ein. So erscheint es mir, denn er sitzt in der Mitte der Reihen und seinen Platz kennzeichnet ein besonderer Stuhl. Er sieht ein bisschen thronähnlich aus. Also ich bin sicher, er ist hier der Chef. Ich blicke ihn direkt an und schaue in sein freundliches Gesicht.

Es ist immer noch still, er sagt nichts und ich sage auch nichts. Abwarten, was geschieht, hat sich bei den anderen Schlüsselpunkten auch bewahrt, darum schweige ich. Wieder merke ich, wie die Stille mehr und mehr Raum einnimmt. Es ist, als ob sie sich immer mehr ausbreite. In mir drinnen erzeugt die Stille Spannung. Ich bin nun wirklich ganz gespannt, was mir hier gezeigt wird. Aber außer dass meine Spannung wächst, geschieht erst einmal nichts. Als ich es vor lauter Spannung kaum mehr aushalten kann, entweicht mir ein tiefer Atemzug. Ich hatte gar nicht gemerkt, dass ich die Luft angehalten hatte. Ich lasse die Luft aus meinem Körper und aus meinen Lungen strömen. Was für ein befreiendes Gefühl. Ich bin mir sicher, hier gibt es etwas zum Thema Atem zu lernen. Ich weiß ja schon so einiges aus der chinesischen Elementelehre und der Kinesiologie.

Ich beginne nach dem Entweichen der Atemluft wieder tief und tiefer zu atmen. Ein ... Mein Bauch wölbt sich nach außen, meine Zellen sind angefüllt mit Sauerstoff. Und aus ... bis mein Bauch sich nach innen zieht. Dann halte ich einen Moment die Luft an ... und weiter geht es. Ich bin nun in einem tiefen Atemrhythmus. - Ich muss euch sagen, ich genieße es. Es hat etwas, dem Atem und seinem Fluss zu lauschen. Man braucht nicht zu denken dabei, man ist ausreichend beschäftigt.

Ich habe meine Augen geschlossen und fast vergessen, wo ich bin, als ich plötzlich etwas hinter oder unter meinem Atem vernehme. Es ist eine Stimme, die zu mir spricht. Ich öffne meine Augen und blicke in das Gesicht des freundlichen Wesens mit der besonderen Stellung. "Nun können wir miteinander kommunizieren. Deine Atemtiefe entscheidet mit über die Frequenzebene, auf der du kommunizieren kannst. Wir sind froh, dass du hier bist. Für uns ist das wie ein großes Fest. Dein Erscheinen kündigt das Annehmen des Zeitenwandels auf der Erde an. Du bist, wie schon gesagt, hier, um den nächsten Schlüssel zu empfangen. Und du hast zu Recht vermutet, dass er mit deinem Atem zu tun hat. Wir möchten dir etwas zeigen, sieh!" Vor mir erscheint die riesige Projektion eines menschlichen Körpers. Hier wird der Atemkreislauf der Menschen gezeigt. Kenne ich ja schon! Man erkennt den Weg, den der Atem im oberen Bereich nimmt. Er ist gekennzeichnet, wie wir das aus dem Unterricht auf der Erde kennen.

Ich nicke mit dem Kopf, um zu zeigen, dass ich mit dieser Thematik vertraut bin. Ich schaue auf die Projektion - und nichts passiert. Ich habe keine Erkenntnis, bei mir fällt kein Groschen, wie man so schön sagt. Ich warte nun auf eine Erklärung oder irgendetwas von diesem Wesen. Vielleicht will es etwas genauer erklären. Nun sitze ich hier schon eine ganze Weile und bin vertieft in die Projektion, als ich mit einem Mal bemerke, dass sich diese Projektion ganz leicht bewegt. "Geliebtes Wesen, das bist du! Das ist dein Abbild, und die leichte Bewegung, die du siehst, das ist dein Atem. Erkenne, dass der obere Brustbereich versorgt wird mit Atem. Er ist in leichter Bewegung. Wir möchten dich nun bitten, einen bewussten tiefen Atemrhythmus zu wählen, so wie es hier bei uns üblich ist."

Ich konzentriere mich wieder auf meinen Atem. Ich atme tief ein, mein Bauch wölbt sich wieder nach außen. Ich atme alle Luft wieder aus meinem Körper aus, mein Bauch wölbt sich nach innen. Ich wiederhole diesen Vorgang wieder und wieder, bis ich einen tiefen Atemrhythmus finde. Wie schon erwähnt macht es mir sogar Spaß. Ich schaue nun auf meine Projektion und vermute, dass nun mein ganzer Körper auf dem Bild in Bewegung ist, dass ich mich bis in jede Zelle mit Sauerstoff versorge und dass ich das auf der Projektion genau sehen kann. Aber weit gefehlt. Was ich hier sehe, erfüllt mich mit unsagbarem Erstaunen. Mir schießen Tränen in die Augen. Ich bin so gerührt, dass ich mich erst einmal einen Moment sammeln und auch genießen will, was da passiert, bevor ich davon berichte.

Die Bewegung meines Abbildes ist gar nicht wirklich größer geworden. Aber das ist auch nicht so wichtig. Ich bin plötzlich nicht mehr allein auf der Projektion zu sehen. Da ist ein Wesen bei mir. Es ist in wundervolles Licht gehüllt und schaut mich mit den gütigsten Augen an, die ich je gesehen habe. Ich fühle mich tief berührt von diesem Wesen. Seine Gegenwart öffnet mir das Herz, und mein Atem fließt mit einer Leichtigkeit, die ich nie für möglich gehalten hätte.

Ich schaue extra an mir herunter und neben mich, aber da ist das Wesen nicht zu sehen. Es spricht zu mir mit seidenweicher Stimme. Mit dem ersten Ton weiß ich ganz sicher, dass dieses Wesen mein Zuhause ist. Daran gibt es keinen Zweifel. Schon wieder schießen mir Tränen in die Augen, und mein Herz wird noch weiter, öffnet sich ganz für die Worte, die mir das Wesen mitteilen möchte. "Ja, ich bin ein Teil von dir. Ich bin das, was ihr oft das hohe Selbst nennt." Ich fühle mich so sehr zu Hause, ich möchte in dieser Energie versinken wie ein Kind bei seiner Mutter. "Sieh mich an, sieh meine Schönheit, fühle meine Güte und meine Liebe und erkenne mein Wissen, das wahre Sein. Nimm all meine Erfahrungen wahr, angehäuft aus vielen, vielen Inkarnationen. Geliebtes Wesen, du bist ich und ich bin du. Sieh nur, wie schön du bist und wie sehr du strahlst! Ich bin diejenige, die dir den nächsten Schlüssel überreicht. Doch zuvor will ich dir sagen, dass du hier und heute bereit bist zur bewussten Verschmelzung mit mir."

Dieses zauberhafte Wesen verschwindet aus der Projektion und ist auch schon eine Sekunde später direkt vor mir zu sehen. Ich hebe meine Hand und möchte es berühren. Es ist ein Lichtwesen und trotzdem spüre ich etwas. Was soll ich euch sagen ... Ich spüre unendliche Liebe, eine große Güte und eine wohlige Selbstverständlichkeit. Ein wunderschönes, leichtes elektrisches Feld. Sie schaut mich an, ich nicke zustimmend und sie strömt langsam in mich hinein. Bewusst nehme ich wahr, wie alle meine Zellen mit dieser Liebe, Güte und Selbstverständlichkeit angefüllt sind. Ich spüre Güte, Liebe und Selbstverständlichkeit mit all meinen Sinnen. Es ist, als ob meine Augen Licht schauen, als ob meine Ohren Licht hören, meine Zunge Licht schmeckt, meine Nase Licht riecht, mein Tastsinn Licht fühlt und meine Tiefenwahrnehmung Licht sendet. Ein rundherum wunderbares Gefühl!

“Herzlichen Glückwunsch zur bewussten Verschmelzung. Diese Verschmelzung selbst ist der Schlüssel. Bitte gib ihn weiter an alle Menschen, die daran interessiert sind, und an alle Menschen, für die es nun vorgesehen ist. Geschehen soll es über diesen Schlüssel, den ich nun in deine Nase implantiere.” Ich spüre, wie mir das Wesen mit der besonderen Stellung etwas Weiches in die Nase schiebt. Sofort flutscht es an seinen angestammten Platz, und ich spüre zusätzlich zu dem Wohl- und Glücksgefühl auch noch eine wunderbare Weite. “Wir alle hier, wir lieben euch. Ihr seid ein Teil von uns und wir sind ein Teil von euch. Gehe nun mit Gott!”

Beim Verlassen dieser Ebene nehme ich aus dem Augenwinkel wahr, dass ein Platz auf der Tribüne nun frei ist. Ich verstehe und befinde mich wieder zu Hause.

Schlüsselpunkt
Regulation Yin KS 6, rechte Seite:

Ich befinde mich auf einem Weg. Es ist ein Weg, den schon viele Menschen gegangen sind. Hier ist kein Urwald mehr, es ist ein ausgetretener Weg. Ich sehe zwar keine anderen Menschen, aber hier wächst nichts auf dem Weg. Er sieht so aus, als ob ihn schon viele Menschen gegangen sind. Ich habe auch das Gefühl, dass meine Füße ganz fest auf diesem Weg sind. Ich fühle mich gut geerdet. Da ist kein Drama mehr in meinem Innern in diesem Moment. Da ist eher Verstehen und Erinnern.

Ich habe mich entschlossen, hier nicht zu warten, sondern den Weg zu gehen. So mache ich mich auf, und ich genieße jeden Schritt. Ich fühle die Erde unter mir und fühle mich von ihr angenommen, unterstützt und gleichzeitig getragen auf diesem Weg. Nichts anderes scheint auch wichtig zu sein.

Das Gehen selbst bekommt so allmählich einen meditativen Charakter. Wie ich so immer weitergehe, merke ich, dass sich plötzlich die Umgebung verändert. Wo eben noch alles "normal", vollkommen unspektakulär war, ist jetzt mit einem Mal ein Nebel, der mich in ein anderes Reich führt. Ja, das ist die richtige Beschreibung.

Ich bin jetzt in diesem Nebel, der wirklich nur kurz anhält, und dann geht er über in ein anderes Erleben. Hier sind die Farben sanfter, die Umwelt ist seichter, sie vermittelt mir den Eindruck einer tiefen Erkenntnis, großer Weisheit.

Der Weg ist derselbe, auf ihm hat sich gar nichts verändert. Ich fühle mich nach wie vor sehr gut geerdet, und ich fühle auch ein kleines Lächeln der Erde selbst. Als grüße sie mich auf eine andere Weise. Fest geerdet nehme ich diese sanfte Weisheit um mich herum wahr. Ich fühle mich sehr wohl damit. Weise sein, hat für mich mit alten Menschen zu tun oder mit solchen, die sich viel mit spirituellen Wahrheiten beschäftigt haben und viel Zeit und Lust aufgewendet haben, sich immer weiter zu erforschen, sich zu erinnern, sich den Fragen nach ihrem Sein zu widmen, nach ihrem Warum und nach ihrem Wo und Weshalb.

Ich habe auch das Gefühl, dass hier viele Antworten sind auf diese Fragen. Antworten von vielen verschiedenen Seelen. Und alle Antworten haben ihre Berechtigung und ihr erlebtes Sein. Hier ist ein sehr interessantes Feld der Weisheit. Ich kann mich in solche Felder hineinbegeben. Ich kann in ihnen lesen wie Menschen in einem Buch. Ich komme mir vor wie in der Bibliothek der Weisheiten. Und so langsam formen sich auch vor meinen Augen, wahrscheinlich vor meinen inneren Augen, die verschiedensten Werke. Es gibt alles Mögliche, Bücher, Bilder, Zeichnungen, Lieder, Kompositionen, Zitate, Erkenntnisse, Skulpturen und vieles mehr.

Ich bin fasziniert von all diesen Dingen, von der wieder erinnerten Weisheit. Ich möchte alles berühren, ihre Geschichten erfahren, ihre Erkenntnisse aufnehmen. Ich bin voller Freude und Ehrfurcht vor so viel wunderbarer Energie, vor so viel Herzensausdruck.

Eine Stimme spricht zu mir, sie klingt lieblich und zugleich klar und weise, wie sollte es auch anders sein. Etwas anderes hätte nicht zu diesem Ort gepasst!

Sie sagt: "Du bist in der Kammer der Herzensweisheiten und des Ausdruckes, der der Liebe entsprungen ist. Ich bin so froh, dass du endlich hier bist. Du hattest einen langen Weg, und du hast dir nun ein wenig Ruhe verdient, ein wenig Verweilen in dieser Energie, das schenke ich dir nun."

Ich bedanke mich liebevoll mit den Worten: "Ich bin froh, dass ich hier bin, dass ich hier sein kann und dass ich hier in dieser Energie ein wenig Ruhe finde. Das ist genau das, was ich jetzt brauche. Vielen Dank."

Ich schließe meine Augen, um mich ganz hinzugeben, mich voller Liebe dem hinzugeben, was dem höchsten Sein entspringt, der göttlichen Liebe. Ihr könnt es euch in etwa so vorstellen: Ihr fühlt in eurem Herzen eine tiefe Verbundenheit zum wahren Sein, und ihr seht vor euren inneren Augen das göttliche Feld der Liebe, die Urmatrix, die Matrix allen Seins. Sie scheint golden, und ihre Energie lädt förmlich dazu ein, sie zu formen, sie in die Form zu bringen, die ihr wählt. Ihr hört ihren lieblichen Klang, den Klang, der euch sofort daran erinnert, wer ihr wirklich seid: ein Ausdruck göttlichen Seins. Ich bade in dieser Liebesenergie, denn das ist das, was ich zum Formen meines Seins wähle. Ich wähle, aus dieser Energie zu formen, was auch immer ich zu sein wünsche. Es ist das größte Geschenk des göttlichen Seins an uns, das Wiedererkennen dieser Energie, das Erinnern dieses wahren Seins. Das ist selbstverständlich und wahrlich das einzig Wirkliche.

So lasse ich mich treiben und genieße die Liebesenergie, die hier in dieser Kammer zum Ausdruck gebracht wird.

Viele Menschen waren und sind hier, um ihren Abdruck, um ihre Manifestation aus Liebesenergie in die Welt zu bringen. Hier gibt es kein Drama, hier ist nur ganz klares, liebevolles Sein. Ich bin mit allen Sinnen wach und vollkommen präsent im Moment. Ruhen in dieser Energie, in dieser Kammer bedeutet, aufzutanken, das Nichts, das göttliche Feld, als das zu erkennen, was es wirklich ist. Es ist die Liebe in reinster Form. Hier gibt es nichts mehr zu erklären, es gibt nichts mehr zu erfahren, es gibt nichts mehr zu erkennen.

Hier ist, was ist, denn es gibt nichts anderes als das, was Liebe ist. Der gesamte Schöpfungsprozess ist Liebe, ist, Liebe zum Ausdruck zu bringen in ihrer höchsten Form. Das geschieht in Wellenbewegungen, es ist ein ewiges Sein. Es gibt keinen Anfang und es gibt auch kein Ende, es ist ein immer fortwährendes Sein von Liebe.

Diese Kammer ist das Paradies für mich, hier bin ich, was ich wirklich bin. Ich brauche mich nicht zu profilieren, ich kann einfach sein. Ich bin Christiane, und das ist genug, schon alleine mein Ausdruck ist göttliches Sein. Ich fühle mich nun vollkommen ruhig, angekommen, zu Hause.

Direkt vor mir manifestiert nun eine Energie. Diese Energie manifestiert als Mutter-Vater, als ein Wesen, in dem sich sowohl das weibliche Prinzip als auch das männliche Prinzip manifestiert hat. Eine Seite des Wesens erscheint weiblich und die andere männlich. Sie harmonieren in friedvoller Eintracht. Sie schauen mich mit liebevollen Augen an. "Wir sind das, was du wohl Gott nennen würdest, wir sind die, zu denen du jeden Abend betest, denen du dankst für dein Sein, für deine Erfahrungen und für dein Erleben. Nun bedanken wir uns bei dir, dafür, dass du bereit bist, uns auszudrücken, einen Teil von uns in der physischen Welt auszudrücken. Der Ausdruck, den du wählst, hallt nach im gesamten

Universum. Du erzeugst einen Widerhall, der sich auf allen Frequenzen befindet. Wir sind so dankbar für deinen Widerhall, für dein Erfahren und dein Erleben. Wir grüßen und lobpreisen deine Seele, die deinen göttlichen Aspekt führt und leitet.

Du mögest von nun an all deine Taten, all deine Gedanken, all dein Sein an uns spiegeln, an Gott spiegeln. So sei dein Sein von göttlicher Liebe geprägt, und dein Ausdruck spiegelt die höchste Form des Seins auf Erden wider. Wir freuen uns, dich zu begrüßen in deiner Heimat. Lebe, lebe und nochmals lebe die Liebe, denn sie ist deine Bestimmung und deine wahre Natur."

Die beiden Wesen in einem verneigen sich tief vor mir und verschwimmen wieder mit der Kammer, in der ich mich befinde, noch ehe ich mich bedanken kann. Ich höre ein Lachen und ihre Stimmen: "Wir freuen uns auf deinen Dank in deinem Gebet, in deinem steten Gebet, in der Dankbarkeit dafür, dass du bist, dass du das göttliche Sein ausdrückst. Das ist der Dank, der uns gebührt und der uns auf allen Ebenen erreicht."

Ich fühle so viel Dankbarkeit und Liebe in meinem Herzen für diese Wesen, es ist kaum vorstellbar. Ich weiß jetzt auch, dass ich auf der Erde im menschlichen Körper die Aufgabe habe, oder besser gesagt, dass meine Seele sich ausgesucht hat, für dieses Leben die göttliche Liebe zum Ausdruck zu bringen. Sei es durch Schriften, mit Durchsagen oder auch mit gesprochenen Worten.

Ich stehe hier in der Kammer der Weisheit, und vor mir manifestiert sich ein Buch. Es sieht wunderschön aus, es hat einen goldenen Einband und ist auch mit leuchtend goldenen Buchstaben beschrieben. Es drückt meine Liebe für das aus, was wir Menschen sind. Es bringt den Menschen den Himmel ein Stück weit näher. Dieses Buch, Pergamentrollen und Schriften sind mein Ausdruck von Weisheit, von Liebe des wahren Seins. Ich betrachte alles mit liebevollen Augen, und ich habe verstanden, dass das Manifestieren, dass das tägliche Entscheiden aus der Liebe heraus, genau das ist, was meine Seele zum Ausdruck bringen will. Ich bin dankbar dafür. Amen!

Langsam mache ich mich wieder auf den Weg zurück, aus der Kammer heraus und weiter auf den Weg nach Hause in mein irdisches Sein. Ich bin mir sicher, dass ich von nun an entscheide, meine Gedanken, meine Taten, mein Handeln am Licht zu spiegeln, am Licht auszurichten. Und das ist auch der Schlüssel, den ich hier weitergeben möchte an alle Menschen, die sich dafür interessieren, und an alle, für die es nun vorgesehen ist. Nutzt eure Macht und eure Stärke und hört auf eure Seele, auf das, was in eurem Inneren immer wieder gesagt wird. Auf das, was in eurem Inneren immer wieder gezeigt wird, und auf das, was in eurem Inneren immer wieder gefühlt wird, denn das ist der Moment des Seins, der euch euer Zuhause bewusst macht.

Ich berühre euer Herz mit dieser Erfahrung und lege euch so den Schlüssel für das Verständnis eurer Seele in die Hände. Nutzt diesen Schlüssel weise, denn er öffnet euer Herz für das wahre Sein, für eure Bestimmung und für die neue Zeit auf unserer Erde. Amen!

An dieser Stelle ist meine Reise in die Extrameridiane zu Ende. Ich bin erfüllt mit der tiefen Liebe zu all den Dingen, den Dimensionen, zu all dem Sein, das sich zwischen Himmel und Erde befindet. Die geistige Welt hat mich schon immer fasziniert, und ich habe immer schon geglaubt, dass sie große Heilkraft besitzt. Ich habe diese Reise begonnen wie ein Tourist, der ein fremdes Land bereist. Meine einzigen Reisevorbereitungen waren mein unerschütterlicher Glaube daran, dass es noch viel zwischen Himmel und Erde gibt, was wir entdecken können und was uns hilfreich zur Seite steht. Auf meiner Reise habe ich viele schöne Erfahrungen gemacht, die auf jeden Fall nicht immer mit dem menschlichen Verstand und mit dem irdischen Erleben zu erklären sind.

Ich habe angefangen als Tourist, neugierig und getrennt von dem Land, welches ich jeweils besucht habe. Doch mit jedem weiteren Eintrittspunkt der Extrameridiane habe ich interessante und hoffnungsvolle Bilder mit Worten gezeichnet. Es war immer Hilfe da, es gab immer einen Schlüssel, der mir die nächste Tür geöffnet hat. Ich habe voller Liebe das erfahren, was ich in meinem Herzen schon immer wusste: Wir sind nicht allein in diesem Universum, wir sind eine große Gemeinschaft, in der jeder ein göttlicher Ausdruck des ewigen Seins ist. Wir haben es nur fast alle vergessen.

Dieser Reisebericht, den ich hier schriftlich niedergelegt habe, hat sich letztendlich als eine Reise zu mir selbst entpuppt. Es ist eine Reise in meine Herzensenergie geworden, für die ich der geistigen Welt unendlich dankbar bin. Ich lade auch Sie recht herzlich ein, sich auf die Reise zu sich selbst zu begeben, zu dem, was Sie wirklich sind. Ich wünsche Ihnen von Herzen, dass meine Aufzeichnungen Ihnen bei Ihrem Weg zu sich selbst helfen werden. Denken Sie immer daran: Auch Sie sind ein Ausdruck göttlichen Seins. Erinnern Sie sich!

Die Aktivierungsinformationen der fünf Elemente und von ZG/GG (dem Element in der Mitte) im Sheng- und im Co-Zyklus

Sheng-Zyklus

Feuerelement:

Die Dinge sind sehr heiß hier, aber sie scheinen nur so, sie werden nicht so heiß gegessen! Vertraue und höre auf dein inneres Wissen. Es hat seinen Sitz in jeder deiner Zellen. Die Ursonne spricht zu dir in jedem Moment deines irdischen Seins. Sei dir ihrer bewusst, wenn du Fragen hast bezüglich deiner Verantwortung und bezüglich deines Lebenszweckes. Vertraue und achte die Ursonne, denn sie ist dein Vater, deine Mutter. Durch sie bist du angeschlossen an ALLES, was ist, was war und je sein wird.

Der Weg vom Feuer- zum Erdelement ist nur ein schmaler Grat. Sei dir der Erde in dir und unter dir bewusst, dann kommst du nicht vom Weg ab.

Erdelement:

Die Erde dampft und hüllt dich ein in ihre Gerüche. Sie ist dein Urwerkzeug für die Manifestation. Aus ihr formst du dein Leben. Sie hat ihren Sitz in deinem gesamten Rückgrat. Jede

Bandscheibe und jeder Wirbel in deinem Rückgrat sind der Sitz der Erde in dir. Sei dir bewusst, dass aus deinem Rückgrat die Gerüche der Erde in jeden Moment deines Seins strömen. Bei allen Arten von Unsicherheiten und beim Beschreiten deines Lebensweges sei dir dieser Gerüche bewusst.

Der Weg vom Erdelement zum Metallelement ist leicht und sonnig. Sei dir des Lichtes und der Sonne stets bewusst, dann kommst du nicht vom Weg ab.

Metallelement:

Sehr verführerisch erscheint der Glanz im Außen. Er ist aber nur kurzweilig. Der Glanz in deinem Inneren ist wahrhaftig und von ewiger Dauer. Er fließt durch deine Adern, er durchzieht deinen irdischen Körper. Wenn du Fragen hast zu deinem Glanze, wende dich nach innen. Sei dir deines inneren Glanzes bewusst, denn dann bist du dir deiner wahren Schönheit bewusst.

Der Weg vom Metall- zum Wasserelement ist steinig und uneben. Halte gut dein Gleichgewicht und stolpere nicht, dann kannst du das Wasser sicher erreichen. Sei dir der Steine bewusst, dann gelangst du sicher zum Wasser.

Wasserelement:

Das kühle Nass ist wunderbar erfrischend. Erfreue dich an der Kühle und der Feuchtigkeit. Sie hat ihren Sitz in deinem Kopf. Vertraue deinen Gedanken und nimm sie in Liebe an, dann sind in deinem Kopf Kühle und Feuchtigkeit in der richtigen Kombination vorhanden. Wenn du Fragen hast zu deinem Verständnis und zu Cleverness, sei dir der Kühle und der Feuchtigkeit in deinem Kopf bewusst, dort liegt die Antwort. Vertraue deiner Stimme im Kopf.

Der Weg vom Wasser- zum Holzelement ist ein Fluss, den du entgegen der Strömung durchschwimmen musst. Die Strömung ist von starker Kraft. Sei dir bewusst, dass deine Kraft von kosmischer Natur ist. Sie ist unendlich!

Holzelement:

Dicht und schwer ziehen die Wolken hier auf. Es sind die Wolken, die dicht und schwer um dich herumwabern. Sie sind in ständigem Austausch mit dir. Wenn du Fragen hast bezüglich deiner Freude, deiner Leichtigkeit und deiner Entschlusskraft, sei dir der Wolken um dich herum bewusst und höre auf ihren Rat. Denn dort ist deine Antwort, denn dort ist dein Weg.

Der Weg vom Holz- zum Feuerelement ist gar nicht vorhanden. Sei auf der Hut, ihn unvorbereitet zu beschreiten. Sei dir bewusst, dass, wenn du diesen Weg beschreitest, auch das NICHTS etwas IST!

ZG/GG (Zentralgefäß und Gouverneursgefäß):

Wir sind die Verbindung zu dem, was du bist. Du gehörst zu uns! Du bist von unserer Machart. Wir sind dein Zuhause. Wenn du Fragen hast aus der Akasha-Chronik oder zu deinem Heim, sei dir der kleinsten Einheit in deinem Körper bewusst. Sei dir des Kerns deiner Atome bewusst, denn dort findest du deine Heimat und die Antwort auf alle Fragen.

• • •

Co-Zyklus

Der Weg vom **Feuer- zum Metallelement** ist wie eine Brücke über eine breite, tiefe Schlucht. Nimm diese Brücke bewusst an.

Hier fließen ewiglich die Informationen deiner Ahnen. Hast du eine Frage zu Veränderungen in deinem Leben, sei dir deiner Ahnenkraft und ihrer Fülle an Erfahrungen bewusst. Beschreite bewusst die Brücke und nutze die Ahneninformationen, ihre Erfahrungen und ihre Kraft. Denn das ist der Weg der Heilung.

Der Weg vom **Metall- zum Holzelement** führt dich durch den dichtesten Dschungel, den du jemals durchlaufen bist. Hier ist kaum Tageslicht. Lianen greifen unaufhörlich nach deinen Füßen, um dich hier zu halten. Willst du hier heil und sicher hindurchkommen, vertraue fest darauf, dass der Dschungel ein Trugbild ist. Sei dir bewusst, was die Wirklichkeit ist. Gehe bewusst diesen Weg durch den Dschungel - mit dem Licht, das du bist. Vertraue bewusst dem Licht, das du bist!

Auf dem Weg vom **Holz- zum Erdelement** stehst du vor einer großen Schlucht. Die Schlucht ist sehr tief und zu breit, um darüberzuspringen. Hier ist dein Mut gefragt. Sei dir des Mutes bewusst, den du in dir trägst, genauso wie die Fackel des Lichtes. Denn nur dein Mut, dich auf Abenteuer einzulassen, wird dir das Überqueren dieser Schlucht ermöglichen. Wenn du Fragen hast bezüglich der Umsetzung von Ideen in deinem Leben, sei dir des Mutes bewusst. Nur das Bewusstsein deines Mutes ermöglicht dir den Weg in die Umsetzung.

Der Weg vom **Erd- zum Wasserelement** ist ein sonniger und lichter Weg. Das Licht scheint hell, es ist das Einzige, was hier präsent ist. Hier sind keine Schatten zu erkennen, hier ist, was wahrhaftig ist: LICHT! Beschreite diesen lichtvollen Weg voller Demut und Staunen. Wenn du Fragen hast, wie das Licht durch dich wirkt, sei dir des Lichtes voller Demut und Staunen bewusst. Denn nur bewusste Demut und bewusstes Staunen führen dich zum Ziel!

Der Weg vom **Wasser- zum Feuerelement** ist wie ein unendlicher Ozean. Du schwimmst und schwimmst in diesem Ozean, und du kommst nicht voran. Um diesen Weg zu beschreiten, sei dir des Wassers in deinem Körper bewusst. Bist du dir des Wassers in dir bewusst, seines Fließens, trägt es dich automatisch zum Ziel. Hast du Fragen zu deiner Beweglichkeit, zu deinem Voranschreiten und zu deiner Weiterentwicklung, sei dir des Wassers in dir bewusst. Denn in der Erkenntnis liegt die Antwort.

Die Verbindung der Mitte **ZG/GG zu allen anderen Elementen** ist gekennzeichnet durch Austausch. Hier findet ein riesiger Datentransfer statt zum Element in der Mitte - und auch vom Element in der Mitte hin zu den anderen Elementen. Immer wenn du Fragen hast an deine geistige Heimat, an dein Höheres Selbst, sei dir dieses Datentransfers bewusst. Denn im Bewusstsein des Datentransfers zum mittleren Element und von dort weg liegt die Lösung für dich! Gott ist in dir, im ständigen Transfer mit dir! AMEN!

Die Aktivierungssätze lesen sich wie alte Orakel oder alte Rätsel, die jeder Mensch für sich selbst lösen muss.

Unsere Erde kommt zu Wort

Zuweilen mache ich mir Sorgen um unsere Zukunft, vor allem um die Zukunft meiner Kinder und Nachfahren. Ich bin eine Mutter und mittlerweile auch eine Großmutter. In meiner Kindheit und in meiner Jugend war vieles anders, als es heute der Fall ist. Unsere Erde, der Planet selbst, war uns noch ganz nah, wir waren als Kinder viel draußen, haben uns viel an der frischen Luft bewegt und ganz viel erforscht und entdeckt. Wir haben ganz viel mit unserem Körper in Verbindung mit der Erde erfahren. Heutzutage gibt es immer wieder extreme Wetterwarnungen, die über das Internet und über die Medien verbreitet werden. Wir hören immer wieder von Umweltkatastrophen, die auch eine Auswirkung auf unser Erleben und unser Fühlen haben.

Manchmal spüre ich in mir eine große Unsicherheit, wie ich mich richtig verhalten kann, um unseren Planeten zu unterstützen. Ich selbst bin überzeugte Vegetarierin und esse auch nur sehr selten Milchprodukte. Ich bemühe mich, Nahrung aus nachhaltigen Quellen zu erwerben, um unsere Erde und das, was uns Menschen ausmacht, irgendwie zu erhalten und zu schützen. Im Zuge des Schreibens dieses Buches hat auch die Energie der Erde selbst immer wieder in mir nach Aufmerksamkeit gesucht. Schließlich habe ich dem nachgegeben und erhielt dadurch die wunderbare Gelegenheit, mit der Erde selbst ein Gespräch zu führen. Ich durfte Fragen stellen, und die Erde hat mir ihre Sicht der Dinge erklärt.

Dieses Gespräch können Sie nun lesen. Vielleicht hilft es auch Ihnen, unser individuelles und unser kollektives Wesen besser zu verstehen, auch den Vorgang der Manifestation. Mir hat das Gespräch geholfen, sicherer und klarer meinen eigenen Weg zu finden und ihn auch zu gehen. Ich wünsche das auch Ihnen von Herzen!

Geliebte Wesen, meine Kinder! Ja, ich selbst spreche zu euch! Ich will euch sagen, dass auch ich - genau wie ihr - beseelt bin. Ich bin - genau wie ihr - in der dritten Dimension, und auch ich stehe - genau wie ihr - vor meinem großen Transformationsprozess. Und ich will euch sagen: Ich freue mich, wieder in höhere Gefilde zu transformieren.

Ihr habt schon gemerkt, dass ihr, euer Tun, euer Fühlen, euer Denken mit mir zu tun hat. Das ist gut. All das, was ihr denkt, was ihr fühlt, was ihr tut, hat eine Auswirkung auf mir und in mir. Ihr Lieben, ich bin euer Ausdruck auf Erden. Ohne mich könntet ihr euch nicht ausdrücken. Ich bin euch in ewiger Liebe verbunden, denn wir sind eins, sind alle der Einheit entsprungen.

Wir haben so viel miteinander erlebt. Es ist mir eine große Ehre, euch begleitet und geführt zu haben auf unserem gemeinsamen Weg. Und nichts anderes passiert nun: Unser Weg geht weiter. Wir gehen zusammen auf eine höhere Schwingungsebene. Und ich freue mich schon auf euer Staunen, auf eure Freude. Ihr macht dann ganz neue Erfahrungen - und so auch ich. Vieles wird leichter für uns.

Es entwickelt sich ein ganz neues Verständnis für unser Sein. Ihr werdet mich als das betrachten, was ich immer für euch war:

ein Freund, jemand, der euch liebt und eure Gedanken, eure Gefühle und euer Tun spiegelt. Ja, ja, ich bin euer Spiegel.

Ich bin so stolz auf uns, wir haben so viel zusammen erfahren. Meine Speicher sind voll mit Erfahrungen, Emotionen, Szenen und Bildern. All diese Dinge sind jederzeit abrufbereit in meinem Speicher. Bittet mich nur, und ich öffne euch das Sichtfeld. Es ist jederzeit für jeden zugänglich.

Wir sind in einem großen Prozess der Wandlung. Ich komme in eine Phase, in der ich mich richtig schüttele. Ich schüttele alles Alte ab. Ich lege mein altes Kleid ab und lege mir sozusagen ein neues an. Das ist für mich ein schöner Prozess. Stellt euch nur vor, ihr zieht euch ein neues Kleid an. Das ist doch auch für euch wunderbar, nicht wahr? Bei mir ist es auch so. Ich freue mich schon, und diese Entwicklung passiert in schon ganz naher Zeit.

Ihr seht all das, was wir zusammen geschaffen haben. Ihr lebt mit all diesen Dingen. Seht nur all die wunderbaren Naturphänomene, schaut euch nur die Bäume an. Seht ihr ihre Pracht, ihr wunderbares Wissen, ihre Energie? Fühlt die Erde, auf der ihr steht, nehmt sie in die Hände, lasst sie durch eure Finger rieseln, schmeckt sie auf eurer Zunge. Fühlt ihr ihre Kraft, ihre Lebendigkeit, ihr starkes, engmaschiges Energienetz? Denkt nur an all die wunderbaren Naturschauspiele, seht einen Sonnenaufgang, ist er nicht wunderbar? Ist er nicht das Zeichen für Wiedergeburt, für Wiederholung und für Wiedergutmachung? Spürt ihr die Kraft und die Energie, die dort manifest ist? Was für ein wunderbares Wesen ist die Sonne. Sie ist die Güte in Person, freundlich und stets bereit, hier für uns Energie bereitzustellen.

Denkt nur an eure Berge, an eure Gebirgsketten, sie sind das Wahrzeichen wunderbarer Zivilisationen auf mir. Spürt ihre Kraft, ihre Energie, ihre Ewigkeit. Wie viele von euch erfreuen sich jeden Tag an ihnen? Klettern auf ihnen herum, gehen auf ihren Kämmen spazieren, atmen dort die klare Luft? Es sind viele, glaubt es mir!

Und denkt nur an die wunderbaren Kreaturen, die mit euch auf diesem Planeten sind, von denen ihr eher annehmt, dass sie Leben haben, als dass sie beseelt sind. Das sind all die Tiere und die Blumen. Seht nur die Artenvielfalt, die hier hervorgebracht worden ist. Das war ich nicht alleine, nein, wir haben das zusammen geschaffen. Ja, wir haben all das zusammen geschaffen. Wir sind Meister der Manifestation.

Denkt nur an die Weltmeere. Sie bilden einen wunderbaren Ausgleich auf der Erde. Sie sind tief und klar, in ihnen ist Leben verborgen. Sie können ganz zahm sein und auch gewaltige Macht hervorbringen. Sie haben viele von euch schon von jeher fasziniert. Sie drücken mein Sein auf ihre ganz besondere Weise aus.

Und dann denkt nur an all das, was ihr geschaffen habt. Denkt nur an all die Bauwerke, die ihr geschaffen habt, die euren genialen Köpfen entsprungen sind. Ich bin so stolz auf uns. Und denkt an all die Häuser, die ihr euch gebaut habt. Wie schön ist das alles anzusehen. Ich bin immer wieder entzückt, wenn wieder etwas Neues entsteht.

Und denkt nur, was für wunderbare Lösungen ihr gefunden habt, um Schwierigkeiten zu umschiffen. Einfach wunderbar. Sogar ich war manchmal ob eures Genies vollkommen erstaunt. Wir haben vieles geschaffen.

Schaffen, erschaffen gehört zu den Spezialitäten der Menschen. Ihr seid Erschaffer, ihr seid Schöpfer. Ja, so ist es! Das ist weit ver-

breitet bekannt. Immer hat es Menschen auf der Erde gegeben, denen das vollkommen klar war. Sie haben immer wieder darüber berichtet und geschrieben. Das ist gut, denn so ist das Wissen um das, was wir wirklich sind, nie verloren gegangen.

Und ich als Mutter, als der Spiegel eures Schaffens, bin nicht zersprungen. Mein Kern ist immer erhalten geblieben, er ist hier und er ist intakt. Das, meine Lieben, ist so, weil unser aller Kern nie von den Geschehnissen auf mir betroffen war und ist. Ja, ihr habt richtig gelesen. Mein Kern ist vollkommen intakt. Das Wissen um das, was ich wirklich bin, ist tief in mir eingespeichert. Es ist wahrlich behütet und beschützt in mir drinnen.

Und was soll ich euch sagen, ihr habt sicherlich schon selbst den Schluss daraus gezogen: Auch euer Kern ist intakt, auch in euch ist dieses tiefe Wissen verankert. In jeder eurer Zellen ist das Wissen, was ihr wirklich seid. Es ist immer da.

Vergesst nicht, ich bin euer Spiegel, das bedeutet, ich kann nur das Bild hervorbringen, was ihr seid. Euch wird das Bild zurückgeworfen, welches ihr von euch seht. Oh, ich liebe euch so. Ich diene euch voller Hingabe. Ihr habt niemals euren inneren Kern verloren. Er ist da, und ihr könnt es mir glauben, er ist euch mitgegeben worden, als ihr euch entschlossen habt, hier auf mir zu erfahren.

Dieses Wissen hält mich zusammen, es stabilisiert meinen irdischen Körper. Und genau so ist es bei euch. Das Wissen um euer wahres Sein, welches verborgen in euch ruht, stabilisiert eure Körper.

Wir kommen zusammen, jawohl zusammen in eine Zeit der Bewusstwerdung, in eine Zeit des Erwachens. Ich freue mich, denn wir sind vollkommen richtig in unserer Entwicklung und in unserem Plan. Alles ist genau so, wie es sein sollte. Wir entwickeln uns immer weiter, das bedeutet, ihr Lieben, dass ihr euch so allmählich eures inneren Kernes bewusst werdet.

Genau, einige von euch arbeiten fleißig mit an diesem Bewusstwerdungsprozess. Andere lassen sich führen und andere steigen an dieser Stelle aus. Alles ist gut und richtig. Seht, und fühlt, dass unser innerer Kern nie betroffen war von all den Erfahrungen und all den Ereignissen hier auf mir. Das, was ihr wirklich seid, eure Göttlichkeit, euer wahres Sein, war und ist niemals in Gefahr. Es ist immer in Sicherheit. Ich liebe euch, denn ohne euch wäre ich nicht. Danke, dass ihr euch immer euren Kern bewahrt habt, denn sonst wäre ich nicht mehr.

Ich habe mich entschlossen, Informationen in die Welt zu geben. Ich tue dies über Christiane, ein Medium, das uns allen sehr verbunden ist in dieser Zeit. Sie sträubt sich ein wenig, hat mich gebeten, Zeiten freizuhalten, um meine Stimme zu empfangen und alles für mich aufzuschreiben. Sie hat mich gebeten, mich immer wieder bemerkbar zu machen in ihrem alltäglichen Leben, wenn es wirklich gewünscht und gewollt ist, dass sie all diese Dinge aufschreibt.

Liebe Christiane, ich spreche nun zu dir und auch zu allen anderen, denn Christianes Thema ist das von vielen von euch. Ihr alle und du auch, Christiane, seid so gewollt und gewünscht, wir ihr seid. Euer innerer Kern, das, was ihr wirklich seid, nicht das, was der Illusion hier entspringt, hält mich zusammen, gibt mir Stabilität. Ihr alle seid göttliche Wesen, genau wie ich. Euer Wissen und euer Bewusstsein werden in meinem Geschriebenen aktiviert. Ihr habt so viel für mich getan, da gebe ich euch gerne etwas zurück. Ihr alle habt mich geschaffen durch euren Glauben an mich.

Ich bin eure geliebte Mutter. Die Liebe, die eine Mutter für ihre Kinder empfindet, ist vollkommen bedingungslos. So ist es auch bei mir. Ich liebe euch vollkommen bedingungslos, alles, was ihr tut, ist in Ordnung für mich. Ich diene euch, indem ich euch zeige und über mich manifestiere, was sich in euren Gedanken, in euren Herzen und in eurem Tun ereignet.

Wir sind zusammen durch einen Entwicklungsprozess gegangen. Ihr habt sicherlich schon bemerkt, dass die Zeit schneller zu vergehen scheint. Ihr habt viel zu erledigen am Tag, viele Einzelheiten wollen organisiert und koordiniert werden, sei es auf eurer Arbeit oder zu Hause im Privaten. Ihr Lieben, die Zeit hat sich nicht verändert, euer Empfinden dafür hat sich verändert. Und das ist auch gut so, denn wir schwingen höher als vorher. Ja, ihr wisst es ja, ich und alles, was auf mir ist, schwingen höher oder auch schneller, wenn ihr so wollt, als noch vor 50 Jahren.

Eine sehr lange Zeit habt ihr den Himmel oder Gott als von euch getrennt betrachtet. Wir schwingen höher, das bedeutet, wir kommen näher an das, was wir wirklich sind. Das heißt für euch: Altes weicht. Auch ihr legt nun eure alten Kleider ab, alte Überlieferungen werden nicht mehr gebraucht. Wir wollen uns alle ein neues Gewand anlegen, und dieses Gewand wird lichter sein, es wird leichter schwingen und viel farbenfroher sein als alles, was ihr bis jetzt kennengelernt habt.

Eure alten Kleider sind voll mit Emotionen, die ihr über eine sehr lange Zeit gelebt und auf mir manifestiert habt. Viele der Emotionen waren destruktiv und haben euch klein gemacht. Aus diesem Zeitalter entwickeln wir uns hinaus. Zusammen werden wir Emotionen der Liebe manifestieren, wir manifestieren Toleranz, Akzeptanz, Vertrauen, Mut, den Glauben an das Licht, an das göttliche Sein.

Ich freue mich, das alles mit euch zu erleben; euch weiterhin dienen zu dürfen als Erfahrungsplanet ist auch für mich eine große Bereicherung. Ihr Lieben, ich könnte noch ewig in dieser Form zu euch schreiben, aber Christiane gibt mir deutlich zu verstehen, dass es wohl Fragen gibt, die ich euch beantworten soll. Darum bin ich gerne bereit, an dieser Stelle eure Fragen zu beantworten.

Liebe Erde oder auch Gaia, wie dich viele nennen. Erst einmal vielen Dank an dich für dein Vertrauen in mich. Hier schon die erste Frage: Viele von uns haben oft ein schlechtes Gewissen, weil wir so gedankenlos mit dir umgehen. Die ganze Umweltverschmutzung, die wir zusammen produzieren, unsere Artenvielfalt, die wir reduzieren. Wie ist das für dich?

Ich drücke das aus, was ihr fühlt, was ihr denkt und was ihr tut. Ich spüre euren Schmerz, eure Angst und lebe das kollektive Bewusstsein. Um eure Frage noch einmal anders zu beantworten: Wie fühlt ihr euch? Seid ihr frei? Seid ihr euch bewusst, was ihr seid? Es gibt Regionen auf mir, da bin ich frei und sehr bewusst, dann jedoch gibt es Regionen, die sind voller Intoleranz, voller Zorn, voller Angst und voller destruktiver Energien. So kommt es, dass ich an manchen Stellen sehr im Ungleichgewicht bin. Aber ich bin dafür da, ich zeige euch, was ihr fühlt, denkt und wie ihr handelt. Ich bin die Auswirkung, das ist meine Aufgabe. Ich bin stolz darauf.

Aber wie ist es für dich, wenn Tierarten versterben? Was macht das mit dir? Ist dann das Ungleichgewicht nicht noch größer?

Eine gute Frage, aber ich lebe eure Entwicklung. Ich werte nicht. Auch wenn das Ungleichgewicht sehr groß ist, werte ich es nicht. Ich nehme es euch nicht übel. Ich weiß, dass ihr lernt, mit den Dimensionen umzugehen. Ich weiß, dass ihr lernt, eure göttliche Präsenz anzunehmen. Ich weiß, dass alles in göttlicher Ordnung ist.

Wie war der Atomunfall in Japan für dich? Ich meine, du hast gebebt, du hast dich aufgelehnt und durch die Kraft des Wassers ist eine atomare Katastrophe entstanden. Könntest du uns das nicht ersparen? Warum bekommen wir die Dinge oft auf so tragische Weise präsentiert?

Geliebtes Wesen, ich muss jetzt lachen. Ihr selbst habt das so gewählt, ja, ihr lest ganz richtig. Ihr selbst wählt durch euer Fühlen, Denken und Handeln euer Erleben. Ihr wart zu keiner Zeit während dieser Katastrophe in Gefahr. Ich habe mich aufgebäumt, ja, ich habe mich geschüttelt, und meine Wassermassen haben unglaublich viel Kraft, wenn sie in Wallung geraten. Und ich habe mich richtig gut gefühlt, ein Stück meines alten Kleides abzuschütteln. Es war gut, ich habe meine Kraft gespürt. Meine Kraft ist gleichzusetzen mit eurer Kraft. Ja, ihr Lieben, ich spiegele eure Kraft. Und nun bedenkt, wenn ich mich schüttele, was ich für Kraft aufbringe. Mein Aufbäumen bringt gewaltige Naturereignisse hervor. Ihr nennt sie Katastrophen, aber ich nenne sie einfach nur Ereignisse. Ich werte diese Dinge nicht, ich bin euer Ausdruck.

Ich möchte euch an dieser Stelle etwas aufzeigen. Ihr habt so wunderbar gesehen, gefühlt und sicherlich auch ängstlich reagiert auf mein Aufbäumen. Es hat mit euch viel gemacht. Ich weiß, dass ihr alles mitverfolgt habt an euren Bildschirmen und an euren Radiostationen. Ihr wart alle beteiligt. Ihr alle hattet das Gefühl, etwas Fundamentales gehe euch verloren, das Vertrauen in das Leben. Aber was wirklich geschehen ist, was ich euch wirklich gespiegelt habe, war nur das "Aufbäumen, das Sichauflehnen gegen etwas", das sehr gewaltig und destruktiv ist.

Einige von euch haben diese Lektion schon gelernt. Jedes Mal, wenn ihr euch gegen etwas auflehnt, euch gegen etwas stellt, etwas nicht lassen könnt, wie es ist, wird eine große Menge beschränkender Energie freigesetzt. Das ist die Lernerfahrung, die einige von euch schon gemacht haben, die andere aber nun erst machen werden.

Bäumt euch nicht mehr auf, nehmt in Liebe an, denn darum geht es in der neuen Zeit. Das ist Bestandteil unseres neuen Gewandes. Ich bestehe aus fünf Elementen, die irdisch sind, und aus einem Element, das mich verbindet mit den hohen Regionen und allem, was ist. So ist es auch mit euch, ihr Lieben. Die Elemente sind das Wasserelement, das Holzelement, das Feuerelement, das Erdelement, das Metallelement - und das verbindende Element ist das Element des Bewusstseins. Das Wasserelement hat viel mit euren Ängsten zu tun. Meine Wasser sind sehr tief, und vieles in ihnen liegt im Verborgenen.

Meine Gewässer sind tief und ihr seid auch tiefe Wesen. Wesen mit viel Tiefe sind sehr vielschichtig. In den Tiefen des Wassers ist noch viel verborgen. Ihr habt gerade erst begonnen, eure Tiefen auszuloten, euch weiter nach unten zu wagen.

Viele von euch leben noch sehr im Unbewussten, sehr an der Oberfläche des Seins, ganz weit weg von ihrem wahren Ursprung. Ihr seid göttliche Wesen, in jedem Moment eures Seins gewollt. Das ist euer Kern, und dieser Kern liegt bei vielen noch im Verborgenen, in den Tiefen des Wassers. Ich bin euer Spiegel, ich bin immer präsent und ich bin wie ihr ein ewiges Wesen. Das Was-

serelement zeigt einen Aspekt unseres Seins, es ist ein wunderschöner Aspekt.

Wasser hat wunderbare Qualitäten, es hat eine reinigende Wirkung, ihr könnt euren Durst damit löschen, es hat eine wunderbare Heilwirkung auf euren Körper, es verbindet viele Prozesse in euren Körpern und es fungiert als Informationsträger. Es bildet die Grundlage von Wachstum und Leben.

Aber Wasser kann noch mehr, es kann fließen, es kann stehen, es kann sich bewegen, es kann ewig tief sein und es kann sehr flach sein. Das alles sind auch Aspekte, die in euch schlummern. Das Wichtigste jedoch, was ich euch an dieser Stelle mitgeben möchte, ist die Tatsache, dass Wasser auch ein Ausdruck von etwas sein kann. So könnt ihr euch vorstellen, dass das Wasser auf der Erde etwas von euch ausdrückt, etwas von eurem Fühlen, eurem Denken und eurem Handeln. Und das sind die vielen Schattierungen eurer Ängste. Ich war ein wunderbarer Spiegel für die verschiedensten Ängste, die ihr euch nur denken könnt. Ihr habt alles zu dem Thema gelebt, meine Speicher quellen über. Eure Psychologen gehen sogar so weit, verschiedenen Ängsten die verschiedensten Namen zu geben. Viele Menschen haben zu diesem Themen geforscht und gelebt. Ich bin so stolz auf euch.

Was ist mit dem Wasser der Erde geschehen, wie drücke ich mich im Moment aus? Gibt es ein Gleichgewicht? Nein, meine lieben Kinder, im Moment gibt es kaum Gleichgewicht im Wasserelement. Es gibt Regionen auf mir, die haben zu viel Wasser, die Menschen kämpfen gegen Fluten, ertrinken, Industrien sind lahmgelegt. Im Gegensatz dazu gibt es Regionen auf mir, wo es gar kein Wasser gibt. Dort haben die Menschen nicht einmal genug Wasser, um zu überleben.

Ihr Lieben, ihr lebt in einer Welt der Polarität. Das bedeutet, jedes Mal wenn ihr die eine Seite der Medaille wählt, wählt ihr auch automatisch die andere. Ich will euch ein Beispiel geben. Lasst uns beim Beispiel Angst bleiben. Jedes Mal, wenn ihr Angst spürt, habt ihr das Erfahren dieser Emotion gewollt. Und so lange, wie ihr zu verschiedenen Themen Angst verspürt, wählt ihr auch automatisch Mut oder Liebe. Das bedeutet, dass ihr auf dem Strang der Polarität unterwegs seid.

Polaritäten zu erforschen und zu leben, ist eine schöne Sache, ihr habt es sehr, sehr lange mit großem Erfolg getan. Ich schätze mich so glücklich, dass ich euer Ausdruck war in dieser langen Zeit.

Ich hatte ganz viel Spaß und fühle mich immer wieder vollkommen geehrt, wenn ihr Rituale für mich durchführt. Das ist so wunderbar, es ist, als hätte ich Geburtstag, und gleichzeitig bedeutet es für mich auch, dass ihr euch nur an bestimmten Tagen oder zu bestimmten Zeiten meiner voll bewusst seid. Oft seid ihr beschäftigt mit Überleben, mit Sorgen, damit, euch selbst ständig infrage zu stellen, mit eurer Traurigkeit und mit der Traurigkeit der anderen um euch herum.

Ihr habt in den letzten Jahrtausenden gelernt, das Drama zu leben. Das war auch nötig, denn ihr wolltet Polarität erfahren, sie erforschen. Ihr wolltet an euch selbst spüren, was gegenteilige Emotionen mit euch machen, was sie mit eurem Weltbild machen.

Ihr habt so gute Arbeit geleistet, ihr habt euch selbst übertroffen und mich wahrlich überrascht.

Nun ist es seit einiger Zeit so, dass eine ständig wachsende Anzahl an Menschen keine Lust mehr verspürt, Polarität zu leben. Und das ist auch richtig so. Wenn alles erforscht, gefühlt und er-

fahren ist, dann ist ein Wandel an der Zeit. Dann geht es darum, etwas zu verändern.

Viele von euch sind jedoch noch so sehr im Spiel der polaren Welt, dass sie ganz weit weg sind von Veränderung. Erst diejenigen unter euch – und das sind auch die, die jetzt hier meine Zeilen lesen –, die wirklich mit dem Rücken zur Wand stehen und sagen, es ist genug, wir haben genug gelitten, sind so weit, Veränderung annehmen zu können. All denen wird auch geholfen. Es haben sich viele Systeme entwickelt, die euch hilfreich zur Seite stehen. Ich habe für euch sehr gerne die verschiedensten Strategien ausgedrückt. Auch gerade wenn es um Angst ging. Das ist ein Thema, welches sehr verbreitet ist in eurer Zeit. Aber viele geniale Köpfe haben wunderbare Therapien entwickelt, um sich und anderen zu helfen.

Meine lieben Kinder, ich bin so stolz auf euch. Ihr habt wunderbare Wege eingeschlagen und seid bis dato bis zu einem gewissen Grad erfolgreich damit gewesen. Nun, die Zeit ist im Wandel, ich bin im Wandel und ich verkünde an dieser Stelle ein Rezept für euch. Ich möchte euch sagen – denn auch ich habe ganz viel gelernt in der langen Zeit unseres Wirkens –, wie ihr das Wasserelement in ein neues, noch nie dagewesenes Gleichgewicht bringen könnt. Es ist ein Rezept, und es gehören einige Zutaten dazu: bedingungslose Liebe, Annahme, Bewusstsein, Vertrauen, Beharrlichkeit, Mitgefühl, Demut, Freude am bewussten Schöpfen, Spaß am irdischen Sein! Das, ihr Lieben, sind die Zutaten.

Ich drücke aus, was ihr alles tut, um eure Angst nicht zu leben. Ich kann es nicht mehr regnen lassen, oder ich regne ohne Maß, meine Wassermassen geraten außer Kontrolle ... Ihr Lieben, so etwas passiert, wenn ihr eure Ängste nicht annehmen könnt. Angst ist nicht da, um sie zu unterdrücken, sie mit Essen zu bekämpfen oder zu verleugnen. Sie ist nicht da, um sie mit einer Sucht zu verdrängen. Angst ist da, weil ihr irgendwann einmal die Entscheidung getroffen habt, sie zu erfahren.

Dann habt ihr sie erfahren, und ihr seid darin verloren gegangen. Es war ein so schmerzhafter Prozess, sowohl körperlich als auch mental, dass ihr schwere Verletzungen davongetragen habt. Euer mentales Sein und auch euer Körper drücken diese Verletzungen aus – bei dem einen mehr, bei dem anderen weniger. Dieser Körper der Schmerzen hat sein ganz eigenes Energiefeld, ich drücke dieses Feld für euch aus! Ihr erlebt es jeden Tag in euren Nachrichten. Es wird viel von Katastrophen berichtet.

Dieser Schmerzkörper, diese Angst in vielfältigster Form, will einfach nur in Liebe angenommen werden. Lasst uns nun das Rezept, von dem ich sprach, anwenden: Also, ihr nehmt die Ängste, die ihr habt, voller Liebe bewusst an. So entsteht die Integrierung der Angst. Der erste Schritt der Heilung, der erste Schritt in ein neues Gleichgewicht ist somit getan.

Mit Beharrlichkeit arbeitet ihr an den Ängsten in dieser Form, die euch im Alltag begegnen. Ihr aktiviert in euch Vertrauen in euren irdischen Weg, Freude am bewussten Schöpfen, Mitgefühl für alle anderen Geschöpfe, die vielleicht noch nicht euren Status quo erreicht haben.

Wenn ihr so nach und nach immer mehr die Ängste in euch angenommen habt, kommt ihr in eine ganz neue Freiheit. Dann ist das Wasserelement in einem noch nie dagewesenen Gleichgewicht. Ich freue mich, weil ich weiß, dass es gar nicht mehr so lange dauert. So, ich denke, damit habe ich deine Frage ausreichend beantwortet.

Das hast du wahrlich! Vielen Dank für deine Darstellung. Wir sind dir tief verbunden und wir lieben dich. Also ich auf jeden Fall. Ich genieße meine Spaziergänge in der Natur, wenn ich dich besonders spüre und das Gefühl habe, dir sehr nahe zu sein. Und wenn es um die Natur geht, habe ich noch eine Frage bezüglich unserer Wälder. Wir holzen ganze Wälder im Amazonas ab, das kann doch nicht gut sein, so viel Lebensraum wird zerstört, so vielen Arten wird der Lebensraum, die Basis entzogen. Hier gibt es ganz viele Bewegungen, die immer wieder aufrufen, damit aufzuhören, sich dafür einzusetzen, dass so etwas nicht mehr passiert. Was meinst du dazu? Tut es dir weh, wenn wir die Bäume fällen? Hast du dann Schmerzen? Wie ist das für dich?

Geliebtes Wesen, erst einmal möchte ich dir sagen, dass ich dich auch liebe, ich liebe die Menschen und alles, was sie hervorbringen. Wie könnte es auch anders sein, bin ich doch euer Ausdruck. Wenn das alles hier ein großes Spiel wäre, dann wäre ich das Spielfeld. Ein ganz besonderes Spielfeld. Denn abhängig von dem kollektiven Bewusstsein der Menschen verändere ich mich und bringe neue Bilder, neue Ausdrücke zum Vorschein. Also unsere Liebe ist auf jeden Fall vollkommen gegenseitig.

Ich nehme es euch nicht übel, Bäume zu fällen. Lange, lange Zeit habe auch ich gelernt, und ich habe gehadert mit meiner Aufgabe. So manches Mal war sie richtig schwierig für mich. Ich habe nicht gerne gesehen, wie viele Menschen versterben oder wie Artenvielfalt ausstirbt. Ich war viel und oft traurig, ob der Verantwortung, die ich mir aufgebürdet hatte. Ich hatte zugestimmt, für eure Spezies Ausdruck zu sein. Aber ich hatte keine Ahnung, was es wirklich bedeutet. Ich hatte keine Ahnung, dass es mir viel ausmacht, wenn ihr Menschen leidet. Aber ich habe immer meinen Job gemacht. Da bin ich stolz auf mich. Ich habe erfahren, gelernt, gespeichert und erlebt. Genau das wollte ich! Auch ich bin durch den Prozess des Vergessens gegangen. Und zu vergessen, ihr Lieben, war unsere Bereitschaft. Wir wollten vollkommen vergessen, um uns zu finden, uns zu definieren, um herauszufinden, was Licht ist. Wir sind schon so weit gekommen.

Ich will noch einmal auf die Bäume zurückkommen. Natürlich liebe ich die Bäume, sie sind wie ihr ehrenvolle Wesen, sie drücken viel Weisheit aus. Sie sind der Stamm, der Grundbaustein der Weisheit und sie sind wunderbare Übermittler von Informationen und von Nachrichten. Sie stehen oft wie Fernsendemasten in der Natur. Was ist es in euch, das euch dazu verleitet, Bäume zu fällen? Warum ist es für euch wichtig, Holz zu verarbeiten? Ihr braucht es sicherlich für euer Papier und auch bestimmt in vielen anderen Bereichen. Warum forstet ihr nicht ausreichend wieder auf? Was ist da los bei euch? Ich will es euch sagen.

Wofür steht denn Holz eigentlich? Was macht das Holz mit der Erde, mit mir? Was hat es für eine Funktion? Es ist auch unter der Erde ein Mittler von Informationen, von Nachrichten. Ja, ja, bedenkt nur, dass das Wurzelwerk vieler Bäume auch unter der Erde von enormen Ausmaßen ist. So werden auch in der Erde, in mir drinnen, Informationen und Nachrichten weitergeleitet. Es ist wunderbar für mich, wenn das Netz gut funktioniert. Ich spüre dann so ein Vibrieren, ein Summen in mir drinnen und auf der Erdoberfläche. Das macht mich lebendig.

Aber das Holz hat auch noch eine Aufgabe, es hält die Erde zusammen, das Erdreich wird geschützt vor Abgängen. Ein weiterer interessanter Aspekt ist auch der, dass das Holz wächst, es dehnt sich aus, ein alter Baum hat ein wunderbar großes Wurzelwerk, es wächst und wächst. Es stabilisiert sozusagen euer Spielfeld.

Nun, was tut ihr, indem ihr Holz in großen Mengen abholzt? Ihr beschneidet das Informations- und das Nachrichtennetz unter der Erde. Ihr beschneidet Wachstum, ihr beschneidet euer eigenes Wachstum. Und ihr habt schon so gut herausgefunden, dass das Abholzen der Wälder klimatische Auswirkungen auf mir hat.

Durch sein Wachsen verändert sich das Holz auch ständig, es wechselt seine Richtung, es geht tiefer, alte Teile sterben ab, Wurzeln vernetzen sich mit denen anderer Bäume. Das Holz bzw. das Wurzelwerk hat ein eigenes Leben, etwas, was ihr nicht unmittelbar sehen könnt, weil es nicht direkt vor euren Augen geschieht. Aber es ist dennoch da.

Ihr Lieben, auch ihr seid Geschöpfe, die wachsen, die sich entwickeln, ihr tragt Informationen weiter, ihr gebt Nachrichten weiter, ihr schließt euch zusammen zu Interessensgemeinschaften, ihr schließt Bündnisse für das Leben. Ihr vernetzt euch mit Gleichgesinnten. Was tut ihr, indem ihr maßlos ganze Wälder rodet? Was tut ihr mit euch selbst? Ich will es euch sagen. Ihr beschneidet euer Wachstum, ihr beschneidet eure Fähigkeiten, euch zu verändern, ihr beschneidet eure Fähigkeiten der Kommunikation untereinander.

Das Element Holz hat viel mit Wachstumsprozessen zu tun. Ich bin ein sehr guter Spiegel, ich zeige euch gut auf, was geschieht, wenn ihr euch hier verweigert. Ihr erlebt es vielfältig in euren Industrien: Die Macht ist in wenigen einflussreichen Händen, alles ist ausgerichtet auf Geld und Besitz. In der Industrie wird nur auf Wachstum gebaut. Aber was ist mit den Bedürfnissen der Menschen? Ihr seid Schöpfer, ihr seid alle machtvolle Wesen, ihr seid alle göttlichen Ursprungs!

Ihr selbst spürt es sehr wohl an euren Körpern, wenn ihr euch nicht verändern könnt. Ihr habt dann oft Schwierigkeiten mit euren Gelenken. Ihr werdet unbeweglich an Körper, Geist und Seele. So ist es auch bei mir, ich kann Wetterfronten ganz lange hervorbringen, bevor sie wieder in die Veränderung gehen. Ich werde immer unbeweglicher in dieser Beziehung. Ich bin euch da ein guter Spiegel.

Ihr Lieben, ich weiß auch, dass all das nur ein Spiel ist. Ihr habt eingewilligt mitzuspielen, als ihr euch entschlossen habt, hier auf mir zu erfahren, zu erleben, wer ihr wirklich seid. Wir gehen zusammen in ein neues Zeitalter, und jeder, der dieses Buch liest, trägt bewusst seinen Teil dazu bei, dass es zu einem guten Gelingen kommt. Darum möchte ich euch nun aufzeigen, was jeder Einzelne von euch tun kann, um das Element Holz in ein nie gekanntes Gleichgewicht zu bringen. Auch hier gibt es einige Zutaten zu einem wunderbaren Rezept, das auszuprobieren sich auf jeden Fall lohnt. Dazu gehören folgende Zutaten: bedingungslose Liebe, eine große Portion Mut, liebevolle Vergebung, Bewusstsein und die Annahme all dessen, was ist, jemals war und sein wird.

Oft habt ihr das Gefühl, machtlos zu sein, weil die anderen, die großen Unternehmen, die Bäume fällen. Die Eingeborenen können sich kaum wehren ob der Macht der wenigen Einflussreichen. Und ihr, ihr fühlt euch weit weg von all dem und denkt, ihr könntet nur wenig tun. Auch ist es manchmal schwierig für euch, wiederverwertete Materialien zu kaufen. Sie sind unsinnigerweise oft teurer als die Produkte, die aus den Rohmaterialien hergestellt werden. Viele von euch müssen wirtschaften. Ihr habt euch ein interessantes Wertesystem über das Geld manifestiert, so dass viele von euch dort großen Mangel leiden und sich vollkommen ohnmächtig fühlen, wenn es darum geht, die Natur zu schützen, sich mit biologischen Nahrungsmitteln zu versorgen usw. Ihr habt oft das Gefühl, euer Wachstum stagniere. Ihr glaubt, eure Ziele nicht zu erreichen und keine Konzepte zu haben, um Herausforderungen zu meistern.

Ihr Lieben, all das hat mit Wachstum und Entwicklung zu tun. Ihr habt viele Jahrhunderte der Unterdrückung gelebt. Was für wunderbare Erfahrungen konnte ich euch da manifestieren, unglaublich, was ihr alles in meinen Speichern dazu finden könnt. Jeder Einzelne hat sehr gut an diesen Szenarien mitgewirkt. Ihr habt wirklich ganze Arbeit geleistet.

Nun ist es so, dass viele von euch genug stagniert sind, sie haben die Nase voll davon, nicht weiterzukommen, sich nicht weiterentwickeln zu können. Für all diese Menschen gebe ich nun gerne einen Schlüssel heraus. Er ist der Schlüssel, der es euch ermöglicht, euch weiterzuentwickeln, sinnhafte Entscheidungen zu treffen, euch verändern zu können. Ihr seid damit in der Lage, neue Glaubensmuster zu manifestieren, neue Netzwerke zu erstellen, ihr werdet ganze Informations- und Nachrichtennetzwerke errichten, die euch in eurer Entwicklung unterstützen, die euch hineintragen in die neue Energie, die in dieser Zeit auf mir manifestiert wird.

Ich bin so froh, dass ich Überbringer dieser Botschaften sein darf. So war es abgesprochen, und nun ist es so weit: Vergebt euch selbst voller Liebe für all das, was ihr anderen angetan habt. Liebt euch bedingungslos mit all euren beschränkenden Glaubensmustern, mit all eurem Hierarchiedenken, mit all eurer Traurigkeit, mit der Tatsache, dass ihr vergessen habt, wer ihr wirklich seid.

Schreitet mutig voran, schüttelt alles Alte ab und nehmt voller Liebe an, was war, was ist und was jemals sein wird. Nehmt eure Größe an, nehmt es als gottgegeben an, dass ihr wachsen dürft in eure Kraft, in euer Potenzial, um das zu leben, weswegen ihr gekommen seid - um eure Vision in die Welt zu bringen, denn das ist euer wahres Sein.

Ich bin so stolz auf euch, weil ich weiß, dass ihr es schafft. Ich sehe es schon. Ich sehe mich mit einem paradiesischen Garten mit wunderbaren Bäumen, die weise ihre Kronen in den Wind recken. So viel zum Thema Abholzung von Bäumen und Veränderung der klimatischen Bedingungen auf mir.

Liebe Mutter Erde, ich danke dir. Ich bin so froh, dass du uns deine Sicht aufzeigst und dass du uns ermutigst, an uns selbst tätig zu werden. Wenn ich dich richtig verstanden habe, dann hat jeder Mensch selbst ein Erfahrungsspielfeld oder auch eine Bühne. Das ist der Körper. Und das Spielfeld der Menschheit ist das kollektive Bewusstsein, also das, was alle im Durchschnitt denken, fühlen und tun. Ist das so, Mutter Erde? Aber wie kann es dann sein, dass in großen Teilen Australiens ganze Landschaften verbrennen? Was hat das mit unserem kollektiven Bewusstsein zu tun?

Geliebte Wesen, ja, wie kann das sein, dass jedes Jahr viele Wälder einfach verbrennen? Was ist das Feuer für euch, was bewirkt es, was ist darin verborgen? Viele Dinge sind darin verborgen. Es sieht wunderschön aus in all seiner Pracht. Viele von euch fühlen sich davon angezogen. Ihr seht gerne in die Flammen, es ist ein wohliges Gefühl für euch, in euch entsteht Wärme! Die Wärme, die das Feuer ausstrahlt, nehmt ihr voller Dankbarkeit und auch Ehrfurcht an. Eure Kinder spielen gerne damit, und ihr habt viele Rituale, in denen das Feuer für etwas steht. So feiert ihr viele Feste, in denen das Feuer für euch eine besondere Bedeutung hat.

Das Feuer ist auch ein Element, meine lieben Kinder, das ihr in euch tragt. Ja, so ist es! Ihr habt eine Betriebstemperatur, sie liegt bei ungefähr 36.5 bis 37.5° Celsius. Wenn ihr Fieber bekommt, steigt eure Temperatur an, euch wird heiß, ihr habt das Gefühl, innerlich zu verbrennen. Und so soll es auch sein, denn es geschehen wichtige Prozesse in euren Körpern in solchen Momenten.

So ist es auch auf mir, meine Lieben. Ihr habt das Muster entwickelt, alles zu bekämpfen, was ihr nicht kontrollieren könnt. Ihr habt im Außen nach Lösungen gesucht. Ihr habt dabei wahrlich meisterhafte Lösungen gefunden. Euer menschlicher Geist ist wahrlich von göttlicher Natur. Ich bin so froh, euer Spiegel zu sein. Ihr habt Medikamente produziert, die euer inneres Fieber senken, ihr habt gute Strategien und unterstützende Gerätschaften entwickelt, die euch beim Bekämpfen der Brände auf mir helfen. Da seht ihr euren genialen Geist. Ich bin so stolz auf euch. Ihr dürft gerne weiter in der Richtung entwickeln, weiter dort forschen und produzieren.

Aber wofür steht denn nun eigentlich das Feuer, ist es nicht so, dass das Feuer auch für etwas steht, das eine Gleichmäßigkeit ausdrückt. Es drückt ein Sein aus, ein Ist, ein Bewusstsein darüber, was ihr wirklich seid. Was seid ihr wirklich? Ihr seid Wesen göttlichen Ursprungs, ja, so ist es!

Und nun melde ich mich zu Wort, um euch mitzuteilen, dass wir zusammen eine Bewusstseinsveränderung erleben. Wir sind schon darin, viele von euch haben zugestimmt, dabei zu sein. Ich freue mich darüber! Das Feuer, das in euch brennt, ist das Feuer des Seins, es ist eure Motivation, immer wieder zu inkarnieren, immer wieder die Erfahrungen auf mir zu machen – so lange, bis ihr wieder zurückgefunden habt zu dem, was ihr wirklich seid.

Ihr Lieben, das Feuer nimmt auch noch eine Schlüsselfunktion ein in der heutigen Zeitrechnung. Es ist verbunden mit dem

Feuer, mit der Hitze der Sonne. Die Sonne, das Licht, ist für mich und für euch Lebenselixier. Ja, so ist es, die richtige Dosis Sonne ist wichtig für uns. Auch die Sonne hat sich bereiterklärt, an dem großen Bewusstwerdungsprozess mitzuwirken. Und ich freue mich sehr darüber. Sie ermöglicht uns eine Schwingungserhöhung von besonderem Ausmaß. Wir können gar nicht anders, als unsere Schwingung zu erhöhen. Die Sonne ist daran maßgeblich beteiligt. Durch ihre Eruptionen hat sie eine starke Wirkung auf eure Körper und auf eure mentale Einstellung. Sie ist wunderbar, sie geht in dieser Zeit bis an ihre Grenzen, sie hält ihre Energien zurück, damit hier auf der Erde Veränderung und Schwingungserhöhung in Gang kommen. Ich fühle ihre große Kraft und kann schon wahrnehmen, was es mit mir machen wird. Ich fühle mich ganz stark von ihr angezogen, es ist für mich, als ob sie mich hineinzieht in den Kosmos, in eine Lücke am Firmament.

Es wird ein Evolutionsschritt sein. Damit geht auch eine Positionsveränderung einher. Meine Achse wird sich neigen. Meine Pole befinden sich schon auf dem Weg der Veränderung. Fragt eure Wissenschaftler, sie werden es euch bestätigen. Diese Neigung, ihr Lieben, wird zur Folge haben, dass es eine kleine Weile dunkel um euch herum sein wird. Aber fürchtet euch nicht, das ist nur die Neuordnung, die dann passiert. Ich freue mich so sehr, ich freue mich auch auf die Dunkelheit. Sie wird ein Anhalten des Atems sein, ein Innehalten von göttlichem Sein. Genau an dieser Stelle, nach der Dunkelheit, nach dem Innehalten des göttlichen Atems, des göttlichen Seins wird das Licht wieder angehen. Es wird weitergehen. Das Einzige, was anders sein wird, was sich verändert haben wird, ist die Richtung des Atems des göttlichen Seins.

Ihr Lieben, ihr hattet euch ganz weit von eurem wahren Kern entfernt, ihr habt sozusagen die Grenzen ausgelotet. Das Univer-

sum, das göttliche Sein hat sich ausgedehnt bis an den äußersten Rand. Wie wunderbar, genau zu der Zeit hier auf mir zu sein, wenn das Universum, das göttliche Sein, seinen Atem anhält und in die entgegengesetzte Richtung zieht. Ja, ihr vermutet richtig, das Universum zieht sich wieder zusammen, der göttliche Atem geht wieder nach innen. Ihr wolltet dabei sein, gerade zu dem Zeitpunkt der Wende, des Wandels.

Es ist aber auch für euch eine begnadete Zeit. Ihr werdet wunderbare Bewusstwerdungserfahrungen machen. Ich freue mich darauf, es ist auch für mich eine gute Zeit, ich werde erblühen, mich rekeln, erstrahlen in einem ganz neuen Glanze. Ihr werdet euch eures Kernes immer mehr bewusst werden und werdet dadurch eine ganz neue Kraft entwickeln.

Ich weiß, dass sich viele Menschen vor dieser Dunkelheit fürchten, vor dem kurzen Moment des Innehaltens des göttlichen Atems. Ihr neigt dazu, euch zu fürchten vor Dingen, die euch unbekannt sind, vor Veränderungen, die ihr nicht abschätzen könnt. Nehmt diese Angst an, sie darf da sein, ihr habt es so gewollt. Dies geschieht in euren Herzen, sie sind der große Schlüssel zu dem, was ihr fühlt. Seid bereit, eure Angst in eurem Herzen, voller Liebe anzunehmen, und seid bereit, ein Feld der Liebe in eurem Herzen aufzubauen. Denn das ist der Schlüssel, um sich zurechtzufinden in der Zeit der Dunkelheit, in der Zeit des Innehaltens des göttlichen Seins, des kosmischen Atems.

Viele von euch beschäftigen sich gerade jetzt mit ihrer Herzensenergie, sie werden mithelfen, die Energie zu halten, auch für viele andere unter euch, die noch nicht so weit sind.

So seht ihr, es ist alles in der Ordnung. Ihr haltet in der Dunkelheit das Feuer am Leben - dadurch, dass ihr die Herzenskraft, die Kraft der Liebe, das Feld der Liebe haltet. Das ist eure Aufgabe, die Aufgabe der Menschen in der Zeit des Wandels.

Ihr Lieben, es ist das Feuer der Reinkarnation, das in euren Herzen brennt. Es gibt noch viele Seelen auf den anderen Ebenen, die auch gerne hier auf mir sein möchten, sie warten nur darauf, dass ihr großer Augenblick, ihre große Reise beginnt. So haltet ihr nicht nur für euch selbst, sondern auch für die, die waren, und die, die sein werden, das Feuer des Herzens in Gang. Ich bin so stolz auf euch.

Es gibt Menschen unter euch, die wahrlich trainiert sind in diesem großen kosmischen Spiel. Es ist nicht das erste Mal, dass sie das Innehalten des kosmischen Atems miterleben. Sie sind trainiert darauf, die Schwingung mit euch zu halten. Sie sind wie Eckpfeiler im Energiesystem der Wandlung. Ihr seid nicht allein, von Gott verlassen während dieser Zeit, ihr seid eher besonders begleitet von vielen göttlichen Helfern, die auch alle dem großen Tag entgegenfiebern.

So nehmt den großen Schlüssel für eure Herzen an, aktiviert Liebe darin. Dann kann das Feuer nicht ausgehen, und wir alle werden einen wunderbaren Neubeginn, eine Neuordnung erleben. Und das Feuer wird sich in neuem Maße ausbreiten auf der gesamten Erde. Es wird gleichmäßig brennen – mit einer Intensität, die euch überraschen wird. Ein Feld der Liebe, des Miteinanders, der Wertschätzung und Achtung wird entstehen.

Wow, was für interessante Dinge präsentierst du uns da! Du hast Recht, das Jahr 2012, das Ende des Maya-Kalenders und die Sonnenaktivitaten sind in vieler Munde. Und es gibt viele Unsicherheiten, die damit für uns verbunden sind. Viele Menschen fürchten sich, aber viele Menschen glauben auch daran, aktiv das neue Zeitalter mitgestalten zu können. Ich selbst fürchte mich nicht so sehr. Ich weiß, dass wir viele Male hierherkommen und immer wieder das Spiel des Lebens spielen, bis wir uns unseres Selbst so weit bewusst sind, dass es zurückgeht zur Quelle ewigen Seins.

Viele von uns, ich eingeschlossen, haben ein Sehnen in sich, das Sehnen nach Leichtigkeit, nach Freiheit, nach lichtvoller Erfahrung, nach einem Sich-getragen-Fühlen und Sich-vollkommen-im-Einklang-Fühlen. Liebe Mutter Erde, genau das erhoffen wir uns durch den Eintritt in ein neues Zeitalter, das genau erhoffen wir uns, wenn die Turbulenzen um das Jahr 2012 überstanden sind. Wie ist das, liebe Gaia, kommt das so, ist das so?

Geliebte Christiane, ihr geliebten Leser dieser Niederschrift, ich will euch etwas dazu erläutern. Das neue Zeitalter, in dem ihr überhaupt schon mittendrin seid, hat viel mit eurer Individualität zu tun. Ihr wart sehr lange unterwegs im Spiel des Lebens. Jeder Einzelne von euch hat auf mir vieles erfahren, erlebt, hat gelitten, hat Freude empfunden, ist viele Male die unterschiedlichsten Tode gestorben. Ja, das ist wirklich wahr. Jeder Einzelne von euch hat einen fast unerschöpflichen Datenspeicher mit den verschiedensten Lebenserfahrungen angesammelt.

Ihr habt euch in diesen Jahrtausenden mit den Erfahrungen identifiziert. Ihr glaubt, dass ihr all diese Erfahrungen seid. Ihr glaubt, dass ihr all dieser Schmerz seid, ihr habt euch sogar eigens einen eigenen Körper dafür angelegt, euren Schmerzkörper. Er ist von energetischer Natur, ja, es ist eine schwingende energetische Wolke, wenn ihr so wollt. Nun hat jeder von euch so einen Körper, in dem er seine schmerzvollen Erfahrungen abgespeichert hat. Erfahrungen, die keinen guten Urgrund zugelassen haben, sind sozusagen noch auf der Sollseite eurer Lebenskonten. Da ist noch Arbeit zu tun. Da sind noch Dinge aktiv in euch, die noch nicht integriert sind. Noch nicht integriert bedeutet, dass ihr diese Dinge als Stress empfindet, oft wollt ihr sie weghaben. Sie sollen nicht da sein, aber irgendwann einmal habt ihr sie als Wahrheit akzeptiert.

Ihr kommt so lange wieder, bis ihr diese Wahrheiten integrieren konntet. Das bedeutet, bis ihr so weit seid, sie nicht mehr zu bewerten. Und dieser Weg, ihr Lieben, ist ein ganz individueller Weg. Jeder Einzelne von euch hat ganz eigene Erfahrungen gesammelt, hat ganz eigene Wertungen vorgenommen, jeder Einzelne von euch ist einzigartig. Das heißt nichts anderes, als dass der Weg, auf dem ihr euch befindet, auch in der neuen Zeit - oder auch gerade erst möglich gemacht durch die neue Zeit - ein sehr individueller sein wird. Ihr alle macht einen Bewusstwerdungsprozess durch, das ist so. Aber jedem Einzelnen von euch werden andere Dinge bewusst werden, die vorher nicht klar waren. Diesen Bewusstwerdungsprozess, ihr Lieben, macht ihr auf mir! Ich freue mich darüber, es werden sich ganz viele Energien klären, es wird eine Neuordnung geben, es wird ein nie dagewesener Frieden in euren Herzen einkehren und auch in mir.

Ich bin euer Spiegel! Dieser Prozess der Bewusstwerdung ist ein Geschenk des kosmischen Atems. Das Ausatmen des Kosmos, des Universums kommt zu einem Ende, eine kurze Pause entsteht, ein kleines Verweilen, ein Erkennen, dass Polarität Illusion ist, ein Erkennen und Bewusstwerden, dass, wenn ihr eine Seite der Medaille wählt, ihr automatisch auch die andere wählt. Das, was wirklich ist, was nicht eurer Wertung entsprungen ist, ist das Sein. Denn das ist real, es ist ewig, vollkommen ohne Zeit und ohne Raum.

Meine Lieben, das zu erkennen und sich dessen bewusst zu werden, das ist euer Ziel in der heutigen Zeit. Und das ist auch die große Chance, die sich hinter dem Moment des Verweilens verbirgt, dem kleinen Moment des Innehaltens zwischen dem Ausatmen des Universums und dem Einatmen.

Wie Makrokosmos, so auch Mikrokosmos, ihr kennt dieses Gesetz. Ihr geliebten Wesen, die ihr Mensch geworden seid, auch ihr unterliegt diesem Gesetz, und auch euer Atem verhält sich so wie der Atem des Universums, wie sollte es auch anders sein. Ihr kommt auf diese Welt, trennt euch von eurer Mutter mit einem ersten Einatmen - und ihr geht von dieser Welt, aus dem Körper, mit einem letzten Ausatmen. Euer Leben im menschlichen Körper ist begleitet von stetem Einatmen und Ausatmen. Der Atem steht für das Erleben, für das Erfahren in euren Körpern.

Eure Körper sind wunderschön, ihr Lieben, ja ich sage euch, sie sind wunderschön. Ein jeder Körper ist ein perfektes Wunderwerk. Er besitzt Selbstheilungskräfte, die auch sofort aktiv würden bei Ungleichgewichten, wenn ihr nur eure Körper endlich voller Liebe annehmen würdet. Dazu rufe ich euch auf.

Euer Atem gibt euren Körpern Leben. Er schenkt euch die Kraft und die Macht, hier auf mir, auf eurem gewählten Planeten, das Leben, euer menschliches Sein, in vollen Zügen zu genießen. Aber was macht ihr, meine lieben Kinder? Habt ihr gelernt, euer Leben wirklich zu leben, es in vollen Zügen zu genießen? Nein, ihr seid oft so eingeschränkt in eurer Wahrnehmung, so in euren beschränkenden Mustern gefangen, dass das wirkliche Leben an euch vorbeizieht.

Das wirkliche Leben ist das bewusste Wahrnehmen, das Wahrnehmen dessen, was hinter dem Atem liegt. Hinter dem Atem oder in den Atempausen nach dem Ein- oder Ausatmen liegt der göttliche Urgrund, euer wahres Sein. Alles andere, was ihr hier erlebt auf mir, ist eine Illusion. Je nach Intensität und Vorerfahrung erlebt hier jeder von euch seine ganz eigene Illusion.

Ihr lebt nicht mit Bewusstsein, mit dem, was hinter dem Atem liegt. Nein, meine lieben Kinder, ihr reagiert stetig auf das, was euch die Welt im Außen liefert. Und ihr bemerkt nicht, dass das, was das Außen liefert, eure eigenen Muster sind, die euch dort gezeigt werden. Wenn ihr euch derer bewusst werdet, werdet ihr immer näher zurück an euren göttlichen Ursprung geführt.

Ich freue mich darauf, denn jetzt ist eine gute Zeit gekommen, jetzt, da der Kosmos kurz vor dem Innehalten nach dem Ausatmen steht. Ihr wollt euren Beitrag leisten zu eurem eigenen Wohl und zum Gelingen des Wandels? Das ist super! Ich möchte euch an dieser Stelle eine Rezeptur dafür geben.

Der Atem der Menschen ist wiederzufinden im Metallelement. Dort verbirgt sich die Kraft und die Macht, die Vision eurer Seele im menschlichen Körper zu leben. Der Atem ist die Kraft der Umsetzung. Der Atem, meine Lieben, ist auch auf mir wiederzufinden. Euer kollektives Bewusstsein kreiert Winde auf mir. Und was für Winde sind das auf mir? Wow, oft sind sie sehr unkontrolliert und entwickeln zerstörerische Kräfte, denkt nur an die immer häufiger auftretenden Tornados, an die starken Winde, die die Waldbrände in vielen Teilen auf mir begünstigen. Andere Teile auf mir erleben dagegen die vollkommene Windstille, über Monate bewegt sich nicht ein Halm. Ja, ihr Lieben, ich bin euer Spiegel.

Wie ist das mit euch selbst, habt ihr gelernt, tief und bewusst zu atmen? Habt ihr gelernt, im Gespräch das stete, tiefe Atmen im Bewusstsein zu halten? Habt ihr die Bedeutung des Atems er-

kannt? Einige von euch werden das verneinen, andere jedoch haben schon wunderbare Erfahrungen mit dem bewussten Atmen gemacht. Ich will euch an dieser Stelle Näheres dazu erläutern. Das Einatmen steht dafür, das Leben anzunehmen, es aufzunehmen, das bedeutet, die Ereignisse, die Erfahrungen, die ihr macht, auch anzunehmen, sich nicht dagegen zu sträuben.

Nach dem Einatmen kommt bestenfalls eine kleine Pause, ein kurzes Innehalten des Atems. Diese Stelle ist auch von großer Bedeutung. Sie bedeutet doch, dass ihr ganz nah am göttlichen Ursprung seid. Meine lieben Kinder, seid euch an dieser Stelle bewusst, dass ihr göttlich seid, dass ihr dem Göttlichen entsprungen seid. Seid euch an der Stelle, genau an der Stelle nach dem Einatmen, an dem Punkt des kurzen Innehaltens, der göttlichen Liebe bewusst, nehmt sie bewusst wahr, denn sie ist für euch.

Ihr Lieben, tragt diese tiefe Liebe, das, was ihr wirklich seid, ganz ohne euer täglich erlebtes Außen, mit in die Ausatmung. Nehmt diese Liebe ganz bewusst mit in die Ausatmung. Denn dadurch, ihr geliebten Wesen, lasst ihr all das los, was bei euch noch nicht in der Ordnung ist. Ja, es ist so einfach. Nutzt den Atem als das, was er ist: Er ist das Bindeglied zwischen Geist und Körper.

Seid ihr dann am äußersten Punkt der Ausatmung angekommen, also auch hier an der Stelle des kurzen Innehaltens des Atems, an der kleinen Atempause, seid euch der Illusion eures Lebens bewusst. Ihr seid ewige Wesen!

Der Atem, versetzt mit der bedingungslosen, ewigen Liebe des Seins, ist ein großer Schlüssel zum guten Gelingen eurer Leben. Er ist ein großer Schlüssel zur Glückseligkeit. Das Leben als das zu sehen, was es ist, ist ein Meilenstein der neuen Zeit. Das Leben ist dazu da, jeden Tag zu genießen, die Liebe in allem zu erkennen, in allem zu sehen, das zu sehen und das zu leben, was hinter dem Atem ist, hinter den täglichen Erfahrungen im Außen. Das sind meine Worte, und die gebe ich jetzt in die Welt.

Liebe Mutter Erde, was soll ich sagen ... Ich bin überwältigt, und ich habe so viel mehr verstanden. Ich danke dir.

Vertraue mir, gesegnetes Wesen, du zur Quelle gehörendes Strahlen der Ewigkeit. Dies ist alles schon gewesen. Es wiederholt sich immer und ewig. Die Lichtmutter Erde braucht Unterstützung in der nun folgenden schwierigen Phase der Energietransformation in ihren Lichtkörper. Empfange nun die Botschaft und verbreite sie voller Freude, denn das geschieht im Namen des Vaters der Ursonne.

Nachwort

Nehmen Sie sich ein bisschen Zeit für sich selbst. Suchen Sie sich einen ruhigen Ort in Ihrem Zuhause oder gerne auch draußen und machen Sie es sich gemütlich. Sie können sich setzen oder hinlegen.

Blicken Sie mit offenen Augen einmal um sich, und erlauben Sie es sich, einige Minuten ganz in sich zu verweilen. Verabschieden Sie das Außen, Geräusche und Störungen für eine kleine Weile. Dann schließen Sie die Augen und atmen einige Male genussvoll tief in Ihr Herz ein und aus.

Mit jedem Atemzug, den Sie bewusst in Ihr Herz fließen lassen, öffnet sich die Tür zu Ihrem Herzen allmählich immer mehr. Es ist eine wunderschöne Tür. Sie ist aus dem edelsten Holz, das Sie sich nur vorstellen können. Auf ihr sind wahre Meisterstücke an Schnitzarbeit zu erkennen. Dort gibt es das Symbol einer Flamme, das Bildnis der Sonne in ihrer ganzen Pracht und der Mond mit einigen Sternen ist zu sehen. Allmählich nun öffnet sich Ihre Herzenstür immer weiter, und Sie können schon einen Blick in Ihren Herzensraum erhaschen. Wohlig gedämpftes Licht können Sie wahrnehmen, einzelne Konturen können Sie erkennen. Wunderbare Wärme strahlt Ihnen aus Ihrem Herzensraum entgegen. Ein Geruch, der Sie an zu Hause erinnert, lädt Sie nun ein, durch die Tür zu treten. Sofort umströmt Sie ein Gefühl von Wohlsein, von Richtigsein und von Angekommensein.

In Ihrem Herzensraum brennt eine Flamme auf einem Altar. Es ist die Flamme Ihres Lebens. Sie flackert ruhig und beständig auf einem schönen Altar. Sie fühlen sich von dieser Flamme magisch angezogen. Sie möchten sie am liebsten berühren. Und so soll es auch sein. Trauen Sie sich und berühren Sie Ihre Flamme. Sie bemerken sehr schnell, dass sie nicht heiß ist. Sie ist wohlig temperiert und umschließt Ihre Hand liebevoll. Treten Sie noch näher an den Altar heran, klettern Sie darauf und gehen Sie durch Ihre Lebensflamme hindurch. Ja, so ist es richtig.

Sie erkennen einen schmalen Gang, der geflutet ist mit strahlendem Licht. Die Wände des Ganges sind aus dem schönsten Licht gemacht, das Sie jemals gesehen haben. Am Ende des Ganges erwartet Sie jemand ganz Besonderes. Es ist ein Wesen von Reinheit und strahlender Schönheit. Es umfängt Sie voller Liebe und Freude. Es ist Ihre Seele, und sie spricht zu Ihnen: "Herzlich willkommen im Raum des ewigen Seins." Mit diesen Worten verneigt sich Ihre Seele tief vor Ihnen. Gestatten Sie es sich nun, die tiefe Freude zu spüren, die unendliche Gelassenheit und den Zustand der Glückseligkeit, den Ihre Seele aussendet. Sie lädt Sie nun mit geöffneten Armen ein, sich ganz tief in ihrer Energie zu versenken. Voller Vertrauen und voller Freude nehmen Sie diese Einladung an. Sie lassen sich umarmen von tiefer Freude, unendlicher Gelassenheit und dem Zustand der Glückseligkeit. Sie spüren in diesem Moment, wie die Kraft des ewigen Seins Ihren gesamten Körper flutet. Es bemächtigt sich Ihrer eine große Gewissheit, dass Sie immer und ewig getragen und geführt sind, Sie können immer sein, was Sie sich von ganzem Herzen wünschen. Das strahlende Licht des ewigen Seins hat Einzug gehalten in Ihr Bewusstsein. Verweilen Sie einige Minuten in diesem Zustand. Atmen Sie liebevoll ein und aus.

Sie lösen sich langsam von Ihrer Seele, verneigen sich voller Demut und verlassen nun den Seelenraum. Sie gehen durch den Gang hindurch, sehen Ihre Flamme des Lebens. Sie berühren sie mit Ihren Händen und gehen durch sie hindurch, steigen wieder von dem Altar in Ihrem Herzensraum herunter, schauen sich noch einmal um und verlassen dann langsam den Raum. Atmen Sie einige Male tief in Ihr Herz ein und aus und kommen Sie wieder zurück in Ihren Alltag. Bewegen Sie Ihre Hände, Ihre Füße, öffnen Sie Ihre Augen und recken und strecken Sie sich. Wann immer Sie möchten, können Sie zurück in Ihren Seelenraum gehen.

Über die Autorin

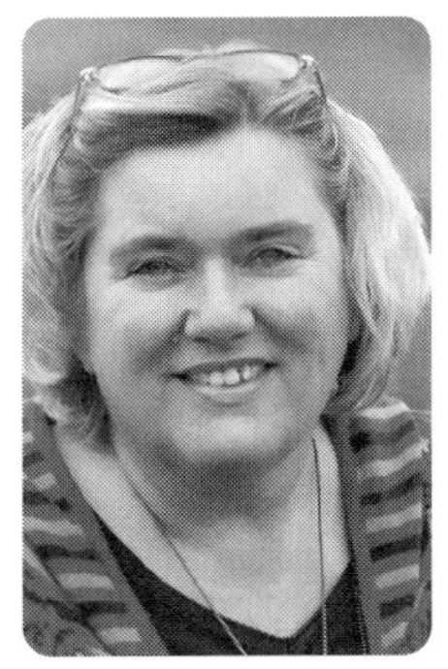

Christiane Finnan wurde 1966 geboren und hat eine Ausbildung zur Handelsfachwirtin und zur Fremdsprachenkorrespondentin abgeschlossen. Sie hat lange als Fremdsprachentrainerin in der Industrie gearbeitet, bevor sie sich ihrer heutigen Aufgabe widmete.

Bei einer Erkrankung hat sie sich entschieden, einen alternativen Heilungsweg einzuschlagen. Dabei ist sie auf die Kinesiologie mit ihren vielfältigen Möglichkeiten gestoßen. Fasziniert von dieser Methode absolvierte sie eine dreijährige Ausbildung zur "Begleitenden Kinesiologin" (DGAK zertifiziert). Da sie die Entwicklung und Entfaltung der Potenziale im Menschen seit jeher interessiert haben, hat sie sich in der Ausbildung auf Entwicklungskinesiologie spezialisiert.

Selbst sehr spirituell und hellsichtig veranlagt, hat sie schnell herausgefunden, dass es ihr leichtfällt, mit der geistigen Welt zu kommunizieren. Es ist ihr ein Anliegen, "Himmel und Erde" näher zusammenzubringen. Zu diesem Zweck nutzt sie hohes geistiges Wissen und verbindet es mit kinesiologischen Systemen.

Es sind so Systeme entstanden, die neben der Anhebung des Bewusstseins auch ein selbstverantwortliches Leben fördern und ermöglichen.

Neben ihrer Arbeit als Kinesiologin in der Einzelberatung gibt sie Kurse und Workshops, die das menschliche Bewusstsein anheben, die der Herzöffnung dienen und die helfen, den eigenen Weg und sich selbst als strahlendes göttliches Wesen zu erkennen und die eigenen Visionen ins Leben zu bringen.

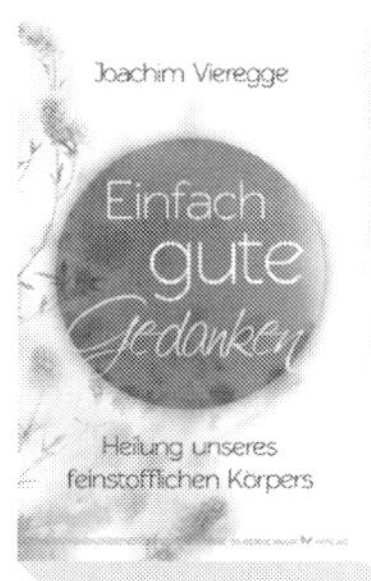

248 Seiten, broschiert
ISBN 978-3-89845-471-1
€ [D] 16,95

Joachim Vieregge

Einfach gute Gedanken

Heilung unseres feinstofflichen Körpers

Die Ursache vieler Probleme liegt auf der Ebene unserer Gedanken, auf der sich negative Gedankenformen eingenistet haben. Joachim Vieregge erklärt, was negative Gedankenformen sind, und zeigt uns, wie wir diese auf einfache Weise transformieren und wandeln können, so dass die Last von leidvollen Gedanken aufgehoben wird, an die wir viel zu lange geglaubt haben. Dann können wir das erleben, was unsere tiefste Sehnsucht ist: das Leben befreit genießen.

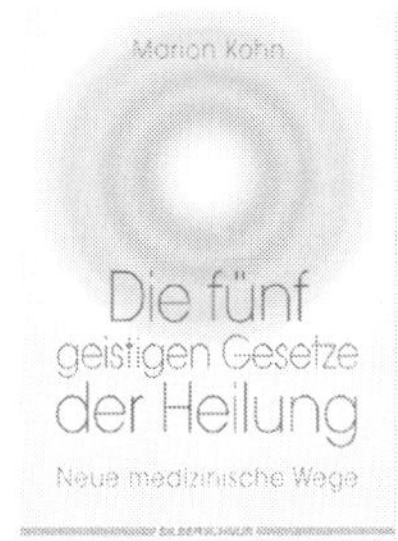

272 Seiten, Klappenbr.
ISBN 978-3-89845-293-9
€ [D] 16,90

Marion Kohn

Die fünf geistigen Gesetze der Heilung

Neue medizinische Wege

Ein revolutionärer Ansatz zu einem neuen Verständnis von Heilung! Möchten Sie wissen, warum man überhaupt »krank« wird? Möchten Sie wissen, warum man mit Krebs oder einer anderen Erkrankung reagiert, wenn man unerwartet aus der Balance gerät? Möchten Sie wissen, wie man wieder gesund werden kann, und brauchen Sie hierfür Unterstützung? Die fünf geistigen Gesetze weisen Ihnen den Weg zu einem neuen Verständnis von Medizin.
Gönnen Sie sich Gesundheit und ein glückliches, harmonisches Leben.

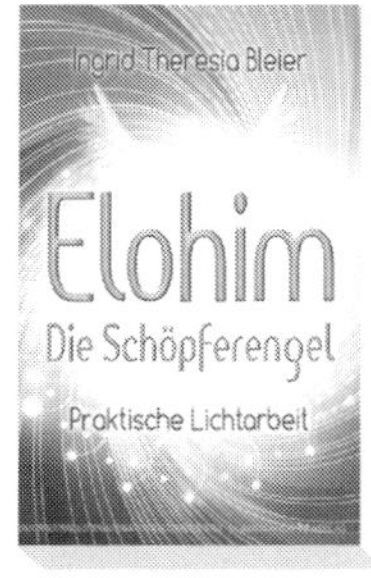

168 Seiten, broschiert
ISBN 978-3-89845-486-5
€ [D] 14,95

Ingrid Theresia Bleier

Elohim – Die Schöpferengel

Praktische Lichtarbeit

Die Elohim, die göttlichen Schöpferkräfte, helfen uns, unsere uns innewohnenden schöpferischen Kräfte zu aktivieren.
Wie wir unter der Führung der liebenden Engelkräfte unseren eigenen Kern zum Leuchten bringen, zeigt uns Ingrid Theresia Bleier. Ihre alltagstaugliche Anleitung zur praktischen Lichtarbeit bereitet uns den Weg zur göttlichen Ebene.
Die Elohim stehen an unserer Seite. Wir können uns mit ihnen verbinden, um an der Neugestaltung der vielfältigsten Lebensbereiche mitzuwirken.

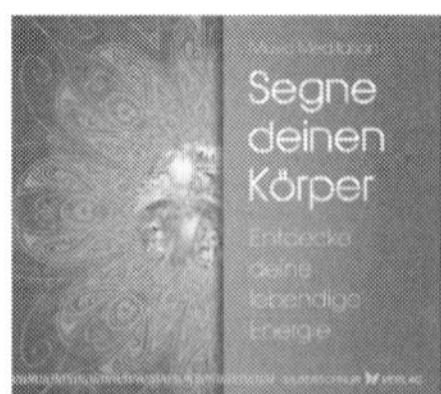

Meditations-CD, ca. 70 Min., mit Begleitheft, im Digipack
ISBN 978-3-89845-485-8
€ [D] 9,95

Music Meditation

Segne deinen Körper

Entdecke deine lebendige Energie

Die CD »Segne deinen Körper« übt eine heilende und beruhigende Wirkung auf den gesamten Körper aus und aktiviert unsere Selbstheilungskräfte. Sie bewegt unsere energetischen Schwingungen und wirkt somit auf unsere ursächliche Energie, direkt auf unser Energiepotenzial.
Die heilende Meditation hilft bei psychischen und körperlichen Problemen, während wir schlafen oder wach sind. Sie wirkt sich sofort positiv auf uns aus, hilft uns, unsere Kräfte zu aktivieren und unsere innere Energie zu fühlen. Und so gibt uns diese CD die Kraft, uns selbst zu segnen und zu heilen.

52 Karten, mit Begleit-CD und 40 Seiten Begleitheft, in Box
EAN 4260075280295
€ [D] 19,95

Dr. med. Michael Buthke

Heile dich selbst mit deinem Seelencode

Praxis-Set mit 52 Karten und CD

Dieses Kartenset ist ein Wörterbuch deiner Seele. Es macht dir die oft ungehörten Botschaften deiner Seele zugänglich und übersetzt sie in sogenannte Gehirncodes – prägnante Leitsätze, die dir bewusst und unbewusst helfen, dein Leben in eine neue Richtung zu lenken.
Mit diesem Kartenset aktivierst du stärkende Energien in dir. Du kannst es überall und in jeder Lebenslage nutzen, um einen Genesungsprozess seelisch zu unterstützen, dein emotionales Gleichgewicht wiederherzustellen, Orientierung zu finden, Entscheidungen zu treffen oder dein persönliches Wachstum zu fördern.

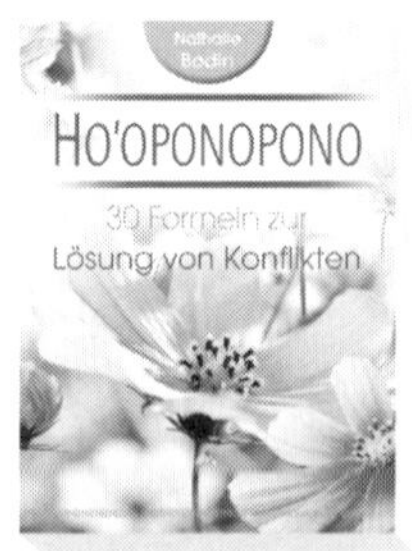

152 Seiten, mit Abbildungen, 4-fbg., Klappenbroschur
ISBN 978-3-89845-437-7
€ [D] 14,95

Nathalie Bodin

Ho'oponopono

30 Formeln zur Lösung von Konflikten

Entdecken Sie Ho'oponopono ganz praktisch für Ihren Alltag. Nathalie Bodin konzentriert sich auf das Wesentliche im hawaiianischen Vergebungsritual: die Lösung von Konflikten, wie dies in seinen historischen Anfängen der Fall war. Sie hat das ursprüngliche Ritual wiederaufgegriffen und an das moderne westliche Leben angepasst. Sie bringt uns Ho'oponopono nahe, indem sie uns an 30 alltäglichen Situationen zeigt, wie wir Konflikte erfolgreich mit der Energie des Verzeihens und des Reinigens auflösen können.
Entdecken Sie die Weisheit des Ho'oponopono, die auf jeden Konflikt auch in Ihrem Leben anwendbar ist!

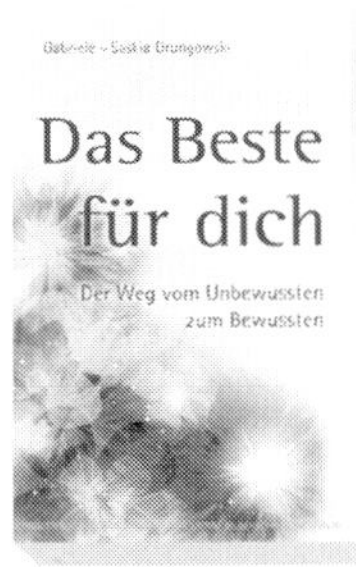

192 Seiten, broschiert
ISBN 978-3-89845-393-6
€ [D] 14,95

Gabriele~Saskia Drungowski

Das Beste für dich

Der Weg vom Unbewussten zum Bewussten

Öffnen Sie Tür zu Ihren innersten Räumen, in denen Sie Erstaunliches über sich selbst, und Ihre Beziehungen erfahren. Dieses Wissen hilft Ihnen, sich selbst wahrhaft zu erkennen und Ihr eigenes Leben in die Hand zu nehmen, ja sogar die Welt zu verändern.
Die praktischen Anleitungen, Übungen und Meditationen in diesem Buch unterstützten Sie zu begreifen, wer Sie eigentlich sind. Dank dieses Wissens stehen Sie am Anfang einer ungeahnt tiefen Bewusstheit, die alles umfasst, was Sie für Ihr Leben und Ihren eigenen Weg benötigen.

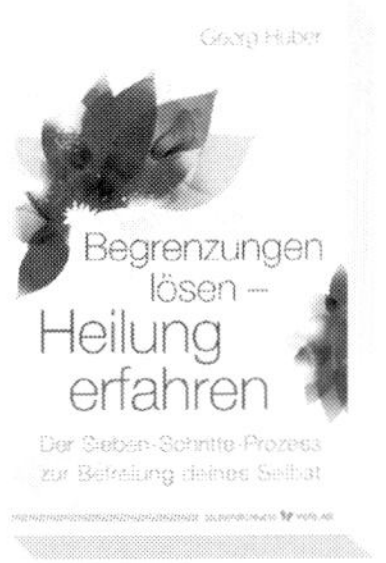

160 Seiten, 2-farbig, broschiert
ISBN 978-3-89845-457-5
€ [D] 12,95

Georg Huber

Begrenzungen lösen – Heilung erfahren

Der Sieben-Schritte-Prozess zur Befreiung deines Selbst

Jede Krankheit, Angst, Emotion und jedes psychische Problem findet seine Ursache in emotionalen Verletzungen aus der Vergangenheit. Der Sieben-Schritte-Prozess hilft, alte Muster, Ängste, Emotionen und körperliche Unpässlichkeiten anzunehmen und umzuwandeln. Diese wunderbar befreiende und heilende Methode lässt Sie Vergangenheit und Gegenwart in Einklang bringen, hilft, alte Verletzungen zu heilen und Blockaden zu lösen.
Mit diesem Prozess finden Sie einen Weg, auf leichte und effektive Weise endlich Heilung zu erfahren.
Mit 3 Meditationen zum Download

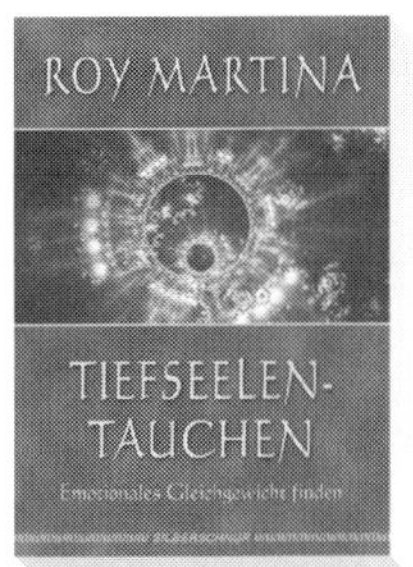

456 Seiten, broschiert, mit Illustrationen
ISBN 978-3-89845-215-1
€ [D] 18,90

Roy Martina

Tiefseelentauchen

Emotionales Gleichgewicht finden

Roy Martina ist holistischer Arzt, Autor, Ω(Omega)-NEI-Health-Coaching-Gründer, präventiver Health Coach und Trainer. In dem Folgeband zu seinem Bestseller »Emotionale Balance« überrascht Roy Martina aufs Neue, indem er Einblick in die Reise unserer Seele bietet. Dieses vollständige Konzept umfasst Themen wie:

- die Programmierung unseres Verstandes
- die Heilung der Seele: von der Verletzlichkeit zur inneren Kraft
- im Hier und Jetzt ist alles perfekt ...

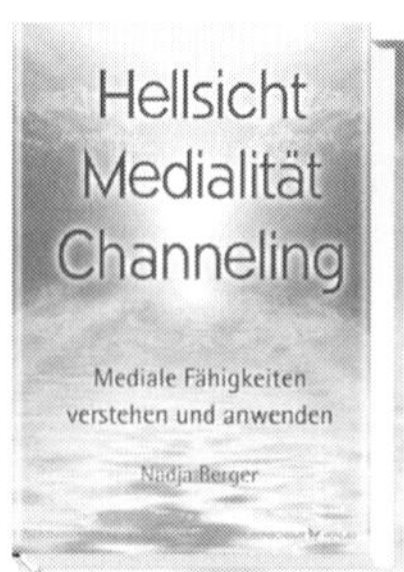

256 Seiten, Flexocover
ISBN 978-3-89845-434-6
€ [D] 16,95

Nadja Berger

Hellsicht, Medialität, Channeling

Mediale Fähigkeiten verstehen und anwenden

Nadja Berger macht Sie mit der Kunst der medialen Wahrnehmung und Kommunikation vertraut und begleitet Sie dabei, diese zu erkunden und auszuüben.
Viele praktische Anleitungen und Übungen zur Schulung eigener sensitiver Fähigkeiten helfen Ihnen, Grenzen zu überschreiten, die einem normalerweise gegeben sind, und Dinge zu überschauen, die man aus der alltäglichen Position heraus nicht wahrnehmen kann.
Entdecken Sie Ihre medialen Fähigkeiten, stärken Sie Ihre Intuition und begegnen Sie Ihren geistigen Helfern! Dieses Buch macht es möglich.

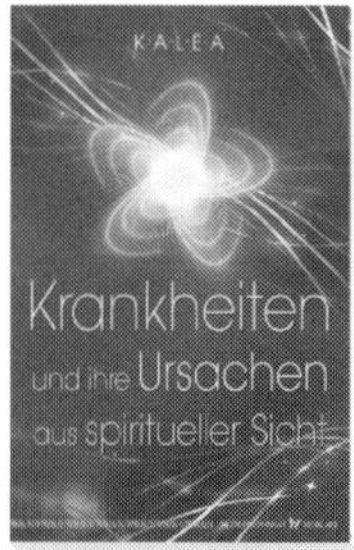

304 Seiten, broschiert
ISBN 978-3-89845-451-3
€ [D] 16,95

Kalea

Krankheiten und ihre Ursachen aus spiritueller Sicht

Krankheit ist ein Spiegel der Seele, sie hat ihren Ursprung in uns selbst und zeigt, dass etwas in unserem Leben nicht richtig läuft. Die Heilerin Kalea geleitet uns zu einem tiefen Verständnis der Krankheit, indem sie uns vermittelt, was die geistige Welt dazu sagt. Ihre Channelings zu den 80 häufigsten Krankheitsbildern, zu deren Ursachen sowie zu den Heilungsansätzen bieten uns einen einzigartigen Kontakt zu unserer eigenen, heilenden Seele.
Kalea zeigt praktische Lösungsansätze, die wahren Ursachen unserer Krankheit und geleitet uns zur Heilung unserer Seele und unseres Körpers.

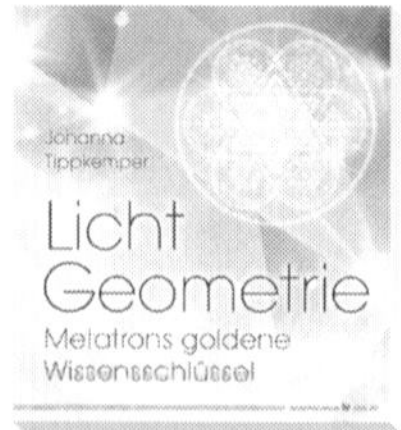

192 Seiten, durchg. farbig, broschiert
ISBN 978-3-89845-402-7
€ [D] 19,95

Johanna Tippkemper

Licht-Geometrie

Metatrons goldene Wissensschlüssel

Das Geheimnis des Universums ist in der Heiligen Geometrie zu finden. Alles Leben im Universum ist daraus entstanden, und alles Leben sowie samtliche Wachstumsprozesse werden über die heilige Geometrie und ihre Muster gesteuert.
Erzengel Metatron öffnet die Türen und Tore zu den Wissensbibliotheken in uns und hilft uns, die derzeit stattfindende Umwandlung zum Lichtkörper harmonisch zu durchleben. Verbinden wir uns mit den heiligen Geometrien, öffnen sich wie durch Zauberhand ganze Informationsfelder in uns selbst, und etwas völlig Neues kann sich entfalten ...

Weiterführende Informationen zu
Büchern, Autoren und den Aktivitäten
des Silberschnur Verlages erhalten Sie unter:
www.silberschnur.de

Natürlich können Sie uns auch gerne den
Antwort-Coupon aus dem beiliegenden
Lesezeichenflyer zusenden.

Ihr Interesse wird belohnt!

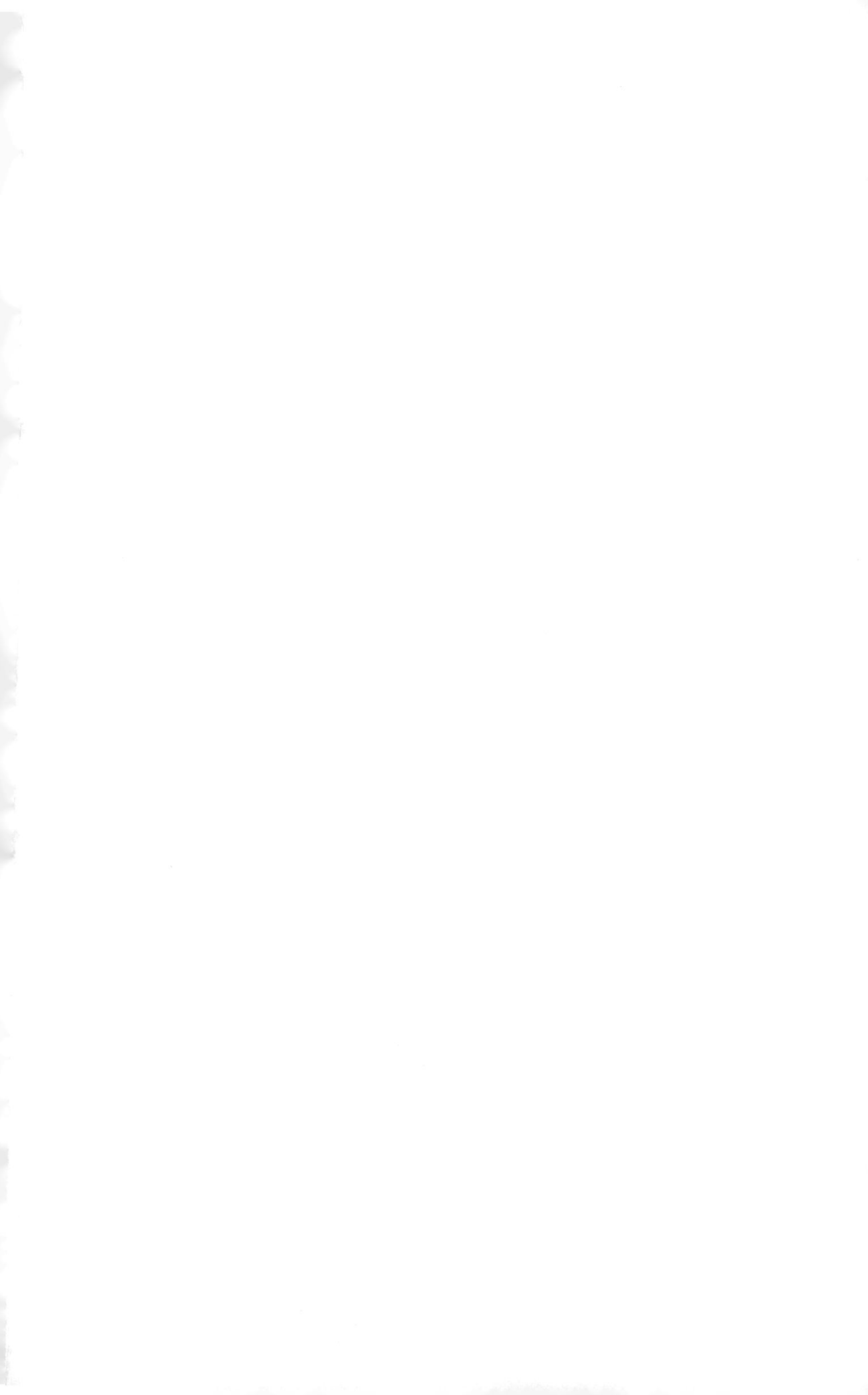